U0364578

庄子养生功

蒙城县文化旅游体育局　编

人民体育出版社

编 委 会

序一

“庄子者，蒙人也。名周，周尝为蒙漆园吏”（《史记》）。庄子（公元前369—公元前286），战国时期蒙（今安徽蒙城）人，著名的思想家、哲学家、文学家，道家文化的主要创始人。蒙城是庄子故里，儒释道三家文化相蕴共荣，积淀起厚重的历史文化。境内有国家级重点文物保护单位尉迟寺原始聚落遗址、北宋万佛塔以及文庙、庄子祠、九鼎灵山寺、嵇康亭、马公府等名胜古迹。古往今来，蒙城人爱庄敬庄，研庄弘庄，庄子文化薪火相传。尤其是进入新世纪以来，蒙城在安徽省社科联、安徽大学等单位的支持下，发起成立了安徽省庄子研究会，树立“根植蒙城、立足安徽、面向全国、放眼世界”的发展格局，秉承“学术引领、成果转化、品牌带动、业态支撑、惠及百姓”的发展理念，扎实开展工作，促进庄子文化与楹联、古琴、书画、曲艺、吟诵、垂钓、养生、美食等融合发展，“庄子故里·逍遥蒙城”的文化品牌越发响亮。

《庄子》，亦称《南华经》，道家经典之一。庄子文化汪洋恣肆，庄子思想博大精深，其“包容从容、自然自在、遵道求真、顺势而为”的逍遥思想，更成为当今社会启迪人们为人处世的智慧源泉。庄子认为道“无所不在”，道“自本自根”，道“自生自化”。庄子最早提出了“导引”一词，《庄子·刻意》篇中“吹呴呼吸，吐故纳新，熊经鸟申（伸），为寿而已矣。此道（导）引之士，养形之人，彭祖寿考者之所好也”的金句被世人广为传颂，成为后人进行导引功法复原编创的主要理论依据。

庄子养生功的创编，是中国社会科学院（所）地共建《庄学研究》智库平台的重要成果，是安徽省庄子研究会注重庄学研究成果转化与应用的具体体现，是新时代推进中国优秀传统文化创造性转化和创新性发展的生动实践。该项目于2016年获得国家体育总局科技攻关项目“庄子导引养生理论研究”立项，由上海体育学院科研团队负责创编。经过近4年的反复研讨、实践、打磨、锤炼，于2019年11月顺利地通过国家健身气功新功法评审组专家的评审验收，成功结项，目前正在进行成果固化和推广普及。

庄子养生功诞生后，立即引起广大市民的浓厚兴趣。借助于两期专题培训班的举办，全县共有500余人成为“中国·庄子养生功”教练员和社会体育指导员，越来越多的机关干部、市民和中小学生加入到习练队伍之中，庄子养生功已在蒙城大地上生根发芽，开花结果，芬芳四溢。与此同时，安徽省庄子研究会积极推动庄子养生功走出去，惠及全国各地。2019年12月，庄子养生功参加全国社会体育指导员健身技能交流展示大会，获评“最佳推广项目奖”，多家媒体进行了报道。在抗击新冠肺炎疫情期间，庄子养生功作为“疫情期间居家科学健身方法”，被国家体育总局、安徽省体育局、“学习强国”、新体育网、CHTV等向全社会推介，赢得了社会的广泛好评。

庄子养生功，与蒙城地方文化紧密结合，与庄子养生智慧紧密结合，与人民群众的康养需求紧密结合，展示了庄子行气仿生的导引养生主张，通过技术动作阐释庄子“以物喻理”思想表达艺术。整套功法编创科学，动作舒展，姿态优美，特色鲜明，深受广大民众喜爱。相信庄子养生功必将成为蒙城一张靓丽的名片，也必将随着庄子文化走向全国，走向世界。

安徽省蒙城县人大常委会主任
安徽省庄子研究会常务副会长　郭飚

序二

健康，是一个关乎全人类可持续发展的永恒话题。人类的生命既神奇又神秘，与自然万物的存在和发展息息相关，是古今中外医家学者探究科学与真理的原点所在。生命健康，蕴含着深厚的养生文化，呈现着悠久的养生智慧，承载着中华民族的悠久历史。

中华导引，博大精深，是华夏文明的宝贵遗产之一。历史文献记载，早在远古时期我们的祖先就开始关注与思考生命健康的相关问题，并通过形体活动、呼吸调整、意念控制来强健筋骨、调和气血、疏通经络，起到怡养情志、祛病强身、延年益寿的作用。近年来，健身气功的发展受到党和国家的高度重视，《“健康中国2030”规划纲要》明确指出，要“扶持推广太极拳、健身气功等民族民俗民间传统运动项目”，为健身气功的发展提供了政策支持。国家体育总局健身气功管理中心成立后，先后编创与推广了多种健身气功功法，满足了人们多元化健身需求，惠及人群数百万，成为新时代全民健身的主要项目之一，受到了广大人民群众的一致好评。

功法是健身气功项目的核心，目前由国家进行宣传推广的健身气功功法主要是基于历代养生古籍编创而成，经过二十余年的积极探索，已经形成了较为成熟的理论与规范。上海体育学院是新中国成立最早的体育高等学府，拥有领先的学科优势与雄厚的师资力量，先后承担和完成了健身气功·五禽戏与马王堆导引术的编创工作，在健身气功功法编创方面积累了丰富的实践经验，产生了一系列卓有成效的科研成果。

健身气功源于气功，气功又称导引。何谓“导引”？据《庄子·刻意》记载：“吹呴呼吸，吐故纳新，熊经鸟申，为寿而已矣。此道引之士，养形之人，彭祖寿考者之所好也。”庄子，作为我国古代道家的主要代表人物，他不仅是被人熟知的思想家、哲学家、文学家，同时还是著名的养生专家。庄子为战国时期宋国蒙人，即今日之安徽蒙城。为传承庄子优秀文化，挖掘庄子养生思想，庄子故里安徽省蒙城县启动了“庄子养生功”功法的编创工作。

庄子养生思想内容丰富，形式多样，其提出的“吹呴呼吸、吐故纳新、熊经鸟申”的养生方法广为传颂，成为后世进行功法编创的主要依据，极具研究价值。要想继承庄子养生思想，将其进行技术活化，编创成为养生功法，需要寻源原始动作描述或功理阐述等，而庄子论著中涉及技术和功理内容极少，这对功法编创而言极具挑战。

自承接该项任务后，上海体育学院课题组采取广泛收集资料、实地考察庄子故里、走访“庄学”研究专家、组织专题研讨等多种形式进行了充分的前期准备。编创过程中，课题组围绕庄子养生功功法的命名、动作的选取、内容的设计、文化的呈现等内容，组织了多场专家座谈研讨会，反复推敲修正，几易其稿，才最终确定了功法的初稿。课题组随即在上海体育学院进行教学试点，又在安徽省蒙城县面向练功群众进行了3次功法效果评价测试，收集习练效果的反馈，反复对动作结构与表现形式进行完善，历时近4年才最终完成了3套功法的编创，并在蒙城县第二人民医院完成了功法健身效果的科学试验检测工作。这不仅是庄子养生功的复原编创，也是对庄子养生思想的活化发展，更是对中华优秀传统文化的传承弘扬。

健身气功习练重视“三调合一”，即调身、调息、调心，也就是调节肢体、呼吸和心理活动。“庄子养生功”的技术编创以此为主题，汲取了庄子论著中的养生思想，在庄子“吐故纳新”调息的基础上编创了“庄子行气诀”；在庄子“熊经鸟申”调身的基础上编创了“庄子仿生功”，在庄子“庄周梦蝶”等寓言意境的基础上编创了“庄子导引法”。3套功法各有侧重，又相互维系，主题鲜明，循序渐进，以适合不同年龄阶段人群习练。

“庄子养生功”的编创是对我国传统体育养生功法活化和复原的一次有益尝试，同时开创了以地方为主体，依据地方特色进行功法编创的先河。无论是对当地的文化建设，还是对全民健身的开展，都是一次极具意义的创举。期待安徽省蒙城县以“庄子养生功”为突破口，弘扬庄子养生文化，推动健身气功事业发展，为健康中国与体育强国建设贡献蒙城力量！

中国武术九段
中国健身气功九段　虞定海

概要

《庄子养生功》依据庄子导引养生思想，结合庄子导引养生主旨，编创完成了“庄子行气诀”“庄子仿生功”与“庄子导引法”3套功法。“庄子行气诀”以行气为主，由心斋、吐故、纳新、导气、仰呼、引体、踵息与坐忘8个技术动作组成。“庄子仿生功”以仿生导引为主，由熊经、鸟伸、龙游、蛇蜿、豹捕、龟引、鲲跃、蝶化8个技术动作组成。“庄子导引法”融入庄子寓言故事，意在调神，由熊经鸟伸、一龙一蛇、丰狐文豹、腾猿处势、鸱吓鹓鸰、呆若木鸡、螳螂捕蝉、意怠免患、探骊得珠、东海之鳖、鹏程万里、庄周梦蝶12个技术动作组成。本书还从功法基础与功法操作等方面对3套功法的技术动作进行了详细论述，功法基础主要围绕手型、步型、姿势与平衡等内容展开，功法操作主要包括技术源流、动作要领、注意事项与功理作用等内容介绍，并对功法技术的每一个动作都进行了分解说明，以利于习练者熟练掌握，不断提高，起到祛病强身、安心凝神的作用。

引言

中国养生思想源远流长，春秋战国是中国养生思想史的重要时期，在此期间出现的许多养生思想对后世养生方式和观念产生了一定的影响。庄子作为道家主要代表人物，其养生思想在继承老子“道法自然”“清静无为”的哲学观点上，提出“依乎天理，因其固然”的养生原则，以及“坐忘”“心斋”“熊经鸟申”等养生方式。庄子生活于战乱纷争的战国时期，使得庄子对生命本身进行了较多思考，庄子养生思想的产生和发展也与当时所处的时代背景有着千丝万缕的联系。

庄子在养生思想方面，更多强调的是“无欲、无名、无己，即无为”“依乎天理，因其固然”。通过精神层面的“为善无近名，为恶无近刑，缘督以为经”[①]，淡泊功名利禄、人世纷争，求得内心的安逸与外形的健康，从而达到养生的目的。正如《庄子·养生主》提到的“吾生也有涯，知识也无涯。以有涯随无涯，殆已”[②]，在精神层面的修养，庄子主张通过“心斋”及“坐忘”来达到。“心斋”主要是指习练者通过主观闭耳目，隔绝外界的声音，使自己的内心平静而

①庄子［M］. 王岩峻，吉云，译注. 太原：山西古籍出版社，2003：29.

②庄子［M］. 王岩峻，吉云，译注. 太原：山西古籍出版社，2003：29.

无杂念，达到绝对虚寂。搭配“坐忘”，即渐渐忘却自身的存在而达到一种虚无境界。庄子在养生思想方面虽然强调更多的是精神方面的修养，但与医学之间也有着千丝万缕的联系。《庄子·大宗师》提到，“真人之息以踵，众人之息以喉”[①]，即懂养生之道的人在进行呼吸时，更多采用以踵而息。这里所谓的“以踵而息”与后世的“胎息”有着异曲同工之处。通过呼吸与意念的配合，使得气在身体里通畅运行。加之运动的辅助，使身体内部气血得到循环和更新。《庄子·刻意》提到：“若夫不刻意而高，无仁义而修，无功名而治，无江海而闲，不道引而寿，无不忘也，无不有也。淡然无极而众美从之。”[②]从字面来看，庄子虽然提出了更好的修养之法，但还是肯定了“道（导）引”对于养生的重要意义。《庄子·达生》中庄子提出“鞭其后”的养生原则，强调“形”“神”并养，也对养形进行了肯定[③]。庄子提出“离形去知”，但并不是对养形的否定，只是在讲养神的方法。因此，在进行功法编创时，更注重养神与养形相结合而行之。

“导引”，作为“庄子养生功”功法编创主线，最早出现于《庄子·刻意》“吹呴呼吸，吐故纳新，熊经鸟申，为寿而已矣。此道引之士，养形之人，彭祖寿考者之所好也”[④]的记载，而以此为养生理念进行编创的功法，更是不计其数。如“五禽戏”作为当今社会所推广的健身气功功法之一，其动作编创依据主要来源于西晋时期陈寿《三国志·华佗传》中的记载。而《三国志·华佗传》对五禽的记

---

①庄子［M］. 王岩峻，吉云，译注. 太原：山西古籍出版社，2003：66.

②庄子［M］. 王岩峻，吉云，译注. 太原：山西古籍出版社，2003：147.

③熊晓正. 再谈庄子养生思想——与旷文楠老师商榷［J］. 成都体育学院学报，1983（2）：11-17.

④庄子［M］. 王岩峻，吉云，译注. 太原：山西古籍出版社，2003：147.

载，其内容依据则可追溯到最早有文献记载的《庄子》所述，即“吹呴呼吸，吐故纳新，熊经鸟申，为寿而已矣。”“熊经鸟申”作为《庄子》养生方法之一，主张通过仿生理念进行功法练习来达到健身效果。这一养生理念，对华佗《五禽戏》的产生及后世功法的编创产生了积极的影响。隋朝时期，《诸病源候论》中记载：“令此身囊之中满其气。引之者，引此旧身内恶邪伏气，随引而出。故名导引”[①]。由此，作者巢元方还针对相关病症以“导引”为养生之道，提出了一系列的养生方导引法。唐代王冰注“道（导）引，谓摇筋骨，动支（肢）节”[②]，将“导引”定义为一种肢体运动。而明代养生家高濂，在所编著的《遵生八笺》一书中，将“导气令和，引体令柔”的思想应用到了功法中。

呼吸，即一呼一吸，为一循环。呼吸作为生物机体与外界物质进行气体交换的方式，是维持生命体征必要的方式之一。在健身气功中，如何有效地进行“呼吸”调节，对于习练者自身和功法效果而言，是至关重要的。呼吸，按其形式划分主要包括胸式呼吸、腹式呼吸、提肛呼吸、鼻吸口吐等。腹式呼吸分为顺腹式呼吸和逆腹式呼吸。《庄子·大宗师》提到：“古之真人，其寝不梦，其觉无忧，其食不甘，其息深深。真人之息以踵，众人之息以喉。”[③]“踵息”，字面意思指凭脚后跟呼吸。通过分析各个朝代的养生家对于“踵息”的解析，与庄子养生思想结合，即以意念领气，由上身循行过下肢至脚跟，再重新回到脏器。“鼻吸口吐”行气方法，又称为“吸生吐死”法，是庄子功法特色之一。“鼻吸口吐”法通过鼻吸气、口吐

①巢元方. 诸病源候论译注［M］. 北京：中国人民大学出版社，2009：514.

②黄帝内经素问［M］.（唐）王冰，注.（宋）林忆，校正. 北京：人民卫生出版社影印，1956：33.

③庄子［M］. 王岩峻，吉云，译注. 太原：山西古籍出版社，2003：66.

气，有利于深呼吸的实现，使肺内残气及其他代谢产物排出，吸入更多的新鲜空气。司马承祯作为道教上清派第十二代宗师，其思想深受庄子的影响，其在所著的《服气精义论》中，根据“鼻吸口吐”行气方法，编创了“服三五七九气法”。

中国传统养生思想主要是对“精”“气”“神”的养护。庄子作为道教的代表人物，其养生原则是以宗教顺化、避祸存生为主，以“养神”为养生主旨，以“坐忘”“心斋”“熊经鸟申”等为养生手段。在行气方面，作为道教代表人物的庄子遵循道教养生法则，通过调息静坐，使人回归始生时之神元清静状态，而通过意念进行“调息”则比单纯进行“调息”的养生效果更好。

目录

第一章 庄子导引养生思想

一、导引：引体养形，长寿之方

《黄帝内经素问·异法方宜论篇》曰："道（导）引，谓摇筋骨，动支（肢）节"①，将"导引"定义为一种肢体运动。"导引"作为庄子养生思想的主线，最早出现于《庄子·刻意》"吹响呼吸，吐故纳新，熊经鸟申，为寿而已矣。此道引之士，养形之人，彭祖寿考者之所好也"②的记载，导引主要包括引体、导气、按摩、叩齿、漱咽、存想等方式，是一种以肢体自主运动为主，呼吸辅之，意念调之三者合一的传统养生方式。在传统养生行气导引中，人的精神活动具有特殊的重要地位。传统行气导引的重要特征是意念活动，用以意领气的方式能够对养生活动产生更为独特的作用。而庄子所提倡的"导引"受道家传统文化的影响，在重视整体动态功能和综合方法结合的基础上，将这些文化渗透于养生活动中，使其成为独具特色的养生思想体系。《庄子·刻意》提到："若夫不刻意而高，无仁义而修，无功名而治，无江海而闲，不道引而寿，无不忘也，无不有也。淡然无极而众美从之。③"从字面来看，庄子不提

---

①黄帝内经素问［M］.（唐）王冰，注.（宋）林忆，校正. 北京：人民卫生出版社影印，1956：33.

②庄子［M］. 王岩峻，吉云，译注. 太原：山西古籍出版社，2003：147.

③庄子［M］. 王岩峻，吉云，译注. 太原：山西古籍出版社，2003：147.

倡以导引而寿。但是，在《庄子·达生》中庄子提出“鞭其后”的养生原则，强调“形”“神”并养，也对养形做出肯定[1]。庄子提出“离形去知”，但并不是对养形的否定，而是在讲养神的方法。

二、吐纳：吸生吐死，滋养生息

“吐故纳新”一词与“导引”同出自《庄子·刻意》。“吐故纳新”作为一种以锻炼呼吸为目的的养生活动，又被称为调气、服气、食气、闭气、行气，通过不同的呼吸方式和呼吸节奏，调节身体因呼吸而改变的机能状况，以达到养生的目的。吐纳又为调息，主要以深呼吸为主，通过合理的方式对外物进行调养、调理。就“调息”而言，“调”即“和也”[2]。它的词性为动词，其意为呼吸，即一呼一吸，为一循环。调息又为调气，《幻真先生服内元气诀法·调气法》：“则鼻纳之，口宜吐之，不得有误。误则气逆，气逆则生疾。吐纳之际，尤宜慎之，亦不使自耳闻，调之或五或七至九，令平和也。是曰调气，毕则咽之，夜睡则闭之，不可口吐之也”[3]。“鼻吸口吐”行气方法，又称为“吸生吐死”法，通过鼻子吸气，口吐气，有利于深呼吸的实现，使肺内残气及其他代谢产物排出，吸入更多的新鲜空气。司马承祯深受庄子养生思想的影响，其在所著的《服气

①熊晓正. 再谈庄子养生思想——与旷文楠老师商榷［J］. 成都体育学院学报，1983（2）：11-17.

②段玉裁. 说文解字注［M］. 上海：上海古籍出版社，1981：502.

③张君房. 云笈七签［M］. 蒋力生，等，校注. 北京：华夏出版社，1996：363.

精义论》中，根据“鼻吸口吐”的行气方法，编创了“服三五七九气法”[①]：吸多吐少，吸生吐死，或三吸一吐，或五吸一吐，或七吸一吐。“息”即“喘也”[②]，词性为名词。息的词性相对复杂，与之相连的有呼吸之气、鼻息、生息、滋息和止息。息分为四相，即风相、喘相、气相和息相。其中，风相状态为以鼻为息，入觉有声。喘相即气急则为喘，虽呼吸时无声，但气易结滞，不通也。气相与喘相类似，同为无声但不易结滞，出入均匀平缓。气舒则为息，出入无声，绵绵若存，用之不息。调息，就是通过调理气息，使之平和协调，从而达到养生所规定的某种状态。

“吐纳”作为一种养生方式，旨在预防疾病。庄子作为道家学说最具有代表性的人物，其养生思想和老子也有相似之处。关于吐纳，老子说：“谷神不死，是谓玄牝。玄牝之门，是谓天地根。绵绵若存，用之不勤。[③]”老子强调，唯有“谷气”存在，人之生命才能得到延续。所谓“谷气”，即“元气”。“元气”是人体生命活动的基本物质和根本动力。元气可以分为先天之气和后天之气。先天之气即为机体自身所存在的精化之气。而后天之气，是由水谷外物的摄入而形成的谷气，以及机体与外界进行气体交换所形成的气体。两者相互促进，如《灵枢·刺节真邪》所述：“真气者，所受于天，与谷气并而充身也。[④]”而“谷气”运行，则以“口鼻地之门”，将身体中的

①司马承祯集［M］. 吴受琚，辑释. 俞震，曾敏，校补. 北京：社会科学文献出版社，2013：64-129.

②段玉裁. 说文解字注［M］. 上海：上海古籍出版社，1981：502.

③老子［M］. 汤漳平，王朝华，译注. 北京：中华书局，2014：24.

④人民卫生出版社. 灵枢·刺节真邪［M］. 北京：人民卫生出版社影印，1982：123.

浊气排出。庄子在这一点，与老子观点略有不同。《庄子·知北游》记载：“人之生，气之聚也，聚则为生，散则为死。①”人体由元气而得以运行，不同部位的气体也有不同。分布于脉外之处的气体为卫气，运行至脉中的气体则为营气。《灵枢·邪客》曰：“营气者，泌其津液，注之于脉，化以为血，以荣四末，内住五脏六腑”②，因此，营气属阴。“卫气者，出其悍气之慓疾，而先行于四末分肉皮肤之间，而不休者也”③，卫气则为阳。庄子所提倡的“吐纳”养生之道主要是通过呼吸与意念的集合，加以形体配合来改善身体脏腑与气血的运行，发展四肢肌肉力量与机体阴阳的平衡。基于此，吐纳与心斋有着密不可分的关系。在进行调息时，首先应帮助“心斋”使内心和思绪得到平静，促进机体自动调节系统进入稳定状态。在进行吐纳训练时，通过“吸生吐死”方式进行深层次呼吸。长期的、深层次的呼吸能够充分调动脏腑的运动，促使膈肌运动范围增大，对肠胃起到按摩作用，其他内脏器官的生理功能得到改善。深层次呼吸在充分吐出浊气的同时，纳入新的谷气成分，滋养体内元气，促进血液循环，预防疾病。

三、仰呼：行气之道，调神之法

在《庄子·齐物论》中：“南郭子綦隐机而坐，仰天而嘘，荅

①王先谦. 诸子集成·庄子集解［M］. 上海：上海书店影印，1986：138.

②黄帝内经［M］. 姚春鹏，译注. 北京：中华书局，2010：1344.

③黄帝内经［M］. 姚春鹏，译注. 北京：中华书局，2010：1344.

焉似丧其耦。[①]”庄子在这里提到一种“入静”的方式，即“仰天而嘘”。所谓“仰天而嘘”，是指仰面做吐纳运动，即练功时采取坐势，基本手段是呼吸吐纳。这里看似和“心斋”“坐忘”类似，但这三种养生方式存在着显著的差异。“心斋”重点在于“斋”，通过“静心”等意识行为，来达到相应的状态。“坐忘”重点在于“忘”，强调的是通过机体行为来实现内心的宁静。而“仰天而嘘”，除了道明“入静”的呼吸方式，更多是意识与呼吸节奏的结合，实现对身体的调节和养护。《庄子·大宗师》所记载的真人“其息深深，真人之息以踵”[②]和《庄子·人间世》“无听之以耳而听之以心，无听之以心而听之以气”[③]即其内蕴。就是通过调节呼吸频率，加深呼吸深度来实现自我控制[④]。呼吸频率，即呼吸节奏。在庄子看来，南郭子綦因自身条件进行“仰天而嘘”，即“天籁”。“天籁”的出现反映着人先天而成的、最初的行为举止。人们在呼吸时，一吸一呼为一节奏，这不是有意而作，而是机体自然而然所发生的。

呼吸作为人类生存必要条件之一，不同的呼吸方式对身体会产生不同的影响。在进行呼吸运动时，快而浅的呼吸往往只动用了肺的上半部分进行气体处理。久而久之，则会使血液中的氧气成分减少，从而引起各个神经系统机能的紊乱，致使身体产生不适。呼吸方式种类

①庄子［M］. 方勇，译注. 北京：中华书局，2015：16.

②庄子［M］. 方勇，译注. 北京：中华书局，2015：95.

③庄子［M］. 方勇，译注. 北京：中华书局，2015：53.

④段玉裁. 说文解字注［M］. 上海：上海古籍出版社，1981：14.

多样，其中腹式呼吸作为一种以膈肌活动为主的呼吸方式，也是呼吸程度较深的呼吸方式。它能够加深和加大肺活量，降低交感神经系统的兴奋性，促使内分泌和自主神经系统之间的协调运作，大大降低机体应激水平，增强副交感神经的张力。仰呼，即仰面而呼。呼吸时的仰面动作使得气道中气体的运行更为通畅，最大限度地吸入氧气，将气体运行到身体的各个部位。在呼吸方式中，前文提到过“吸生吐死”法，即鼻吸口吐。在仰呼运动中，鼻吸最大限度打开呼吸道，将气体充分摄入肺部。口吐呼气时，则充分挤压腹部促使体内浊气的排出。一吸一呼，有之道也。

四、心斋：精神内守，病安从来

“心斋”作为庄子养生方式的组成部分，其存在的缘由为“古之至人，先存诸己，而后存诸人。所存于己者未定，何暇至于暴人之所行！[①]”庄子借孔子之口，通过与仲尼的对话道出“古代的至人，先求充实自己，然后再考虑去充实别人。”但对于“所存于己者未定”这一现象的出现，宣颖则注：“杂也”[②]。“夫道不欲杂，杂则多，多则扰，扰则忧，忧而不救。[③]”由“杂”到多而至于“扰”，最终将至“不救”。而所谓“杂”，由“且若亦知夫德之所荡而知之所为出乎哉”得出，即为“德”和“智”。而产生“杂”之现象的原因

①庄子［M］. 方勇，译注. 北京：中华书局，2015：52.

②宣颖. 南华经解［M］. 曹础基，校点. 广州：广东人民出版社，2008：30.

③庄子［M］. 方勇，译注. 北京：中华书局，2015：52.

在于“德荡乎名，知出乎争。”吕惠卿曾在《庄子义集校》中论析：“德者，内保之而外不荡者也，不荡则无所事名。溢而为名，则德之所荡也。无我则不争，不争则无所事。智不能无我而争，则智之所为出也。德荡乎名，则彼亦以名胜我矣。则是名也者，相乳也。智出乎争，则彼亦以智与我争矣。则是智也者，争之器也。[1]”“名也者，相轧也；知也者，争之器也。二者凶器，非所以尽行也。[2]”随着德的缺失，人与人之间将会因名与智进行互相争斗，精神和身体会因其受损。庄子深谙德与名、争、知之间的内在关系，因此提出通过“心斋”之举处理名、知等行为，达到养生的目的。

关于庄子对于“心斋”的解释，《庄子·人间世》记载：“若一志，无听之于耳而听之以心，无听之以心而听之以气。听止于耳，心止于符。气也者，虚而待物者也。唯道集虚，虚者，心斋也。”[3]其中，“志”为心，“耳”“心”“气”则为“若一志”的组成部分。“无听之于耳”，并非对“耳”的否定，其为“听止于耳”埋下伏笔。“听之以耳”即为“以外物为事”。耳因听能感知外物的存在，必然会引起好胜之心。其结果会导致“德”的丧失，引起名、知的争夺。而“听止于耳”，则为“听之于耳”的解决之道，即“心”在能够感受外物之初，就应该控制自己的内心，不应受外物功用所牵制而扰乱其内心。“无听之于心”看似与“听之以心”前后矛盾，其实不

①吕惠卿. 庄子义集校［M］. 北京：中华书局，2009：63.

②庄子［M］. 方勇，译注. 北京：中华书局，2015：52.

③庄子［M］. 方勇，译注. 北京：中华书局，2015：53.

然。“无听之于心”与前文所提到的“听之以心”，意为安于心而又非从于心。在与外物进行相处时，既要克制内心又要善于随物而动，不应因过分自信之心，而失去本心。“心止于符”则是指在顺应外物的同时，也要遵循其内在的发展规律。唯有“听止于耳”“心止于符”方称得上“虚”。“心”作为人体器官，在进行思考、分析、判断的同时，也维持着生命的发展。“气”是人体生命的体征，所谓“人之生，气之聚也，聚则为生，散则为死”。“听之以气”，则要求人们用自身去感知，而非局限于外物现象或抽象的东西。

五、坐忘：物我两忘，与道泯一

《庄子·大宗师》曰：“堕肢体，黜聪明，离形弃知，同于大通，此谓坐忘。[①]”关于“坐忘”的诠释，主要分为两种：一种是围绕“去知”进行展开，通过对“心”的分析，来探究“去知”的内涵。另一种则是从美学角度去观察“同于大道”的境界。“坐”在词性上为动词，对于此普遍观点将其理解为达到“忘”的状态所需的一种肢体行为。成玄英将其疏释为“端坐而忘”[②]。所谓“忘”，并非真正心灵上无意识的行为活动，而是指意识上忘掉了“仁义”去除思维和聪明，行为上忘掉了“礼乐”则抛弃了形骸和名利，心不因耳目

①庄子［M］. 方勇，译注. 北京：中华书局，2015：119.

②庄子补正［M］. 郭象，注. 成玄英，疏. 刘文典，补正. 昆明：云南人民出版社，1980：260-262.

感知外物的存在而受其扰，顺应事物的发展。此行为之举，正应大道之意。正如司马承祯撰著《坐忘论》记载："如人闻坐忘之言，信是修道之要，敬仰尊重，决定无疑者，加之勤行，得道必矣。[①]"

"堕肢体""黜聪明"对应"离形"和"去知"。"离形"作为形体养生之法，在《庄子》中与"物"有着千丝万缕的关联。"离形"字面之意为抛去形体，即通过耳目等感官所接触到的外物，加以避之。不为"外物"之辨所牵引，不为功名利禄所"折腰"。正如《庄子·逍遥游》所述："至人无己，神人无功，圣人无名。[②]"

"去知"从庄子养生思想角度来看，即为去除己见，需经过历练、净化成为"虚静之心"。"知"的出现是因"争"的存在，因为一己之私而去与旁人进行争辩，非要决出一二，这种行为不仅有损与别人之间的关系，更会伤及自我之心。庄子在《大宗师》部分提到先忘仁义，再忘礼乐，后坐忘。成玄英对此疏释曰："礼者慌乱之首，乐者淫荡之具，为累更重，次忘之也。[③]"只因"仁义"为感性层面，即偏属于"知"，是"礼乐"道德层面的内核。而"礼乐"以理性为出发点，在控制人们思想的同时也规避人们的行为，与"形"相照。唯有先忘"仁义"，礼乐才能忘之，达到真正的"坐忘"状态。

---

①司马承祯集［M］. 吴受琚，辑释. 俞震，曾敏，校补. 北京：社会科学文献出版社，2013：131-161.

②庄子［M］. 方勇，译注. 北京：中华书局，2015：3.

③庄子补正［M］. 郭象，注. 成玄英，疏. 刘文典，补正. 昆明：云南人民出版社，1980：260-262.

坐忘与心斋作为同于大道之途径，其养生方式相似则不似。心斋重点在于“斋”，偏为感性方面的认知。它强调以心为出发点，破除因陈旧经验与知识所束缚的思想，在用耳目能认识事物的同时，通过心去体会事物的发展规律，以气去顺化而非变之，方能达到“虚静”的状态。这里所指气为精神层面的主体，是“心”更高阶层的代表。唯有“听之以气”，才能放飞心灵而接纳万物。在进行功法习练时，思想和情绪才能稳定，有助于身体中气血的运行。坐忘重点在于忘，注重的是理性层面的修养。庄子肯定人们自身所存在欲望的合理性，他提出“坐忘”只是强调要在满足正常需求之余，不过多追求“物”以外的东西。其实坐忘是内外两方面同时进行，内则不为“心”之所束，外则不因“形”之所扰，通过超越主观感受与聪明，忘形与忘德，与万物“为一”，达到“人不忘其所忘，而忘其所不忘”。

六、踵息：疏经通络，周天运行

中国传统养生思想主要是对“精”“气”“神”的养护。庄子作为道教的代表人物，其养生原则是以宗教顺化、避祸存生为主，以“养神”为养生途径，以“坐忘”“心斋”“熊经鸟申”等为养生手段。作为道教代表人物的庄子遵循道教养生法则，主张通过调息静坐，使人回归始生时之神元清静状态。但呼吸，仅仅是帮助人们入静的一种方式，使意识进入静的状态才是养生的本质。调息，作为养生必不可少的阶段，其类型可分为“燕息”“反息”“踵息”。踵息作为道家所提倡的调息功法，又被称为龟息。“踵息”一词，出自《庄子·大宗师》：“古之真人，其寝不梦，其觉无忧，其食不甘，其息深深。真人之息以踵，众人之息以喉。[①]”“踵息”字面意思指凭借脚后跟进行呼吸，通过分析各个朝代养生家对于“踵息”的解析，并与庄子养生思想结合，在此定义为以意念领气，由上身循行过下肢至脚跟，再重新回到脏器。在魏晋之前就有关于此的文献记载，“天气常下施与地，是故道者亦引起于足”[②]，“涌泉”穴名出自《灵枢·本输》：“肾出于涌泉，涌泉者，足心也，为井木。[③]”涌泉穴作为足少阴肾经的起始穴，长期滋养涌泉穴，有助于引起肾水上济。在中医学中，经络的顺畅关联机体功能的正常运转。对经络的养护，能够沟通表里，将机体内病理的产物排泄出，从而抵御外来的邪气。涌泉穴作为阴阳经气相交之地，是促进血液运行畅通的原动力。现代医学证明，刺激涌泉穴能够促使局部血液循环得到改善，加强足底神经末梢的兴奋度，纠正植物神经和内分泌紊乱状态[④]。

懂养生之人在进行呼吸时，更多采用以踵而息。《庄子·大宗师》提到的“以踵而息”与后世的“胎息”有着异曲同工之处。通过呼吸与意念的配合，使气在身体里通畅运行。加之动作的辅助，使身

---

①庄子［M］. 方勇，译注. 北京：中华书局，2015：95.

②董仲舒. 春秋繁露义证·循天之道第七十七［M］. 北京：中华书局，1992：386.

③黄帝内经［M］. 姚春鹏，译注. 北京：中华书局，2010：867.

④祝捷，余曙光，赵纪岚，等. 针刺“涌泉”穴对老年大鼠血液流变性的影响［J］. 成都中医药大学学报，1997，20（2）：39-40.

体内部气血得到不断的循环和更新。“踵息”之法重要之处在于，以意领气。对于此，董仲舒也认同行气的关键在于将“气”运行至足底涌泉穴附近。而“气”作为一种抽象的物体，若想将其运行到特定位置，唯有与意念进行配合，正如“心到则意到，意到则气到”。意，即意识，思想，大脑的思维活动。通过以意领气，使气血调和。

第二章 庄子养生功功法特点

第一节　庄子行气诀功法特点

一、心斋坐忘，以意领气

中国传统养生思想主要是对“精”“气”“神”的养护。庄子作为道教的代表人物，其养生原则是以宗教顺化、避祸存生为主，以“养神”为养生途径，以“坐忘”“心斋”等为养生手段。通过调息静坐，使人回归始生时之神元清静状态。“心斋”主要是指习练者通过主观闭耳目，隔绝外界的声音，使自己的内心平静而无杂念，达到绝对虚寂。搭配“坐忘”，即渐渐忘却自身的存在而达到一种虚无境界。能够在进行功法训练之前，很好地调整习练者的心理状态，不悲不喜，平淡如水。意念，则为人的意识。在进行功法习练时，通过呼吸与意念的配合，使气在身体里通畅运行，到达既定的位置。庄子行气诀，以“坐忘”“心斋”的方式进行以意领气，做到“克制杂念，雕饰心智”，促进体内经络畅通，气血贯穿于全身，实现“身心合一”，从而达到“养神”的目的。

二、吹呴呼吸，导气令和

“吹呴呼吸”，即慢慢地吐气，温和地吸气。通过各种呼吸方式的调节，能够在疏通呼吸道、提高摄氧量的同时，使身体更加柔和。行气诀在行气导引方面，主要以“吸生吐死，吸少吐多”为养生原理。“吸生”，即吸入的氧气。“吐死”，指吐出身体里的浊气。此功法通过增加呼吸量，能够使人体内部的肺活量增大，提高习练者自身的呼吸机能，有利于血液在体内的循环。《庄子·大宗师》提到“真人之息以踵，众人之息以喉”[①]。懂养生之道的人在进行呼吸时，更多采用以踵而息。但此种行气方式并不适用于今天，因此在进行庄子养生功法编创时，编创者在保留“踵息”行气特色的基础上，结合健身气功特点，将“踵息”编创为通过意念与呼吸的配合，身体动作辅之，行气到足部，然后巡回到脏器，周而复始循环全身，从而使身体经络愈加舒畅。

①庄子［M］. 王岩峻，吉云，译注. 太原：山西古籍出版社，2003：66.

三、身型辅之，引体令柔

经络，人体体内运行气血，关联各个脏器及体表的通道，通过对经络的疏通保养，有利于扶正祛邪。行气诀以行气为主，通过简单肢体动作的辅助，能够达到提高养生保健的效果。例如，在“纳新”一节中，通过手与气、意的配合，有助于气息的运行，提高锻炼效果。在庄子行气诀中，进行行气导引时还会对相关穴位进行按压或摩运，主要涉及的穴位有合谷穴（虎口）、丹田穴等。合谷穴，属于手阳明大肠经，在手背第一、二掌骨之间，第二掌骨桡侧的中点处。通过按压合谷穴，能够宣肺理气，疏风解表，调汗泄热。通过调气，能够活血止痛。丹田主要分为上丹田、中丹田、下丹田，下丹田位于脐下小腹部分，包括关元、气海、神阙、命门等穴位。摩运丹田可以加强周身气血循环，以达到内外兼修的功效。

第二节　庄子仿生功功法特点

一、功法之象，寓意丰富

庄子仿生功由8个技术动作组成，8个技术动作主要源自《庄子》“熊经鸟申”“一龙一蛇”“丰狐文豹”“东海之鳖”“北冥有鱼”“周与胡蝶”等记载。在古代文化中，古人把“龟、龙、凤、麒麟”列为四灵，认为这些动物是长寿、福运的象征，即凤为百禽之长，龟为百介之长，龙为百鳞之长。而“蛇、猿”等也是健康长寿的代表。庄子仿生功在保留“龟、龙、凤（鸟）、蛇、熊”五种动物的基础上，增添了《庄子》中较为典型的“豹、鲲、蝶”动物形象。通过对现存资料中所记载动物形态、神态等方面内容分析，进行了功法创编。例如，在古人看来，龟等动物之所以能够长寿，除了遗传因素，关键在于行气的方式和静养。它们通过匀而深的呼吸方式以及静而守一的身体状态，使身体新陈代谢减慢，减少身体能量的消耗。

二、象形取意，形神兼备

庄子仿生功选取熊、鸟、龙、蛇、豹、龟、鲲、蝶8种动物，依据《庄子》记载，根据各种动物习性与姿态进行了“形”象化动作编创。通过对动物行为、举止、性情等方面分析，在保留动物运动基本特征的前提下，参考动物的呼吸方式、眼神和神态等内容，进行了功法编创。形神兼备中的形主要指身体，神主要指神态，即心。通过对动物的动作模仿，能够达到“养外”的作用，通过模仿动物的眼神，有助于“养内”。例如，在“豹捕”一式中，通过采用豹最经典的爪型、捕猎时的眼神，使得功法惟妙惟肖。

三、动以养形，意息随之

所谓，“导气令和，引体令柔”。在进行功法练习时，肢体动作的完成能够强壮四肢，内安五脏，有利于肢体的舒展，从而达到“动以养形”的目的。在庄子养生思想中，其修养目的强调“无”的精神境界，是要求人们放弃主观愿望和成见，与作为客观规律解释的“道”同体同德，使自己的主观认识与客观自然规律相一致。养生境界则为“无名”“无己”“无功”三无状态。在进行功法习练时，通过意念对内心状态的净化，有助于内心的平静和情绪的掌控。加之呼吸的配合，使精神得到放松，行气更加通畅，大大提高健身效果。

第三节　庄子导引法功法特点

一、依乎天理，与时俱化

“依乎天理”，循其规律即是养生之道。庄子要求人们首先认识自然万物，掌握自然的规律，然后依照客观规律进行养生，就能攫取精神与身体的相对自由。《庄子·养生主》：“手之所触，肩之所倚，足之所履，膝之所踦，砉（huā）然向然，奏刀騞（huō）然，莫不中音”[①]，阐述养生就像庖丁解牛一般，找出特定规律，便可达到保身、全生、延长寿命的目的。任何事情都没有绝对的标准，“有用”与“无用”都是人的主观思想，并随着时代的发展而演变、社会的发展而改变，所以人的思想也要与时俱进，切勿固步自封。相对于普遍之道，“时”或“时命”更多地呈现独特的性质，在某种意义上，“与时俱化”侧重于存在的过程，庄子以个体“在”世的角度，谈世间之事[②]，如《庄子·山木》：“无欲无訾（zī），一龙一蛇，与时俱化”[③]，庄子导引法中“一龙一蛇”的编创理念就是贴近“依乎天理，与时俱化”的内涵，主要由肢体的屈伸不定与意念的隐现变化编创而成，通过转颈旋腰，有助于缓解肩部、腰部等不适症状，锻炼下肢力量与稳定性，从而达到依乎天理、与时俱化的养生之道。

二、清静无为，忘我所欲

庄子思想提倡“清静无为”“无欲”，将“少私寡欲”发展成“无欲”，不被欲望牵着走，并指出“忘我”才是“无欲”，才能达到真正“清静无为”，从而获得养生之道，而尽其天年。在这个物欲横流的年代，人应该取舍有度，不应过分索取，懂得知足与感恩，才能感受世间更美好的事物。在养生方面，《庄子·刻意》记

①庄子［M］. 方勇，译注. 北京：中华书局，2015：45.
②杨国荣. 庄子的思想世界（修订版）［M］. 上海：生活·读书·新知三联书店，2017：225.
③庄子［M］. 方勇，译注. 北京：中华书局，2015：317–320.

载“吹响呼吸，吐故纳新，熊经鸟申”[1]，对仿生导引作出肯定，主张一切事物终究还是回归自然，感受大自然的生存智慧，取万物之所长，而不是去过分追求世间的长生不老等神丹妙药，因此庄子的养生思想对后世影响极大，如《庄子·秋水》曰：“南方有鸟，其名为鹓鶵（yuān chú），子知之乎？夫鹓鶵发于南海而飞于北海，非梧桐不止，非练实不食，非醴（lǐ）泉不饮。于是鸱（chī）得腐鼠，鹓鶵过之，仰而视之曰：‘吓！’”[2]，即鹓鶵不屑与鸱争食，它有着更宏大的奋斗目标，就像庄子不被世间一切琐事所羁绊，一心只为追求心灵上的自由与欢乐，形成了“清静无为，忘我所欲”的养生思想。

三、庄周梦蝶，万物皆一

“庄周梦蝶”，是庄子思想的高度凝练，也是庄子导引法的核心所在。《庄子·齐物论》：“昔者庄周梦为胡蝶，栩栩然胡蝶也。自喻适志与，不知周也。俄然觉，则蘧（jù）蘧然周也。不知周之梦为胡蝶与，胡蝶之梦为周与？周与胡蝶，则必有分矣。此之谓物化。[3]”其中，庄子运用道家学派的理论论证人对生命的看法，天地万物又是一个整体，人是天地万物的一部分，世间一切事物可能都存在不同的表现形式，且没有一种形式能代表终极真理，也就是说，所有的事情都

①庄子［M］. 方勇，译注. 北京：中华书局，2015：246-251.

②庄子［M］. 方勇，译注. 北京：中华书局，2015：279.

③庄子［M］. 方勇，译注. 北京：中华书局，2015：279.

没有唯一的标准答案，而对于事物的看法仅仅是自身知识的局限所认为的答案，因此所有的形式都转变为唯一潜在的统一体[1]。就如练习庄子导引法时，“庄周梦蝶”的养生理念是基于无欲无求、心如止水的感觉，将功法动作以优美、悠扬的姿态展现出来，动作中随身摆动双手，可放松身心的紧绷疲劳感，达到“庄周梦蝶，万物皆一”的养生智慧。

①加雷思·索斯维尔，人是一棵思考的苇草［M］. 许常红，译. 北京：新华出版社，2017：37.

第三章 庄子行气诀

第一节　功法基础

一、呼吸

1. 自然呼吸

自然呼吸不是专指某一种具体的呼吸形式，而是泛指在没有任何人为因素干扰下的自在性呼吸，基于全身放松、杂念排除、心神宁静状态下的一种均匀舒缓的呼吸方式[①]。

2. 鼻吸口吐

又称吸生吐死法，在进行功法习练时，吸气时鼻子主动内吸，呼气时用嘴巴将身体内的浊气充分吐出。

3. 腹式呼吸

以横膈运动为主完成的呼吸形式为腹式呼吸，腹式呼吸又分为顺腹式呼吸和逆腹式呼吸。顺腹式呼吸，即吸气时腹部隆起，轻轻扩张腹肌，舌尖微抵上腭。呼气时，轻微收缩腹肌。逆腹式呼吸，即吸气时腹部收缩，轻轻压缩腹肌，舌尖微抵上腭。呼气时，轻微扩张腹肌[②]。

---

①国家体育总局健身气功管理中心. 健身气功 · 五禽戏［M］. 北京：人民体育出版社，2018：44.

②国家体育总局健身气功管理中心. 健身气功 · 五禽戏［M］. 北京：人民体育出版社，2018：44.

二、手型

1. 掌

五指自然并拢，指尖上领，轻松自然（图3–1、图3–1附图）。

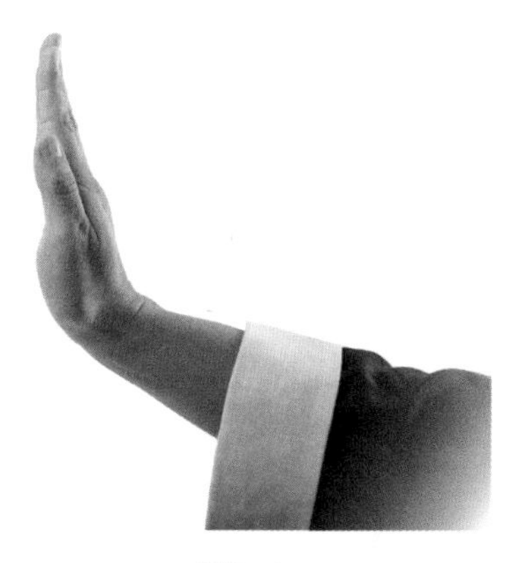

图3－1

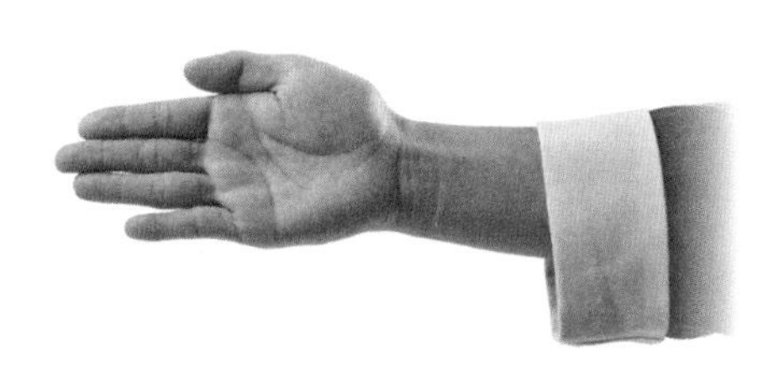

图3－1附图

2. 叠掌

两手腹部叠掌，虎口交叉，男子左手在内，女子右手在内（图3–2、图3–2附图）。

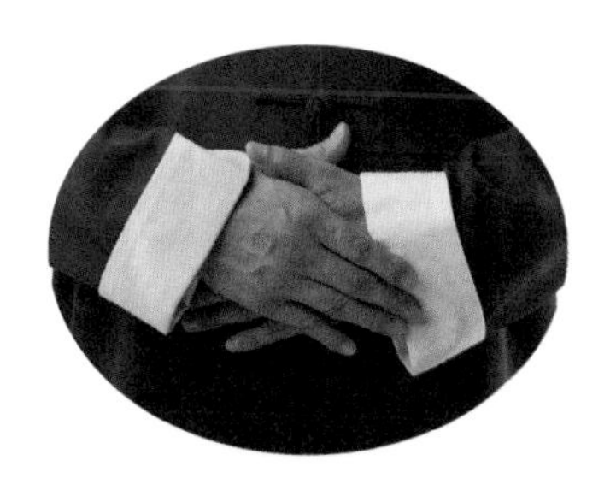

图3－2

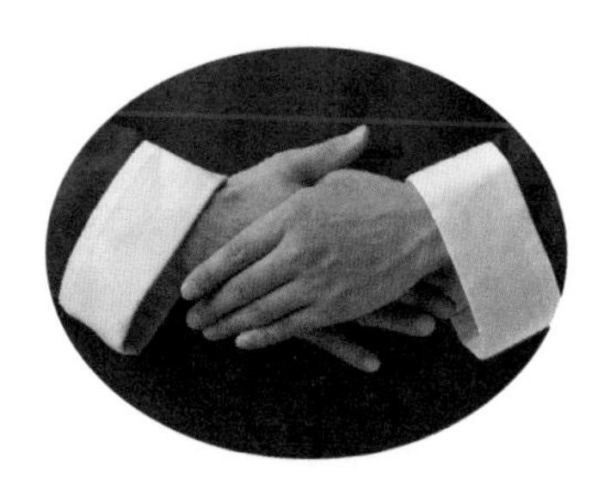

图3－2附图

三、坐姿

1. 并步坐

身正颈直，臀部坐于凳前1/3处，大腿与小腿、小腿与地面之间呈90° 角，大腿与地面平行，两腿并拢，脚尖向前（图3-3、图3-3附图）。

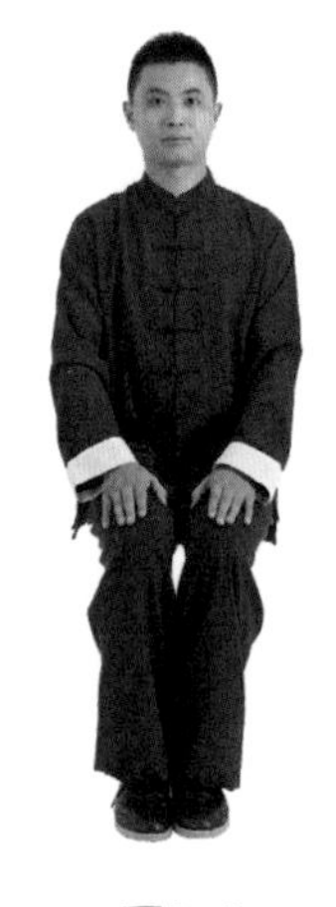

图3-3

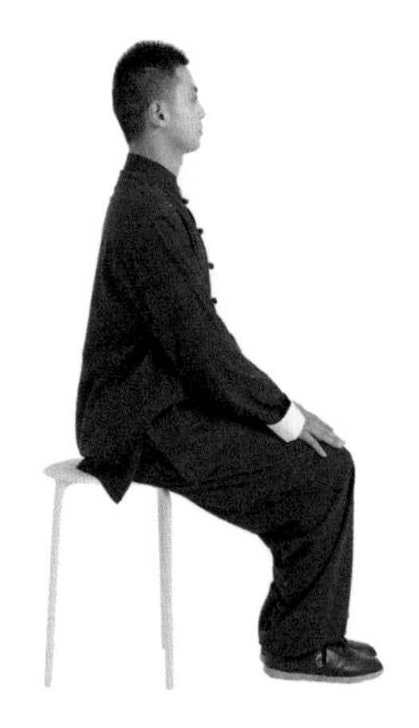

图3-3附图

2. 开步坐

身体端正，左右腿依次向左、右两侧分开，两脚与肩部同宽，全脚掌着地，脚尖向前；两手掌心朝下自然放于腿上（图3-4、图3-4附图）。

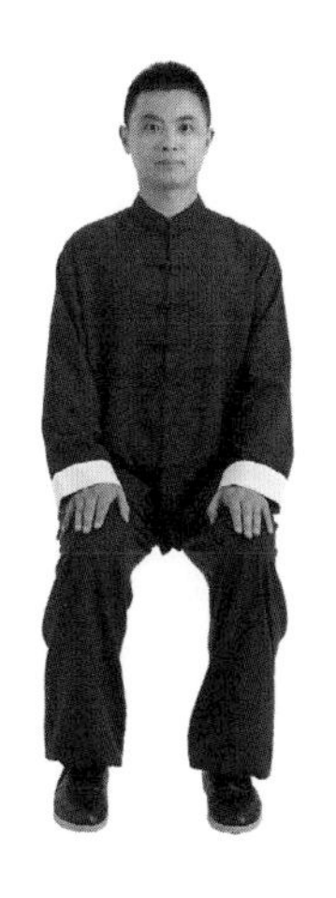

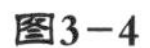

图3－4

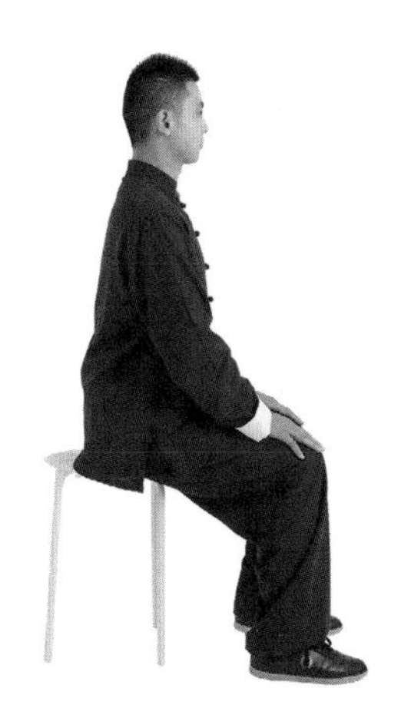

图3－4附图

3. 直腿坐

身体端正，小腿依次向前伸直，脚跟着地，脚尖自然朝上；两手掌心向上自然放于大腿与髋关节连接处（图3–5、图3–5附图）。

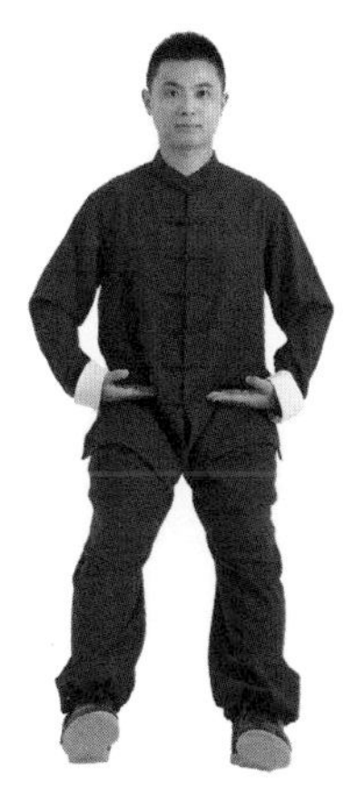

图3－5

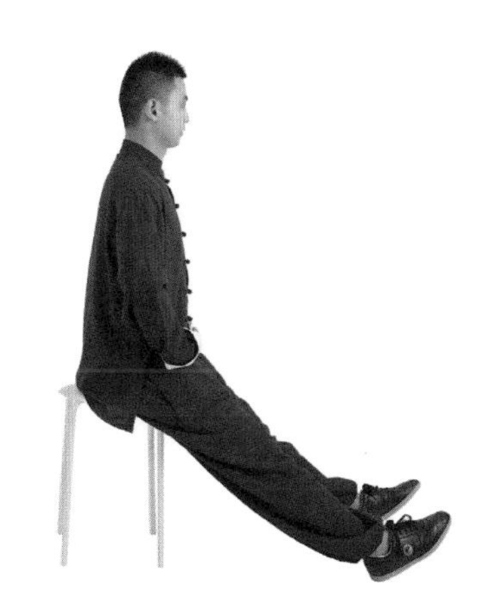

图3－5附图

第二节　功法操作

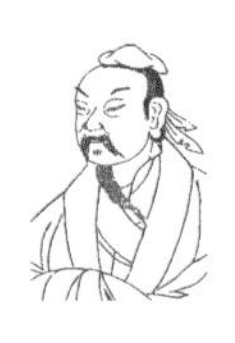

起势

【技术要领】

动作一：自然站立，身正颈直，目视前方，两臂自然下垂放于体侧（图3-6）。

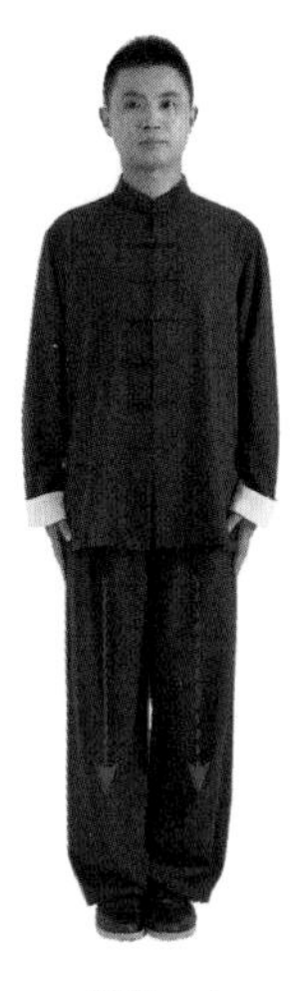

图3－6

动作二：屈膝端坐，臀部坐于凳前1/3处，两手放于膝关节上方，目视前方；左脚先向左前方移动，右脚再向右前方移动，两脚外沿与肩同宽（图3-7～图3-9）。

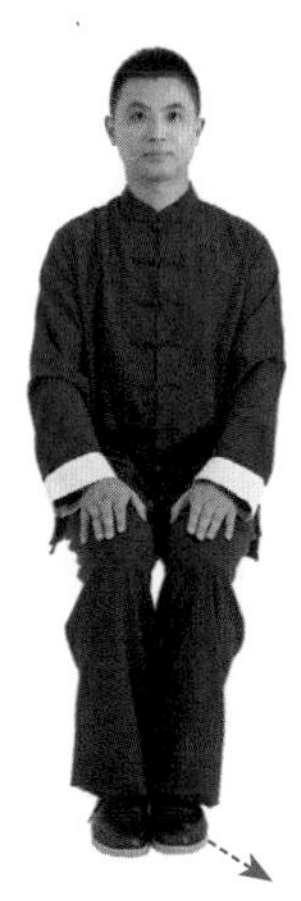

图3-7

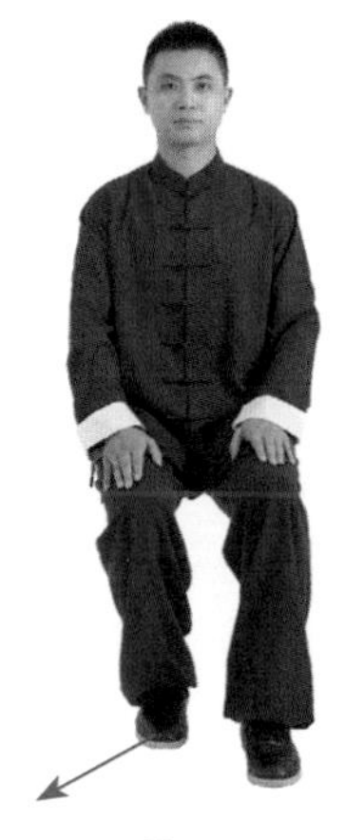

图3-8

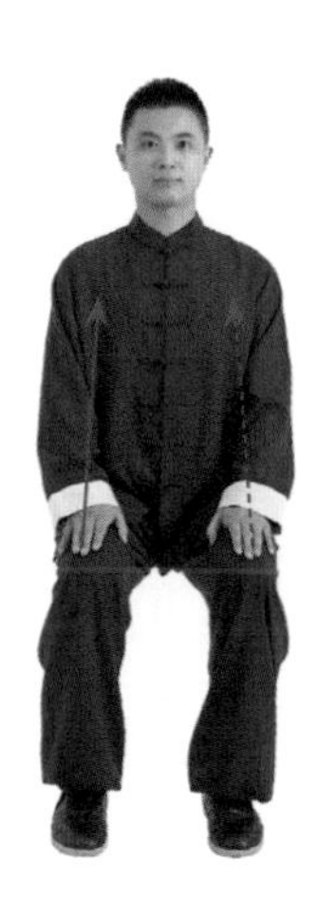

图3-9

动作三：两臂自然上提，掌指前伸，掌心向下；两臂前伸与肩同宽、同高；两臂向外划弧，掌指外旋，两掌内侧相对（图3-10～图3-12）。

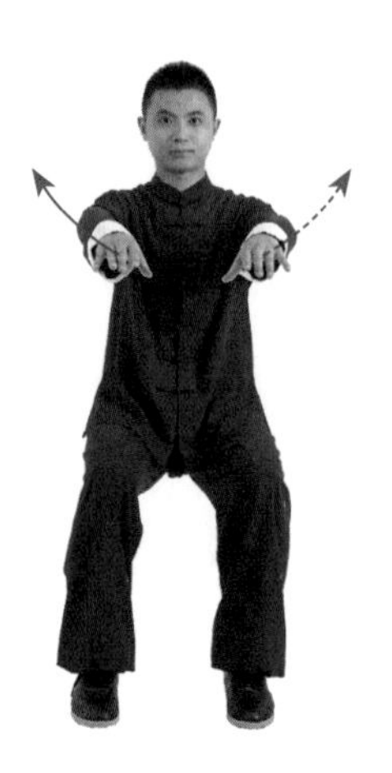

图3-10

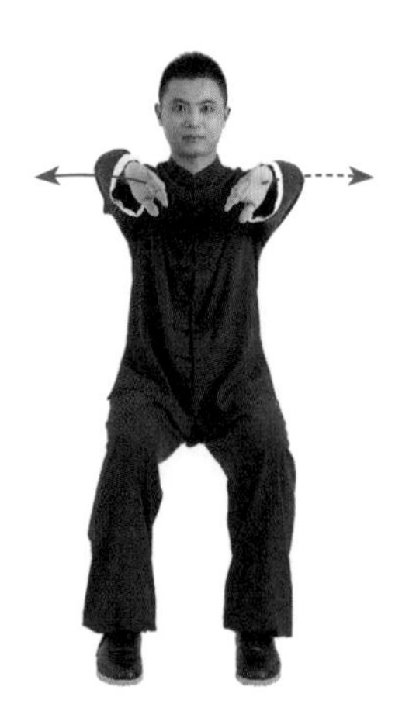

图3-11

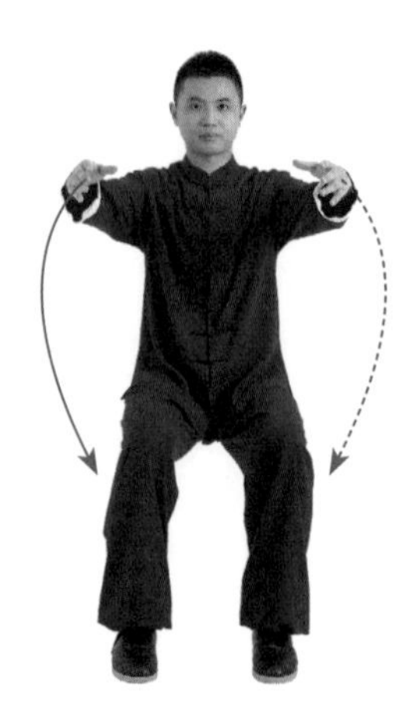

图3-12

动作四：两掌向下划弧，掌心向上；两臂抬于胸前，翻腕，掌心向下自然下落，放于膝关节上方，目视前方（图3-13～图3-16）。

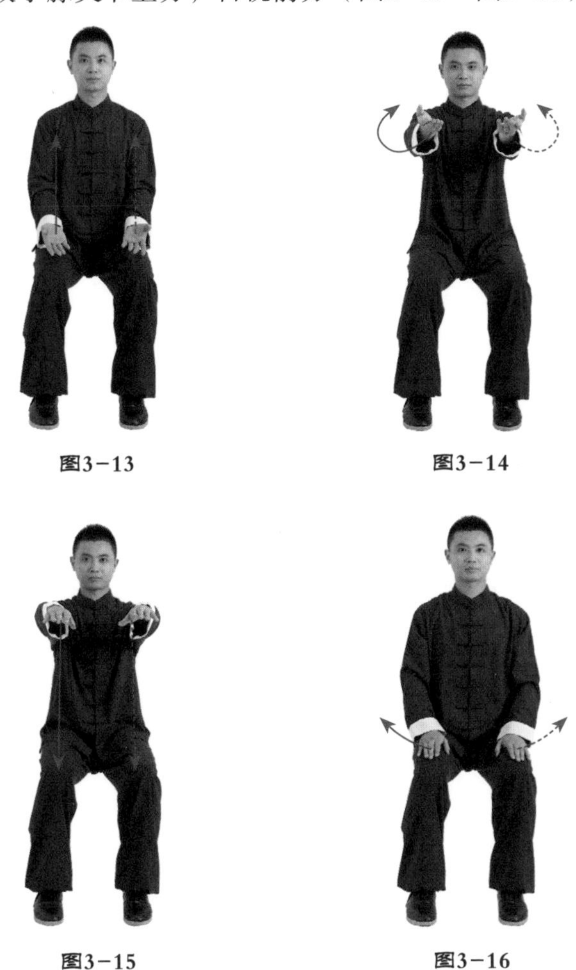

图3-13　图3-14　图3-15　图3-16

【注意事项】

起势具有调节身心的作用，使身体平稳，速度均匀，正身端坐。

【功理作用】

协调四肢，端正身型，调整呼吸，安定心神。

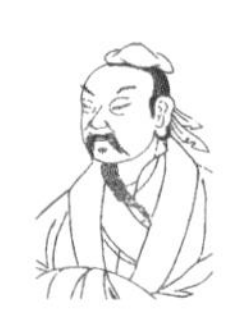

第一式　心斋

【技术源流】

“心斋”一词，出自《庄子·人间世》：“唯道集虚，虚者，心斋也。[①]”所谓“心斋”，《庄子·人间世》解释道：“若一志，无听之于耳而听之以心，无听之以心而听之以气。听止于耳，心止于符。气也者，虚而待物者也。唯道集虚，虚者，心斋也。[②]”由此可见，“心斋”是通过“遗耳目，去心虑”，使内心逐渐平静，重点在于“虚”。

【技术要领】

动作一：两手向斜后方、向外伸展，掌心向后（图3-17）。

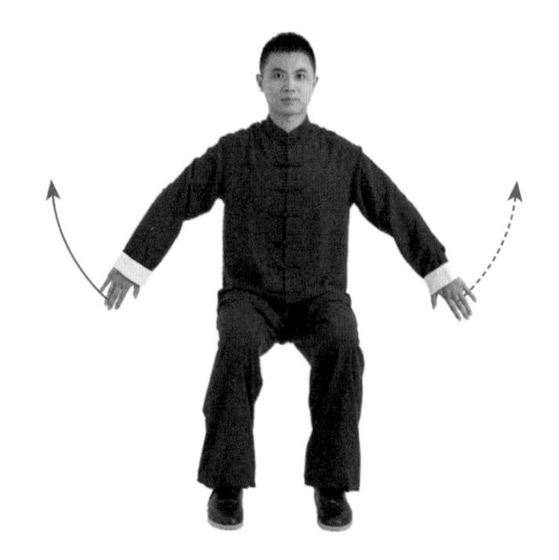

图3-17

①庄子［M］. 王岩峻，吉云，译注. 太原：山西古籍出版社，2003：40.

②庄子［M］. 方勇，译注. 北京：中华书局，2015：53.

动作二：翻腕，两掌自斜下方翻转朝向正前方；两掌缓缓收拢，呈环抱状，掌心相对（图3–18、图3–19）。

动作三：两手自胸前移至腹部叠掌，两手虎口交叉，男子左手在内，女子右手在内，闭目默数14下，意守丹田，凝神聚气（图3–20）。

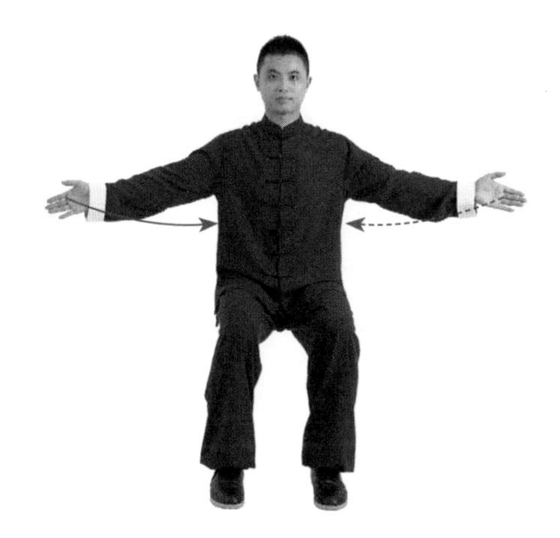

图3－18

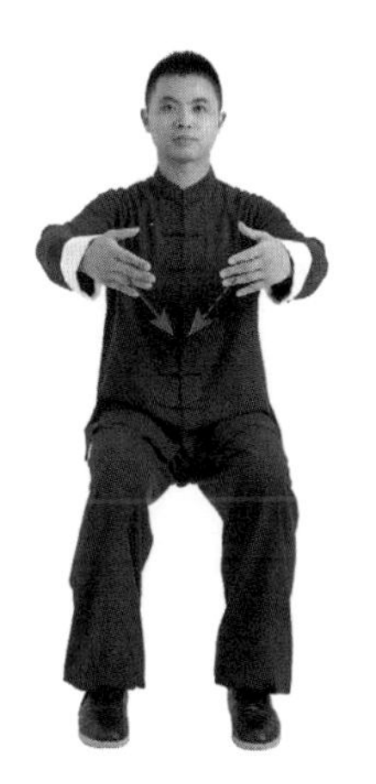

图3－19

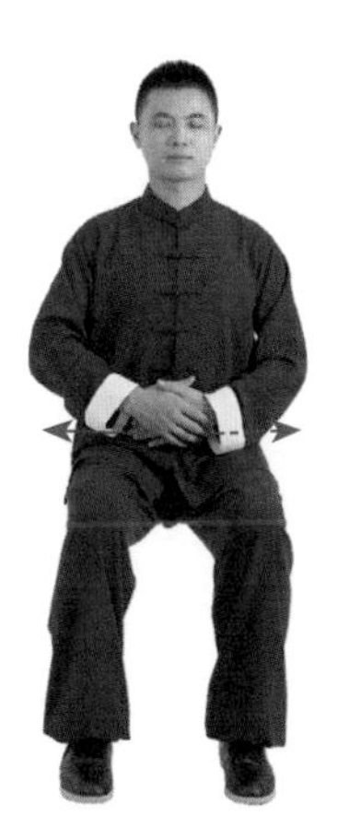

图3－20

动作四：两掌分开，放于髋关节处，掌心向上，指尖相对（图3–21）。

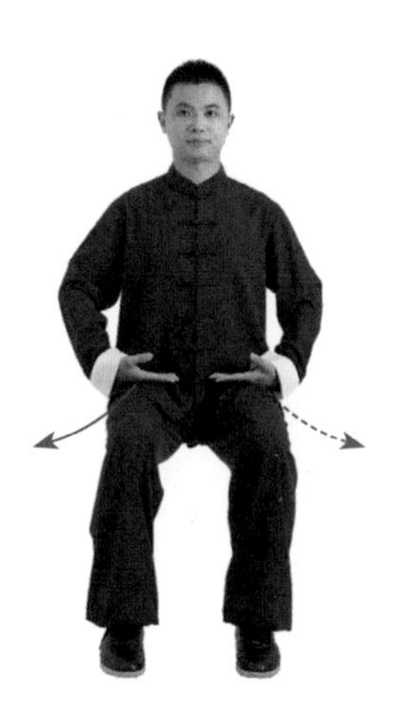

图3–21

【注意事项】

心斋动作重在调整身心，将内心的思绪放空，凝神聚气为重点。

【功理作用】

心斋动作简单，重在通过调整身心，配合呼吸，意守丹田，实现放松身心的功效。

第二式　吐故

【技术源流】

《庄子·刻意》记载："吹呴呼吸，吐故纳新，熊经鸟申，为寿而已矣。[①]"吐故作为呼吸方式中注重吐气的方法之一，旨在通过合理的行气导引，使身体内的浊气更为充分地排出，有助于新鲜气体的纳入。

【动作要领】

动作一：鼻吸口吐，吸少吐多。双手向两侧伸展，掌心向上；然后缓慢向上抬起，立于头顶，意念领气到百会穴，掌心相对，指尖向上（图3-22、图3-23）。

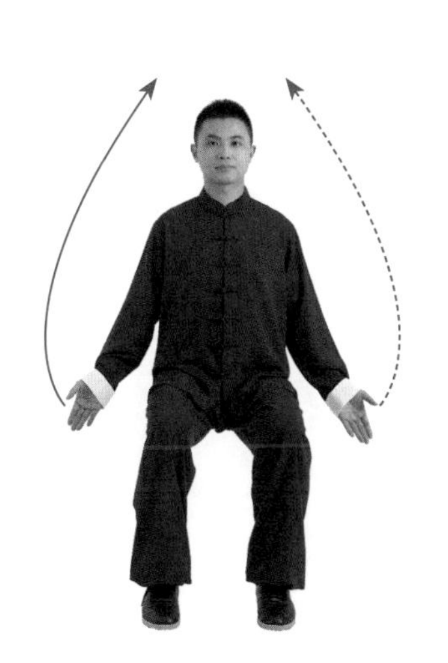
图3-22

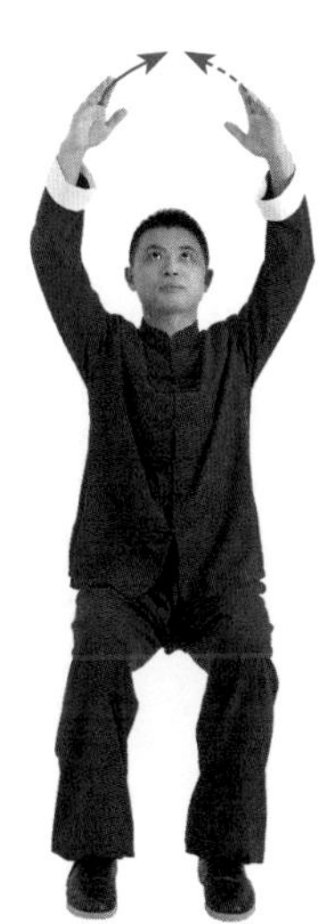
图3-23

①庄子［M］. 王岩峻，吉云，译注. 太原：山西古籍出版社，2003：147.

动作二：双手相叠，两手之间保持间隙，左手在外，头部略微上仰；立掌于额头正中，面部与掌心相对；两肘顺势向下，落于腰侧（图3–24、图3–25）。

动作三：低头含胸，弯腰收腹，屈臂收于胸前，挤压胸腔、腹部；两手由腹前分开置于髋关节处，掌心向上，指尖相对（图3–26、图3–27）。

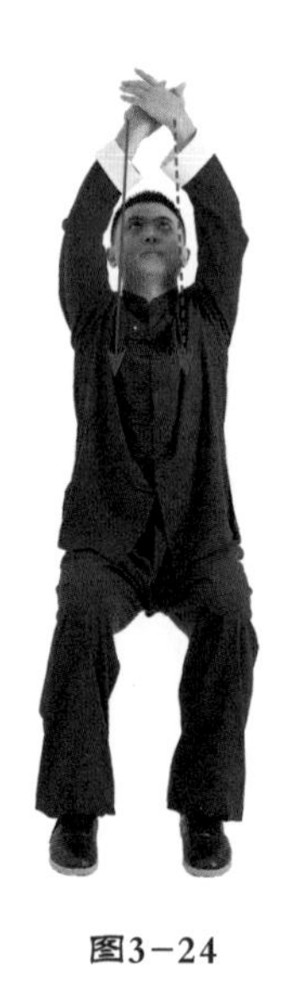
图3–24

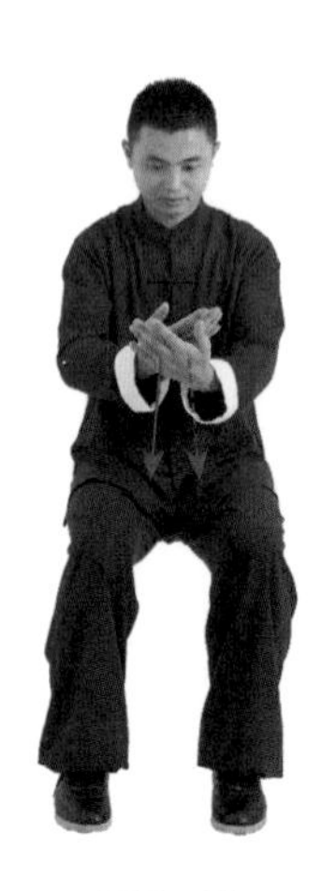
图3–25

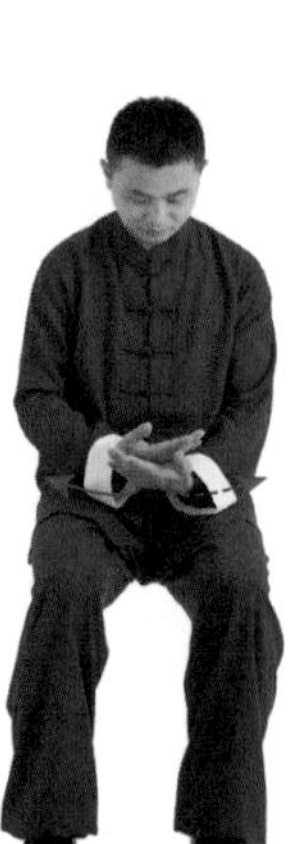
图3–26

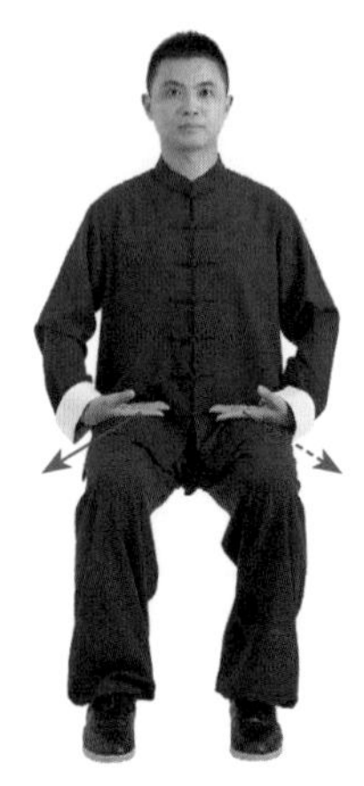
图3–27

动作四：鼻吸口吐，吸少吐多。双手向两侧伸展，掌心向上；然后缓慢向上抬起，立于头顶，意念领气到百会穴，掌心相对，指尖向上（图3–28、图3–29）。

动作五：双手相叠，两手之间保持间隙，右手在外，头部略微上仰；立掌于额头正中，面部与掌心相对；两肘顺势向下，落于腰侧（图3–30、图3–31）。

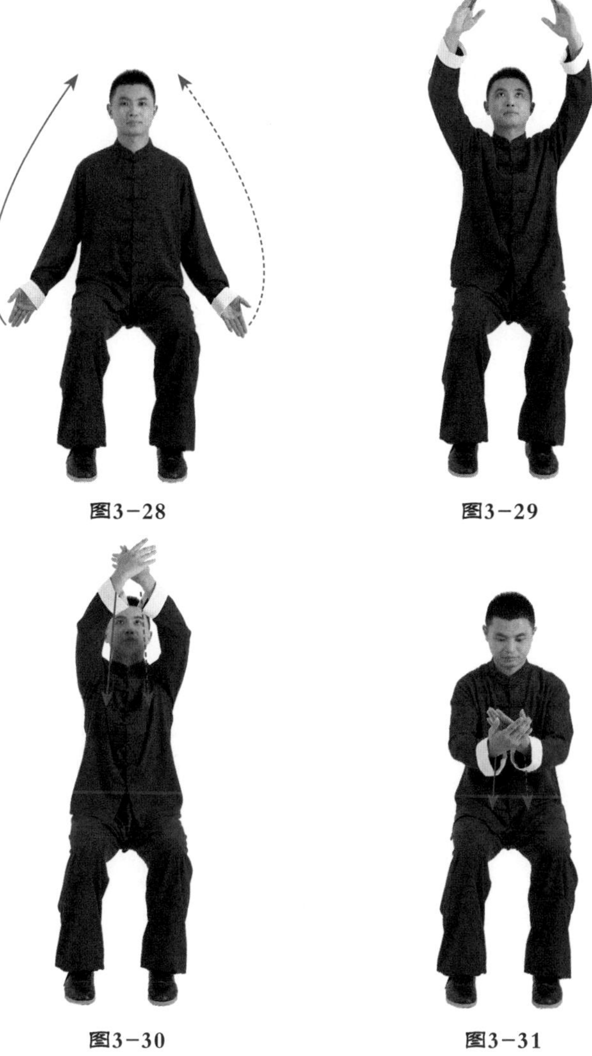

图3–28　图3–29

图3–30　图3–31

动作六：低头含胸，弯腰收腹，屈臂收于胸前，挤压胸腔、腹部；两手由腹前分开置于髋关节处，掌心向上，指尖相对（图3–32、图3–33）。

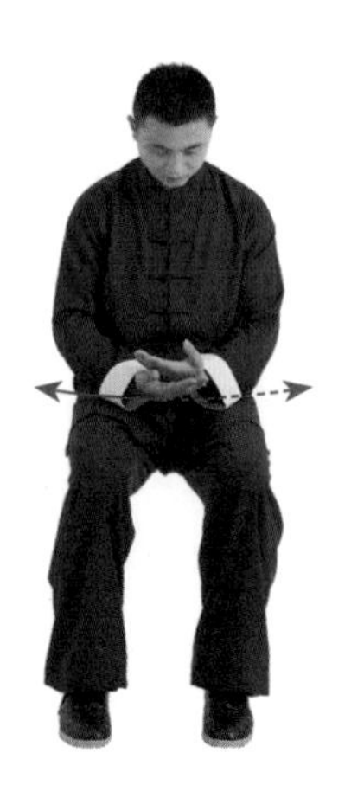

图3-32

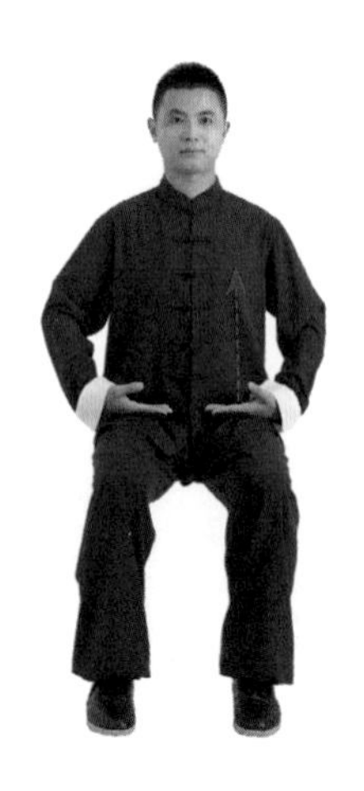

图3-33

【注意事项】

行气时，注意力集中，意念领气至百会穴。呼气挤压腹部时，身体自然弯曲，两臂置于胸前，切勿刻意发力挤压。

【功理作用】

吐故时，肋间外肌和膈肌进行收缩，胸廓前后左右径增大，促使身体的浊气充分排除。

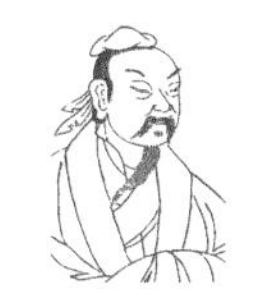

第三式　纳新

【技术源流】

《庄子·刻意》中，庄子曰："吹呴呼吸，吐故纳新，熊经鸟申，为寿而已矣。①"吐故与纳新，与人体一呼一吸为一循环相对应。纳新对应吸气，通过吸入新鲜空气促进机体更好地运行。

【动作要领】

动作一：右掌放于髋关节不动，左掌心向左侧，再外旋自然上伸（图3–34、图3–35）。

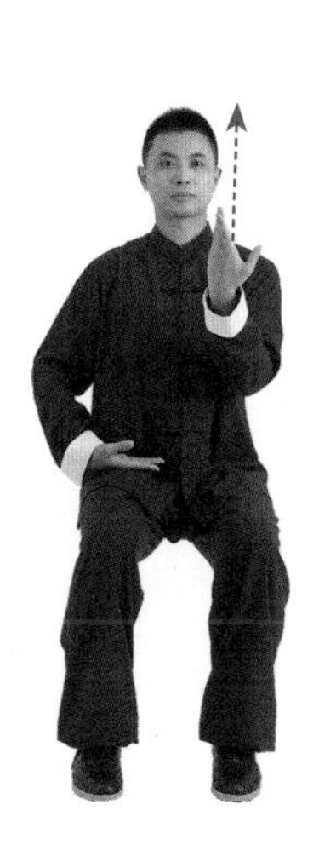

图3–34

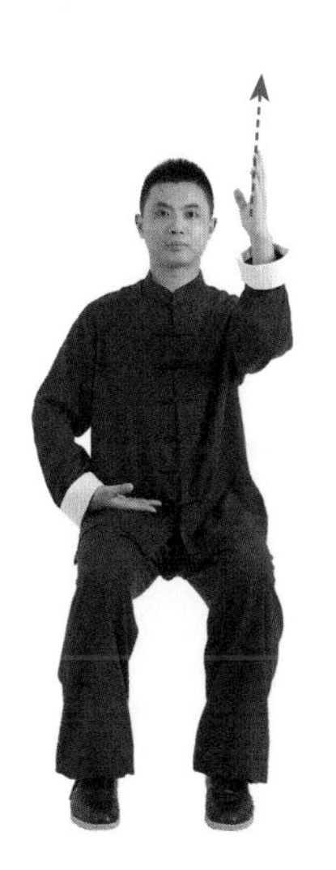

图3–35

①庄子［M］. 王岩峻，吉云，译注. 太原：山西古籍出版社，2003：147.

动作二：左手即将伸至最高点时，翻转手掌，使掌心向左，气到掌指（图3–36）。

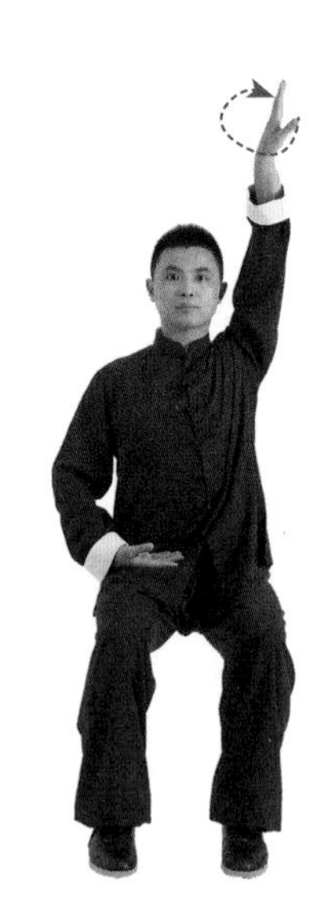

图3－36

动作三：右手不动，左手顺势沿上举路线自然下落，掌心向后，左手落至肩关节处，翻转手掌，掌心向左，再落至髋关节处（图3–37～图3–39）。

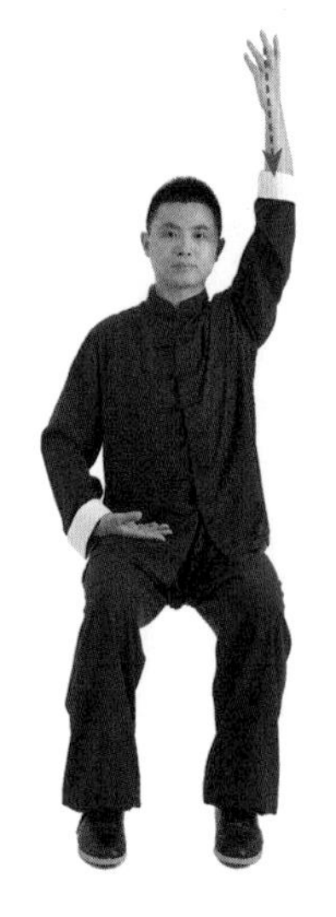

图3－37

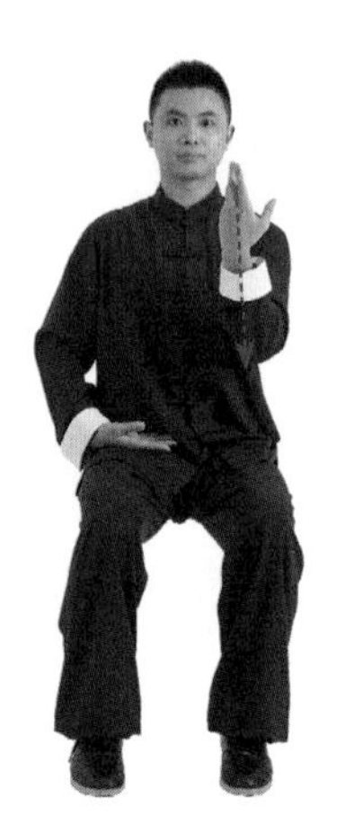

图3－38

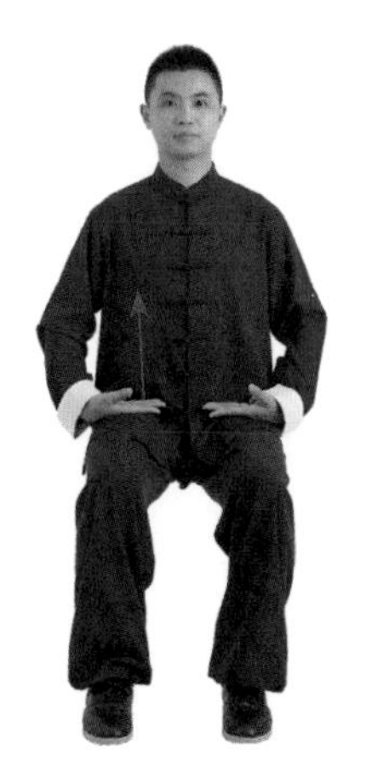

图3-39

动作四：左掌放于髋关节不动，右掌心向右侧，再外旋自然上伸（图3-40、图3-41）。

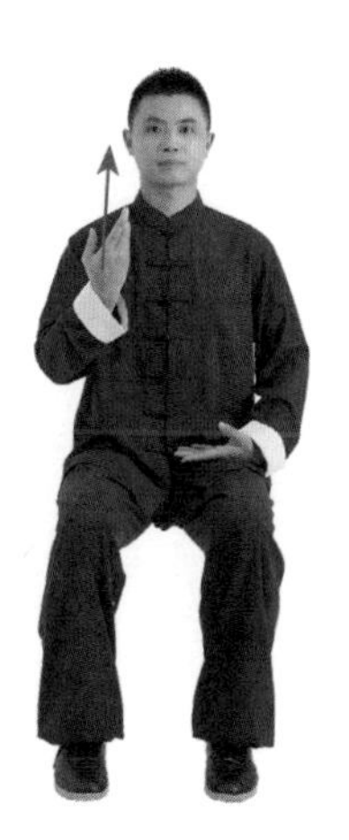

图3-40

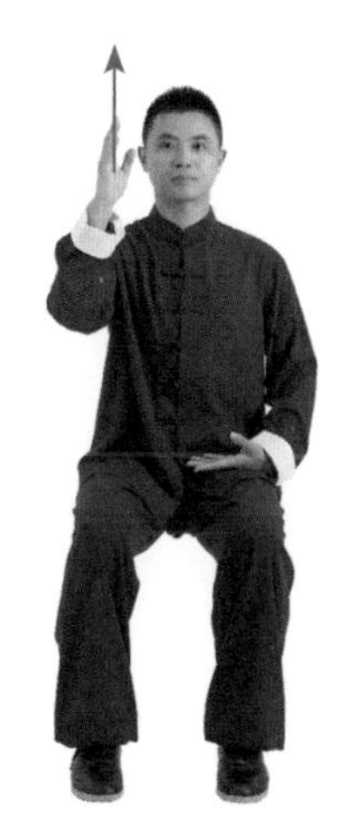

图3-41

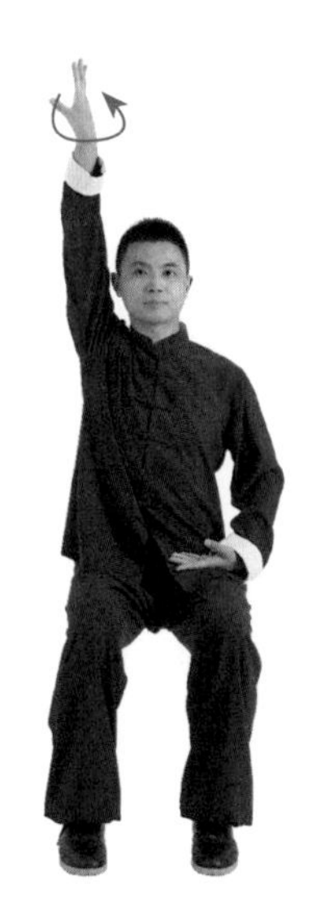

图3－42

动作五：右手即将伸至最高点时，翻转手掌，使掌心向右，气到掌指（图3–42）。

动作六：左手不动，右手顺势沿上举路线自然下落，掌心向后，右手落至肩关节处，翻转手掌，使掌心向右，再落至髋关节处（图3–43～图3–45）。

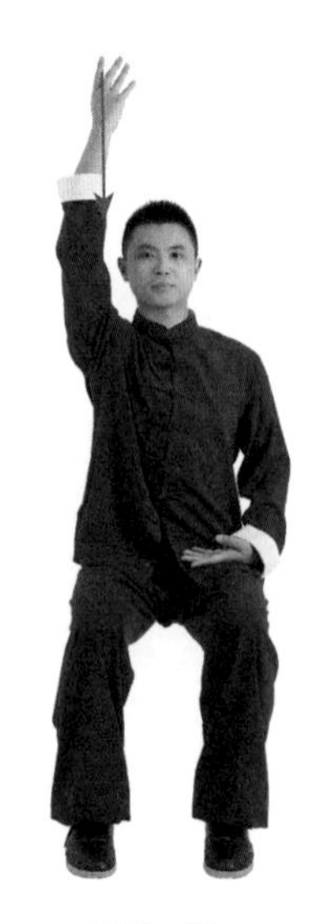

图3－43

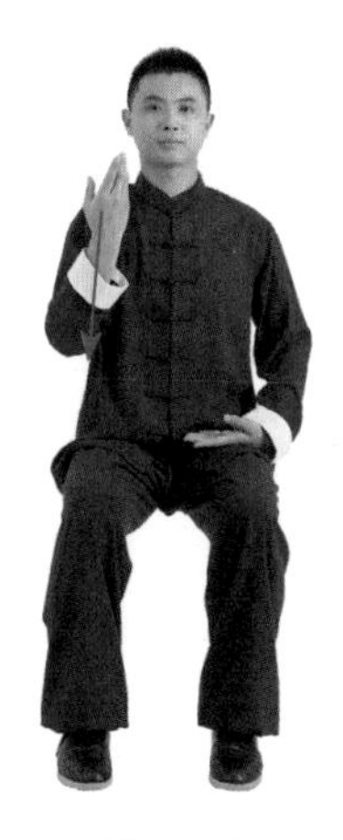

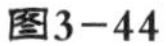

图3-44

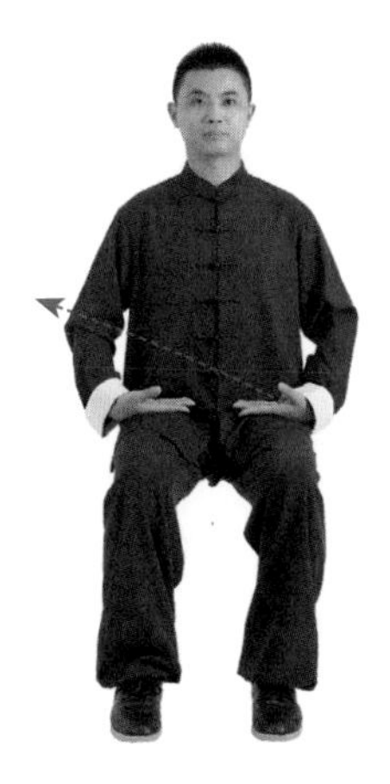

图3-45

【注意事项】

吸气时，吸入气量要小，切忌大口吸气，避免产生憋气。手臂上伸时配合呼吸，速度缓慢均匀。

【功理作用】

①通过多次微量吸气，能够促使呼吸机能不断提高，肺活量不断增加。

②呼吸结合上肢动作，使气体在身体运行更加通畅，增加机体对于氧气的摄入。

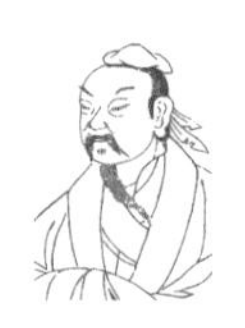

第四式　导气

【技术源流】

据晋代李颐对于庄子“导引”思想注解为“导气令和”，通过有效的导气练习，有助于经络的疏通，呼吸更加顺畅，动作更加优美。

【技术要领】

动作一：吸气，左手向右侧伸展，掌心向上（图3–46）。

动作二：左掌向下翻转，掌心向下（图3–47）。

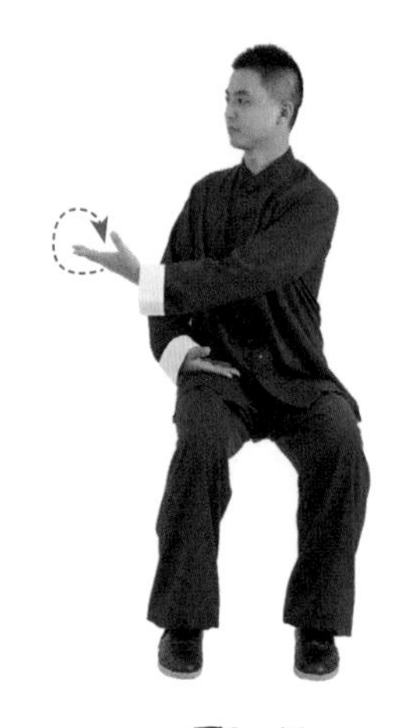

图3-46

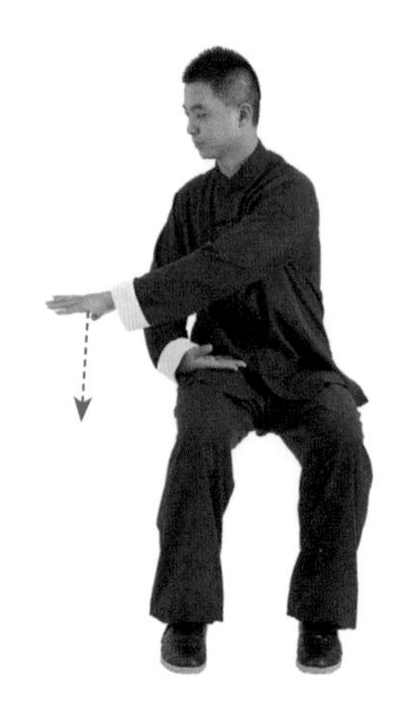

图3-47

动作三：左手自身体右侧向左侧沿膝关节斜向上方划弧，身体跟随手臂由右向左移动（图3-48 ~ 图3-50）。

动作四：左手收于髋关节处，调匀呼吸（图3-51）。

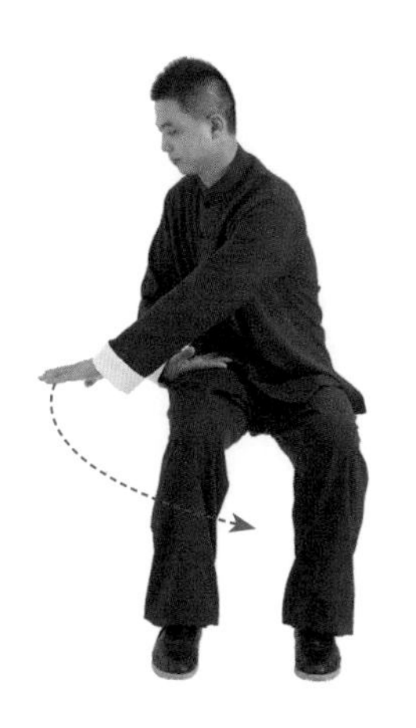

图3-48

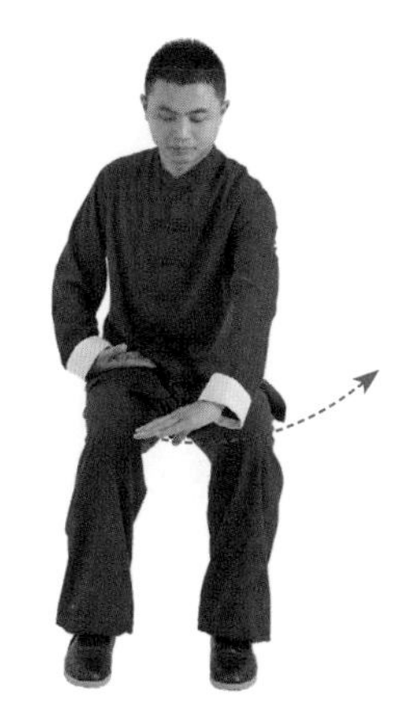

图3-49

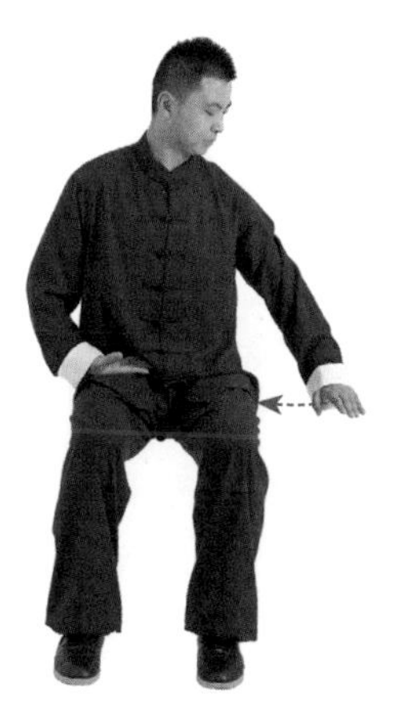

图3-50

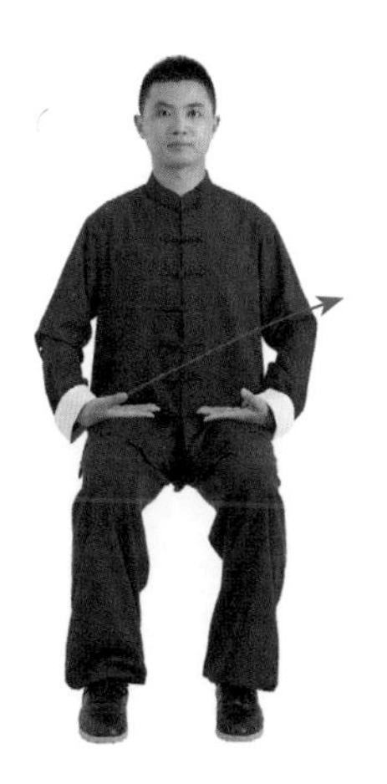

图3-51

动作五：右手向左侧伸展，掌心向上（图3–52）。

动作六：右掌向下翻转，掌心向下（图3–53）。

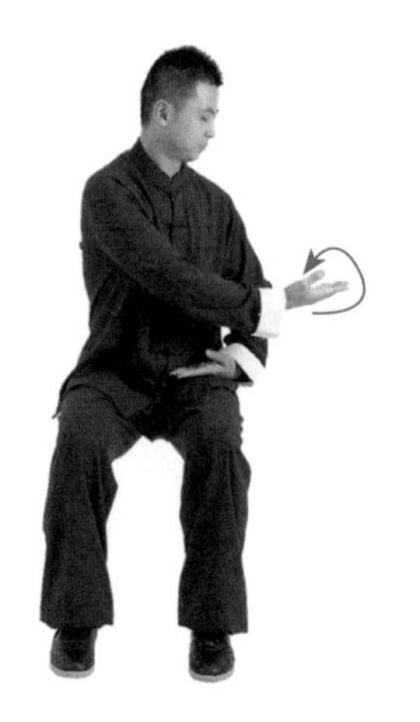

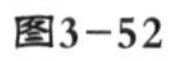
图3–52

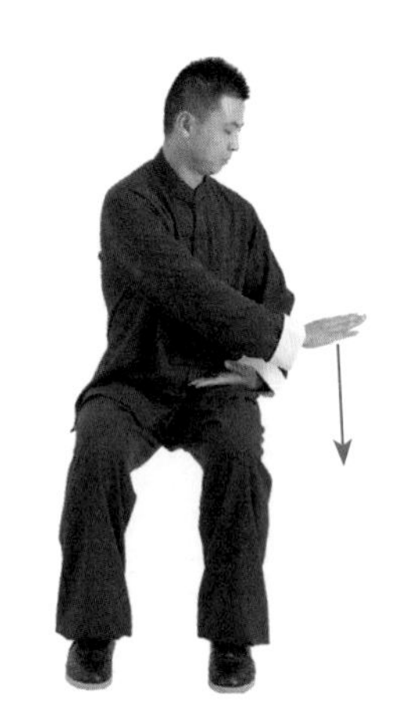

图3–53

动作七：右手自身体左侧向右侧沿膝关节斜向上方划弧，身体跟随手臂由左向右移动（图3–54 ~ 图3–56）。

动作八：右手收于髋关节处，调匀呼吸（图3–57）。

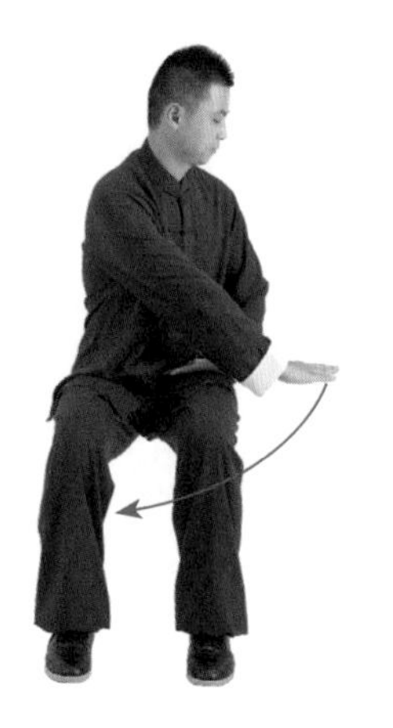

图3–54

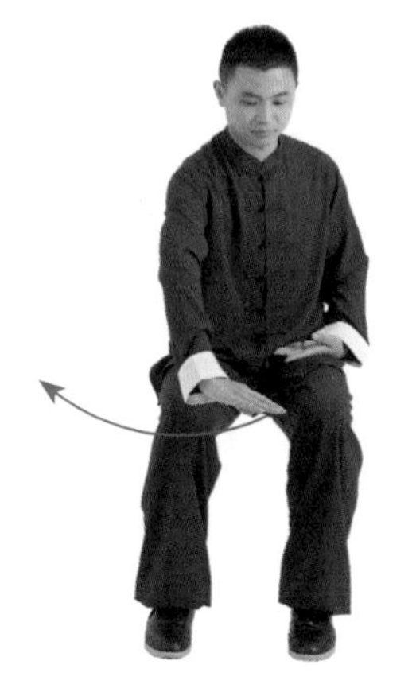

图3–55

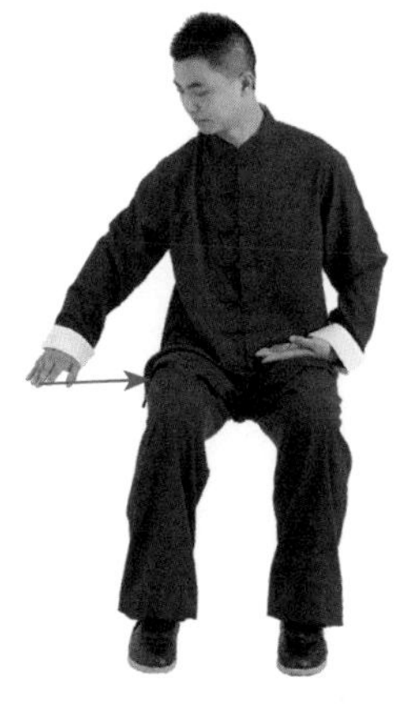

图3－56

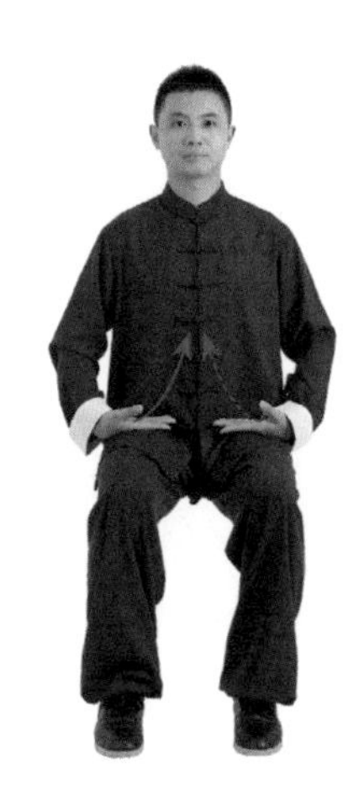

图3－57

【注意事项】

左右两臂划弧时，身体微前倾。

【功理作用】

通过上肢拉伸及身体左右摩转，有利于疏通经脉和气道，使气息能够有效运行。

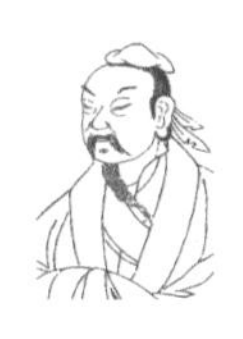

第五式　仰呼

【技术源流】

《庄子·齐物论》记载："南郭子綦隐机而坐，仰天而嘘，荅焉似丧其耦。[①]"南郭子綦隐机而坐，举首仰天长呼，而进入忘我状态。仰呼有助于习练者打开气道，增加呼吸深度，纳入更多气体，加强气体的体内循环。

【动作要领】

动作一：两手叠掌，两掌之间保持间隙，左手在外，经胸前上提至最高处，头部上仰约30°（图3-58、图3-59）。

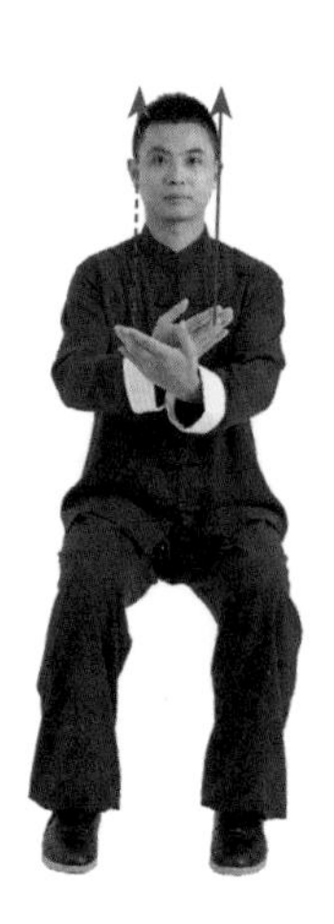

图3-58

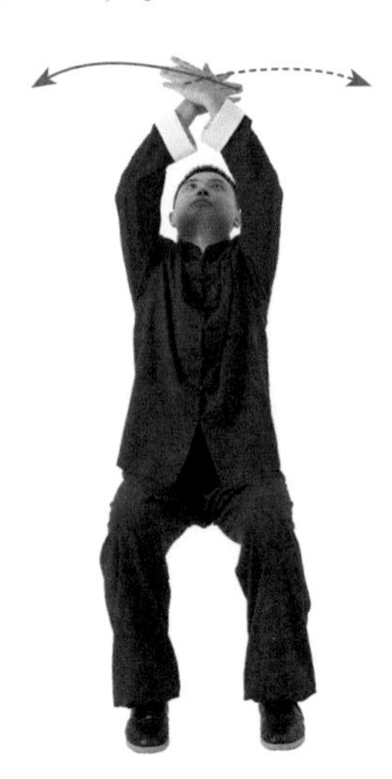

图3-59

①庄子［M］. 方勇，译注. 北京：中华书局，2015：16.

动作二：两手在经身体中线最高点时，缓缓向两侧打开，掌心向上，两臂呈圆弧状（图3-60）。

动作三：两手按展开路线收回，掌心向内；在经身体中线最高点时，自然向前下落至胸前，左手在外（图3-61、图3-62）。

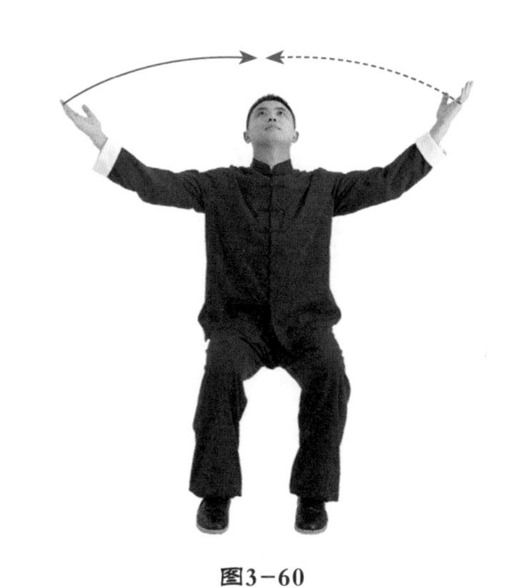

图3-60

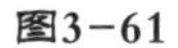

图3-61

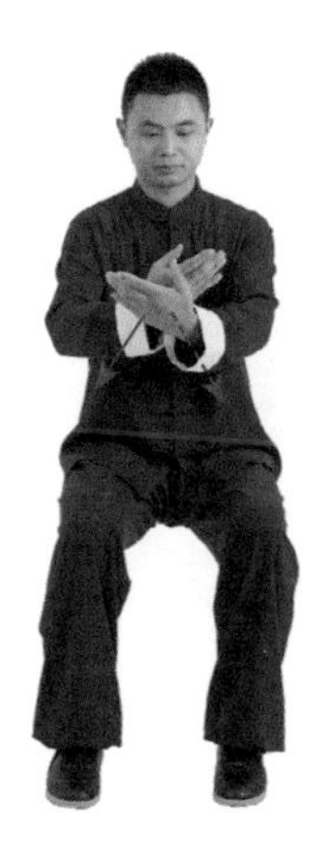

图3-62

动作四：双手自胸前自然下落至髋关节处，掌心向上，存气留于丹田（图3-63）。

动作五：两手叠掌，两掌之间保持间隔，右掌在外，经胸前上提至最高处，头部上仰约30°（图3-64、图3-65）。

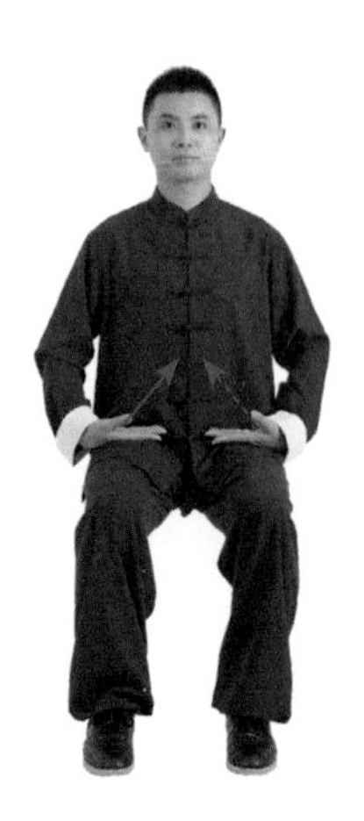

图3-63

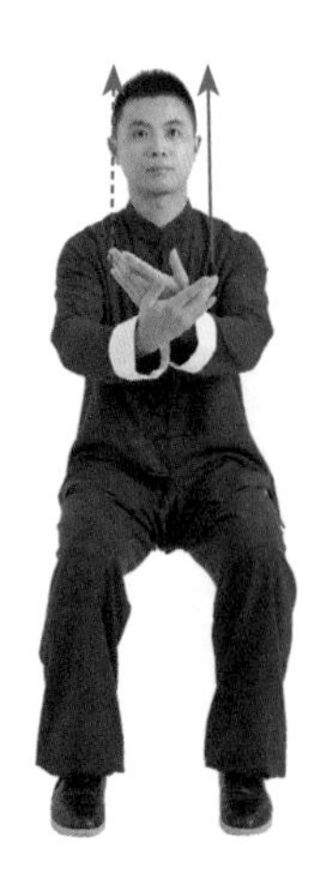

图3-64

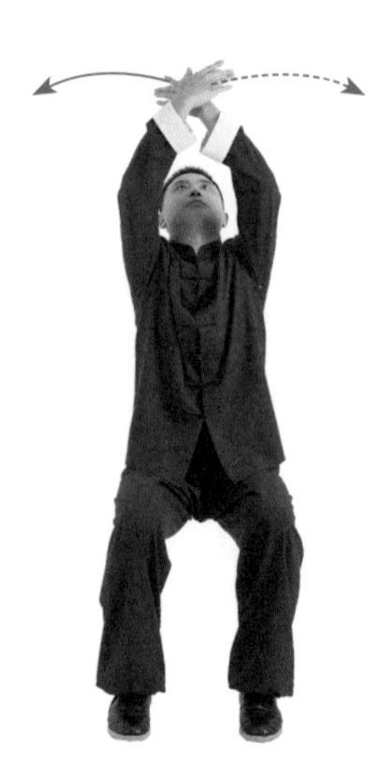

图3-65

动作六：两手在经身体中线最高点时，缓缓向两侧打开，掌心向上，两臂呈圆弧状（图3-66）。

动作七：吸气，两手按展开路线收回，在经身体中线最高点时，自然向前下落至胸前，右手在外（图3-67、图3-68）。

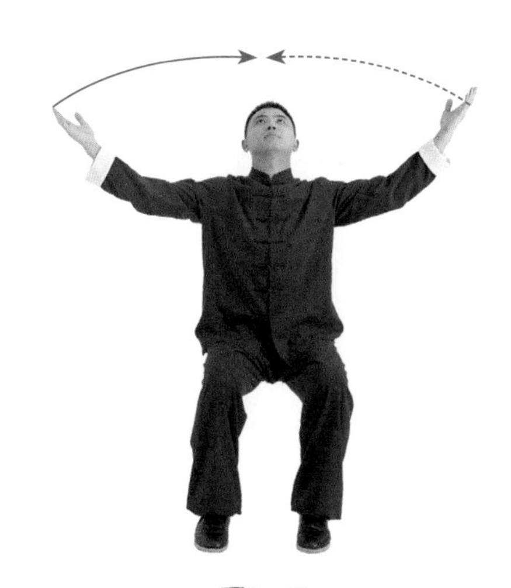

图3-66

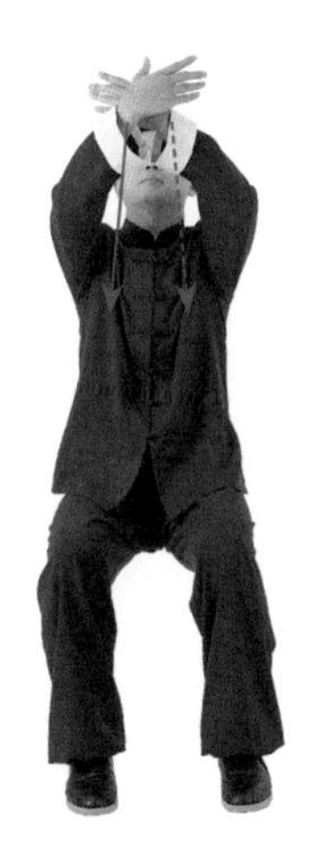

图3-67

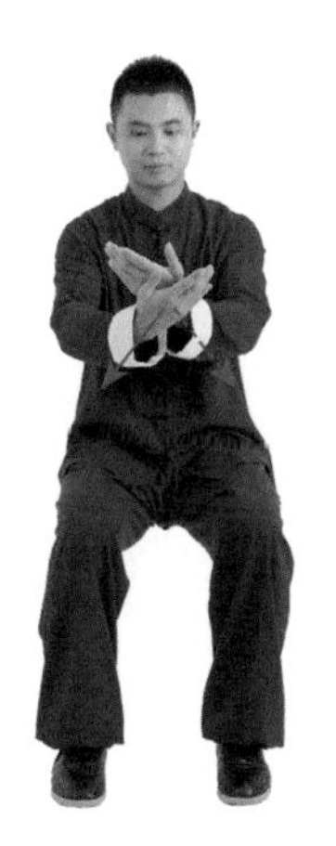

图3-68

动作八：两手自胸前自然下落至髋关节处，掌心向上，存气留于丹田（图3-69）。

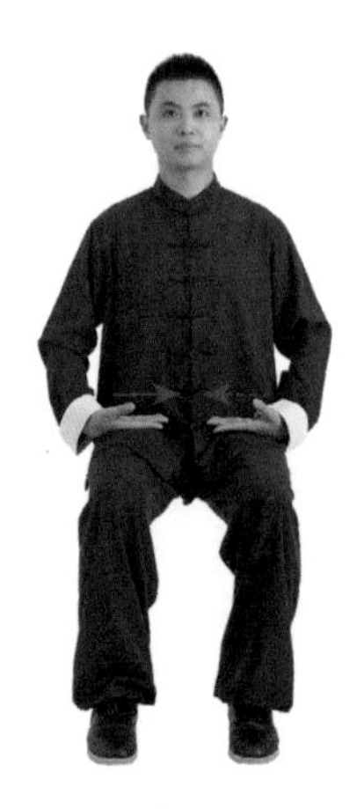

图3－69

【注意事项】

两掌外翻充分展开时，要展肩扩胸，头部自然落于颈部上，微闭目。

【功理作用】

①两臂外展，挺胸呼气，可祛除气喘、胸闷等身体不适，并有利于对颈、肩不适的预防和调节。

②大椎穴，作为手足三阳与督脉阳热之气的交汇点，通过头部后仰能够有效刺激到本穴位，益气壮阳。

第六式　引体

【技术源流】

晋代李颐将庄子所倡导的养形之道总结为“引体令柔”。引，在古文中主要是指拉，牵引。通过牵拉身体，使被牵拉部位的肌肉得到一定程度的伸展，有助于功法动作的完成，促进气体在身体中的循环。

【动作要领】

动作一：两手掌心向上，由体侧经腹前交叉，掌指相对（图3-70）。

动作二：上托，两掌交叉（图3-71）。

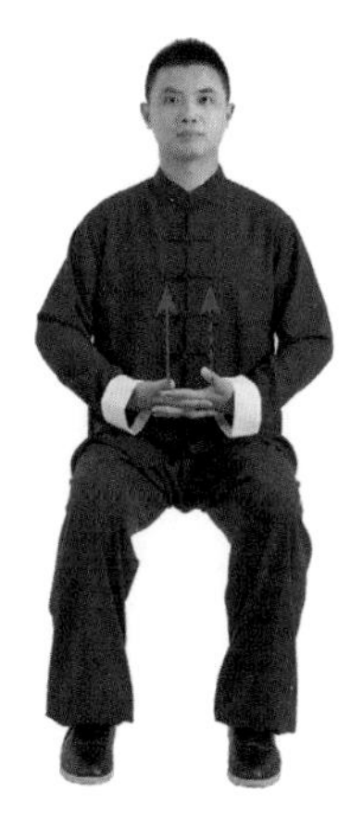

图3-70

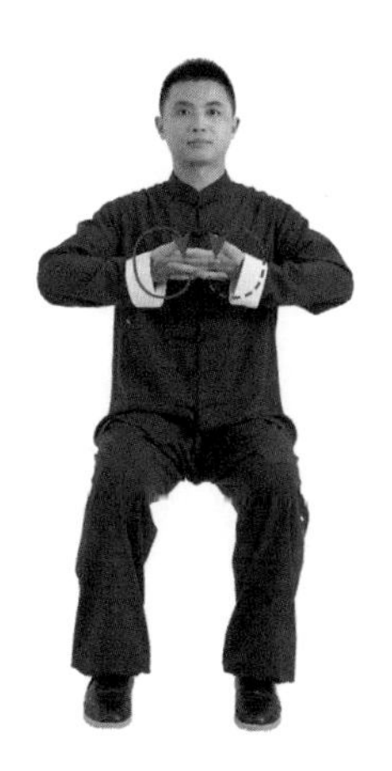

图3-71

动作三：翻掌，掌心向前推，拱背（图3-72、图3-73）。

动作四：两臂平行垂落，掌心向斜下方，拱背（图3-74）。

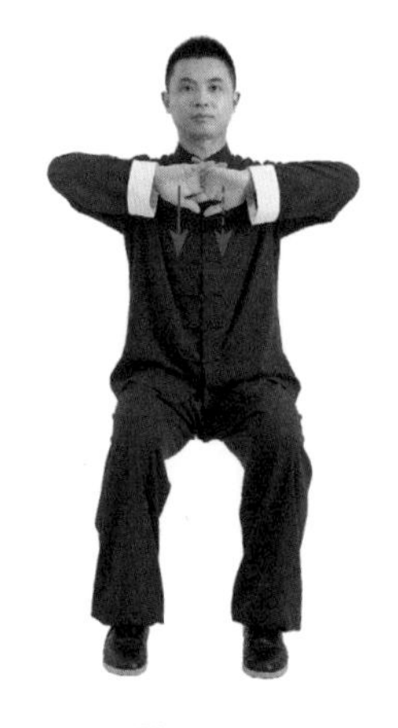

图3-72

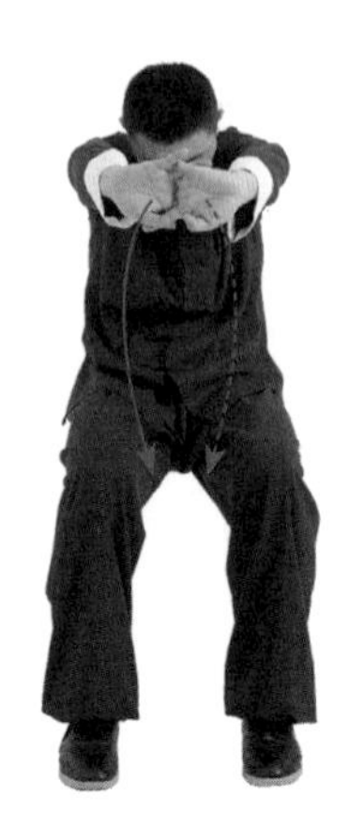

图3-73

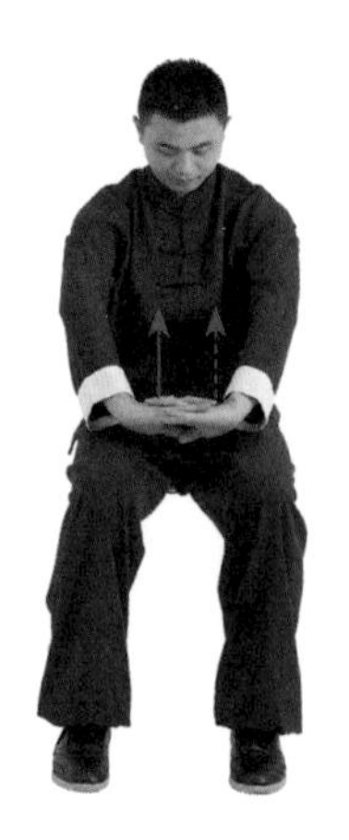

图3-74

动作五：两掌外旋收回，提至胸前；掌心向上，两掌向两侧分开，缓缓下落至髋关节处，掌心向上（图3–75～图3–77）。

重复动作一至五1遍。

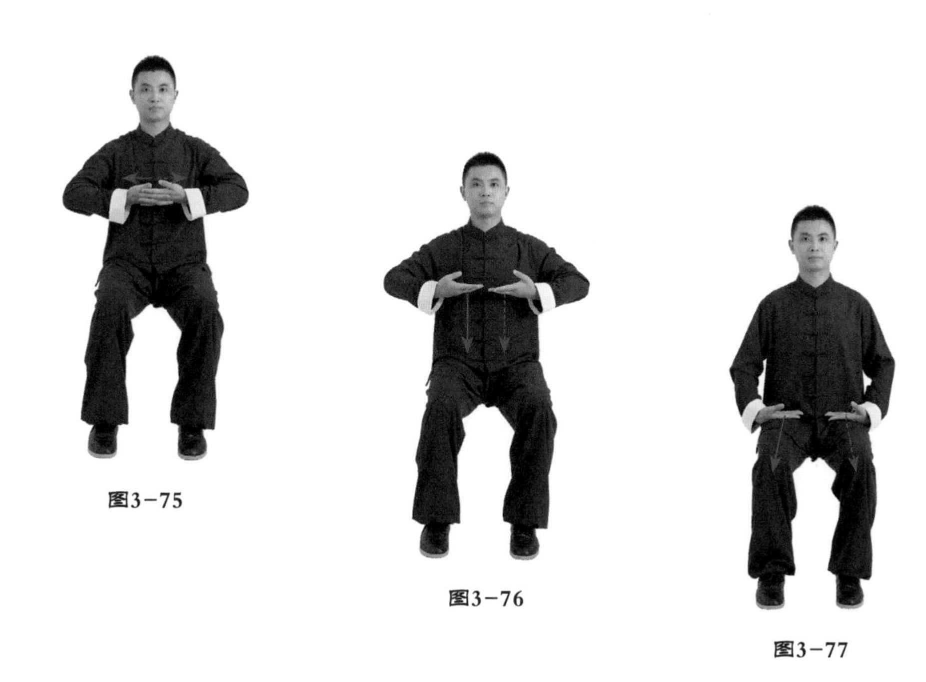
图3–75

图3–76

图3–77

【注意事项】

翻掌前推时，低头含胸，后背向后拉伸，两臂往前引，身体形成对拉状，大椎穴自然向上顶。

【功理作用】

1. 抻臂拱背，大椎穴上引，使肩、背部肌肉得到充分牵拉，有利于改善肩、背部的不适感。

2. 两手前伸，背部后引，挤压心脏，有助于心脏泵血。

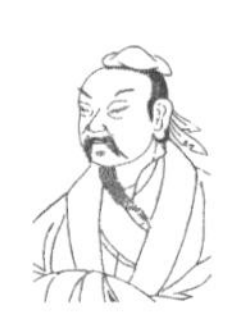

第七式　踵息

【技术源流】

《庄子·大宗师》曰："古之真人，其寝不梦，其觉无忧，其食不甘，其息深深。真人之息以踵，众人之息以喉。[①]"古籍记载，"真人"行气是以"踵"息，而非肺及其他器官。根据其养生理念及可行性，"踵息"动作编创为以意领气由上而下到"踵"再至上的行气技术。

【动作要领】

动作一：两手向前翻掌按于大腿上；先抬左腿向正前方伸展，再抬右腿向正前方伸展，脚跟着地，两脚与肩部同宽，两手收于髋关节处（图3-78～图3-81）。

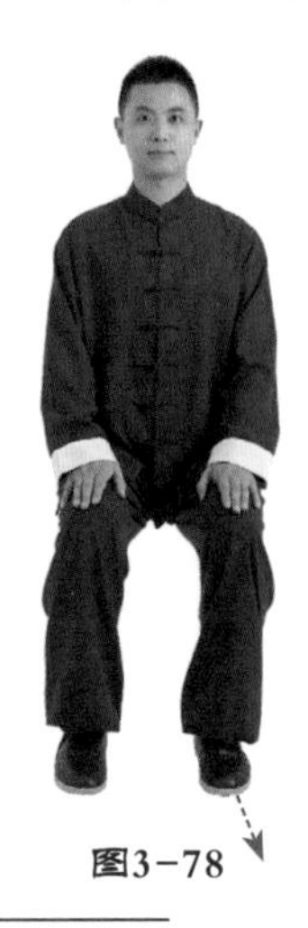

图3-78

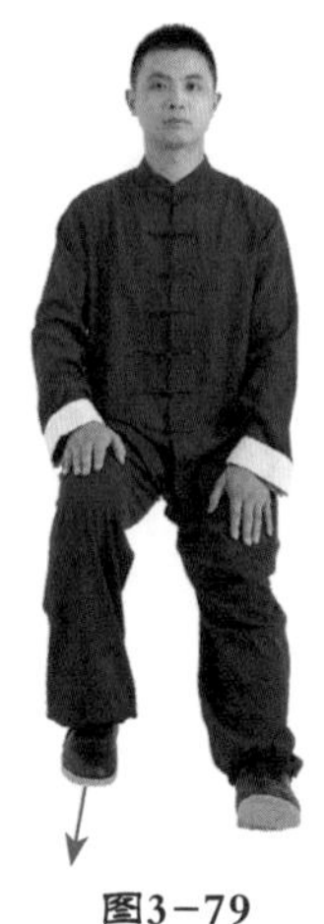

图3-79

①庄子［M］. 王岩峻，吉云，译注. 太原：山西古籍出版社，2003：66.

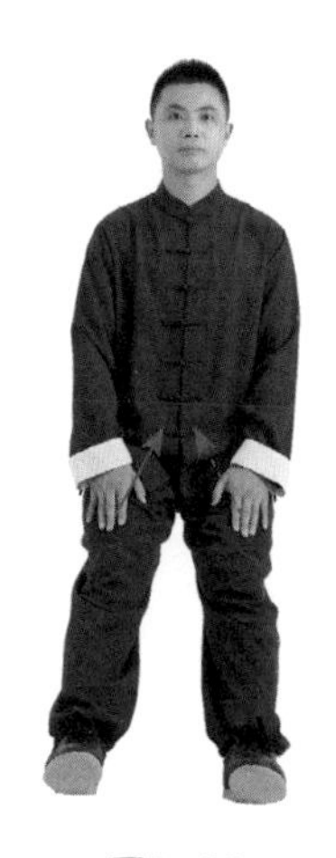

图3-80

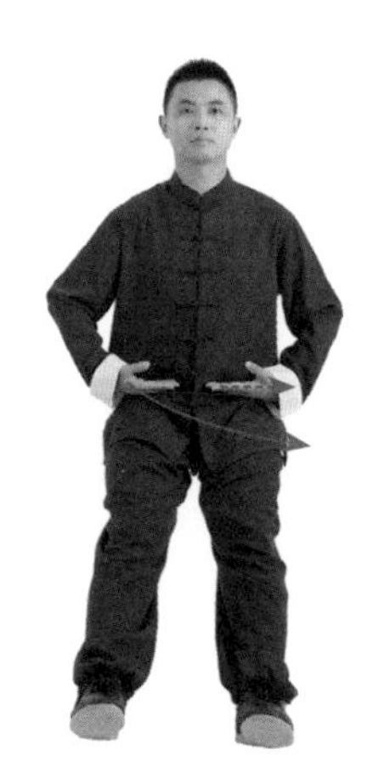

图3-81

动作二：两手向左侧移动，右手在前，左手在后，两手依次从左腿外侧轻轻摩运至脚踝处，脚背绷直（图3-82、图3-83）。

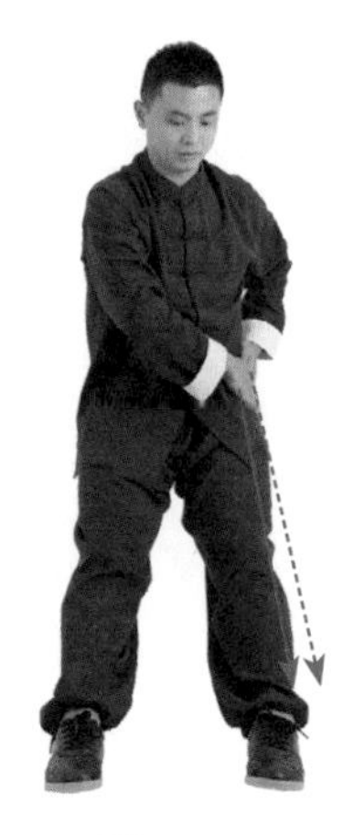

图3-82

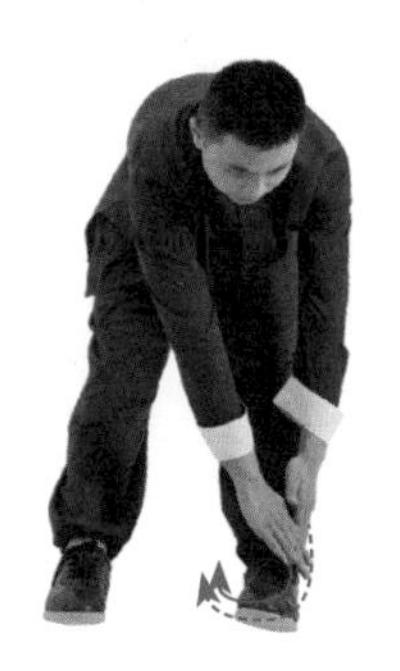

图3-83

动作三：轻摩脚面，两手从左腿脚踝内侧上提至腹部，脚尖回勾（图3-84～图3-86）。

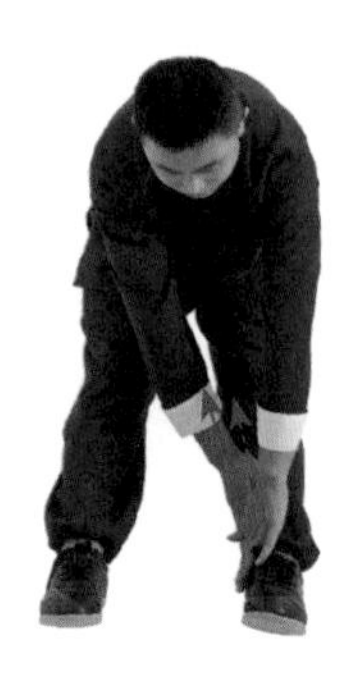

图3-84

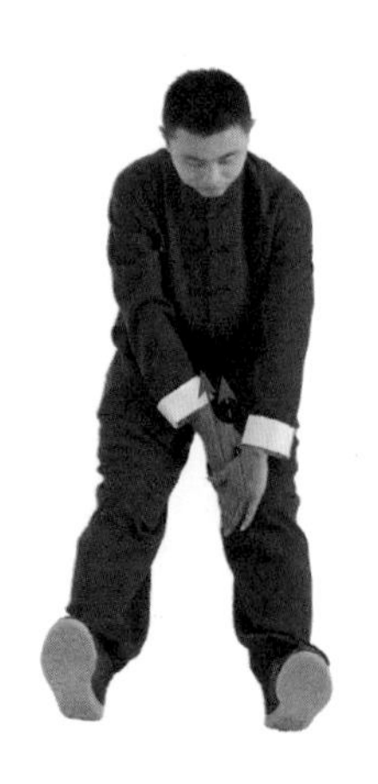

图3-85

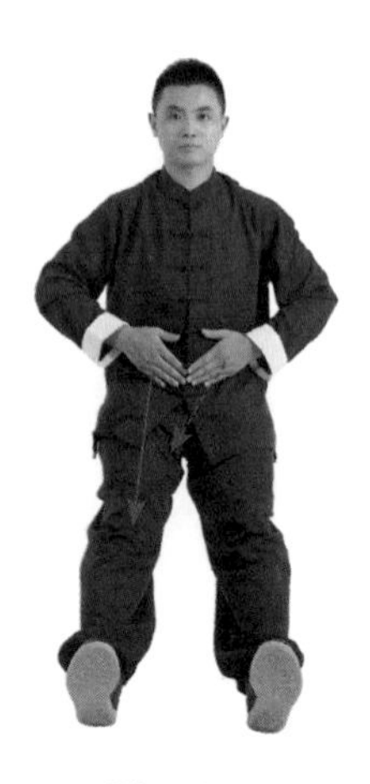

图3-86

动作四：摩腹后，两手从右腿内侧按摩至脚踝处（图3-87、图3-88）。

动作五：轻摩脚面后，两手从右脚踝外侧上提至右腹部（图3-89、图3-90）。

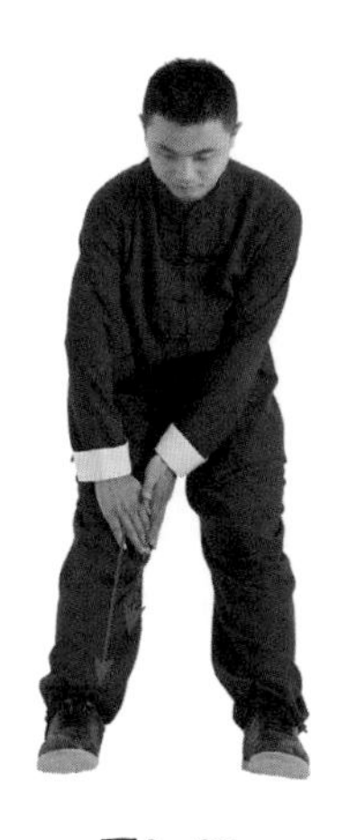

图3-87

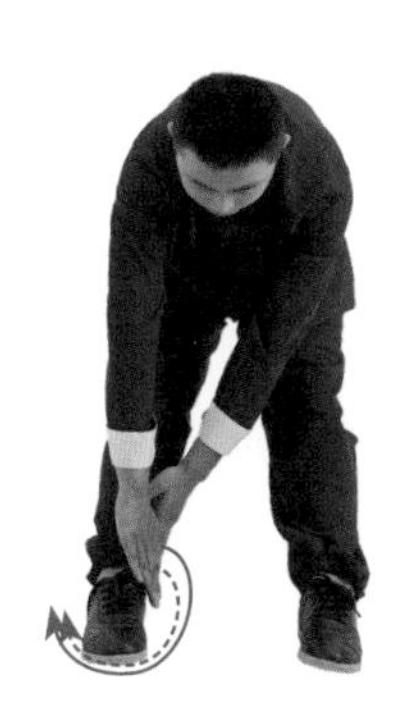

图3-88

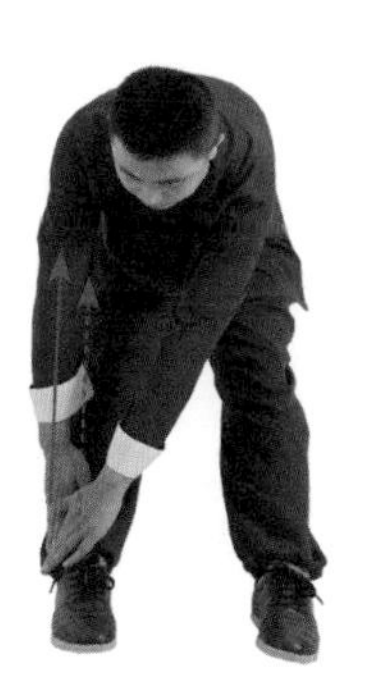

图3-89

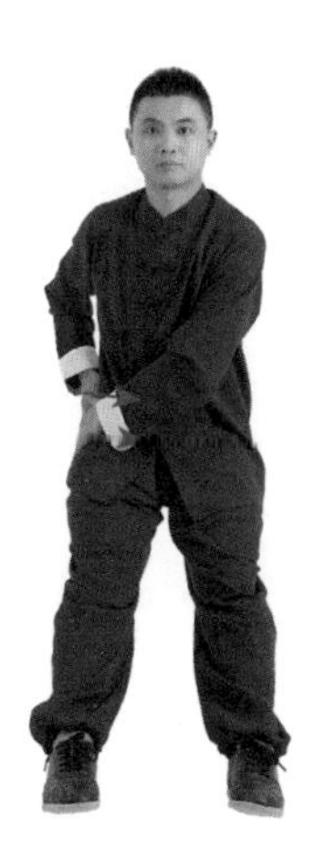

图3-90

动作六：两手掌心向上，从右腹部收于髋关节两侧，指尖相对（图3-91）。

动作七：两手向身体右侧移动，左手在前，两手依次从右腿外侧摩运至脚踝处（图3-92、图3-93）。

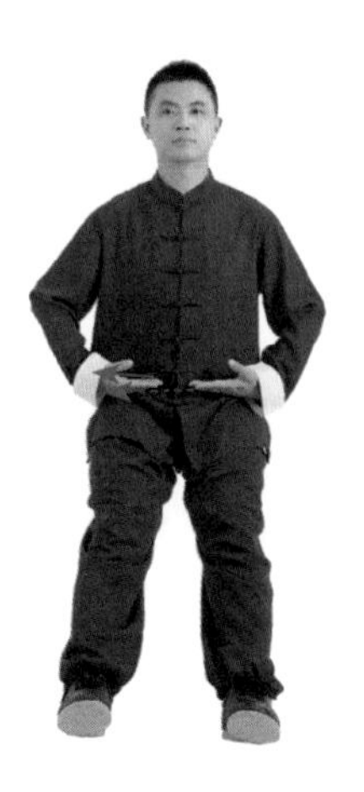

图3-91

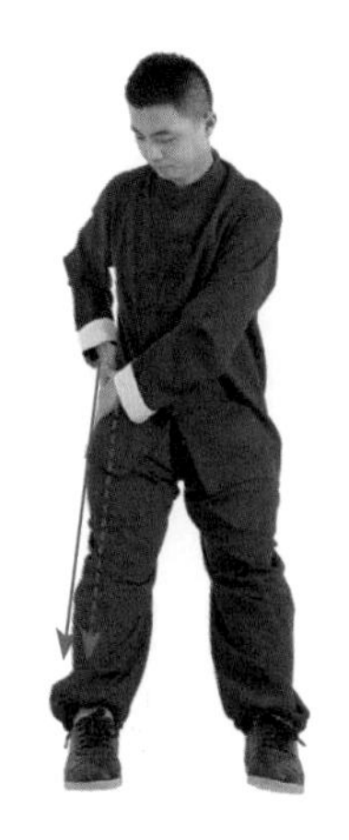

图3-92

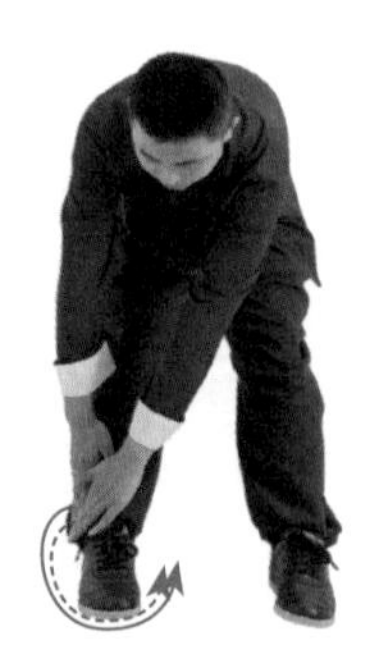

图3-93

动作八：轻摩脚面后，两手从右脚踝内侧上提至腹部（图3–94～图3–96）。

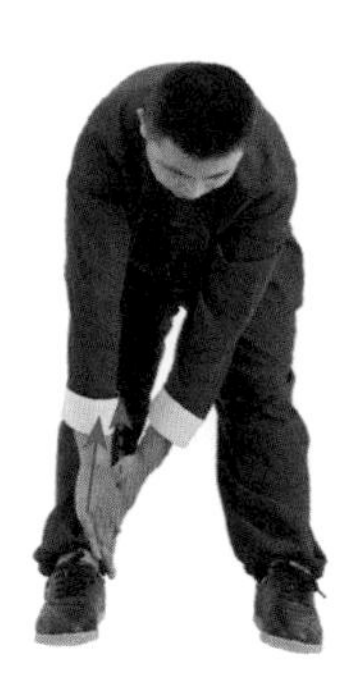

图3－94

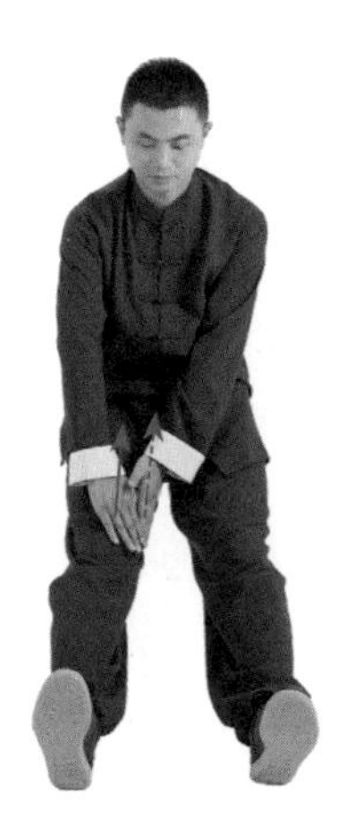

图3－95

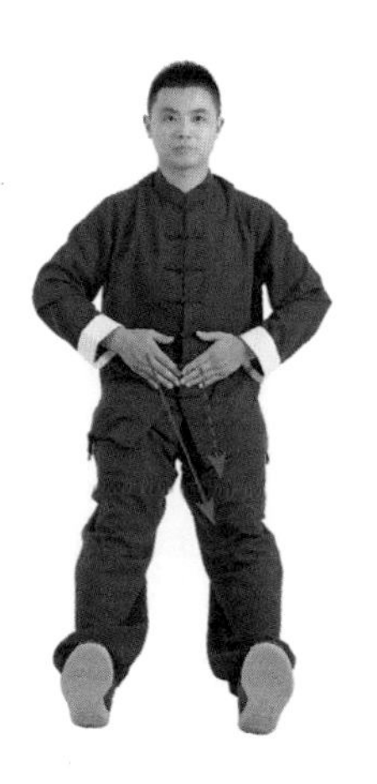

图3－96

动作九：摩腹后，两手从左腿内侧按摩至脚踝处（图3-97、图3-98）。

动作十：轻摩脚面后，两手从左脚踝外侧上提至左腹部（图3-99、图3-100）。

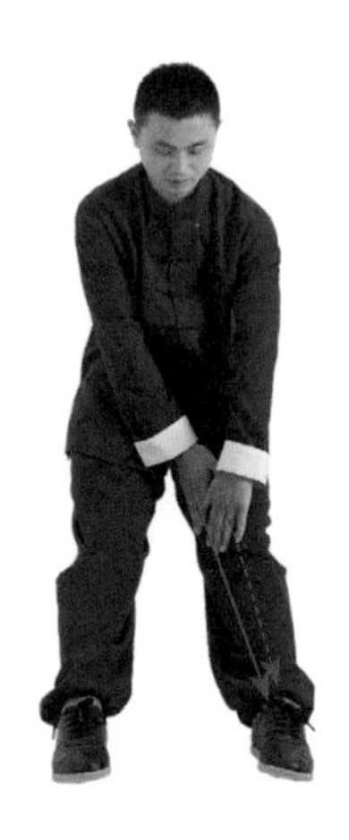

图3-97

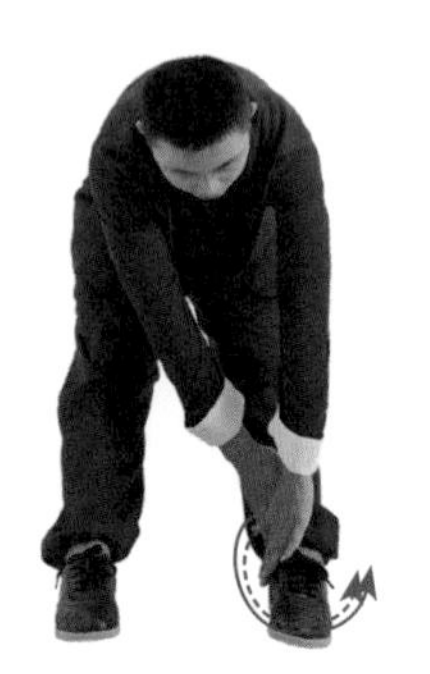

图3-98

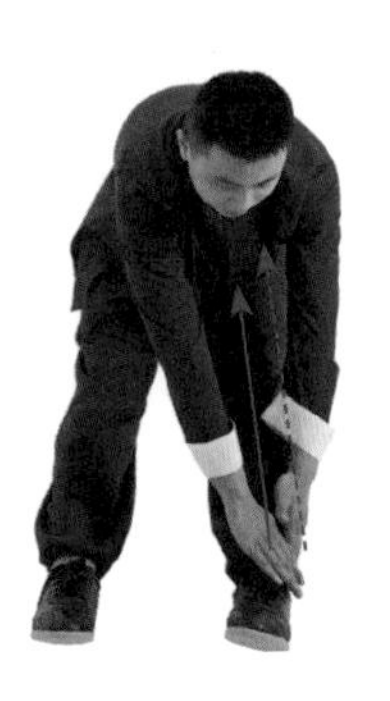

图3-99

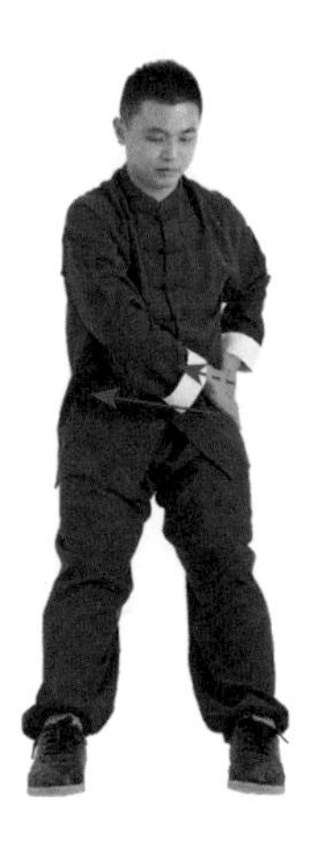

图3-100

动作十一：两手掌心向上，从左腹部收于髋关节两侧，指尖相对（图3-101）。

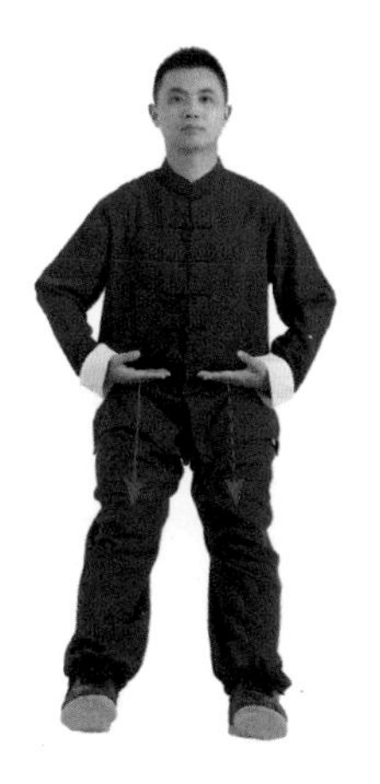

图3-101

动作十二：两手向前翻掌按于大腿上，先抬右腿向后方收回，再抬左腿向后方收回，全脚掌着地，两脚与肩部同宽，成开步坐立势（图3-102～图3-104）。

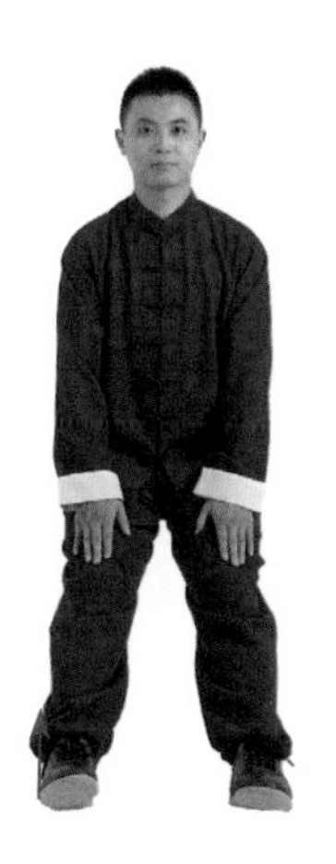

图3-102

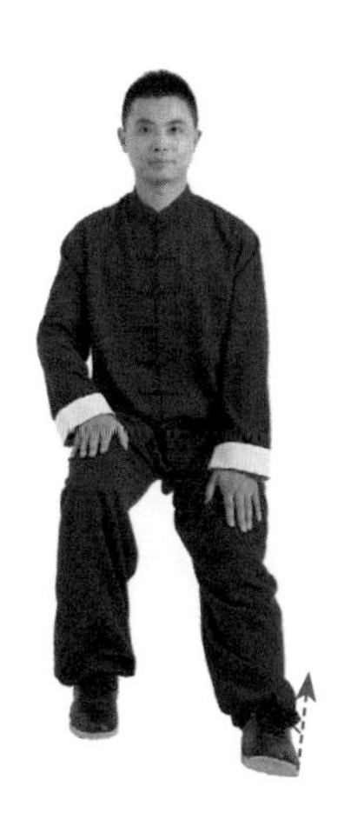

图3-103

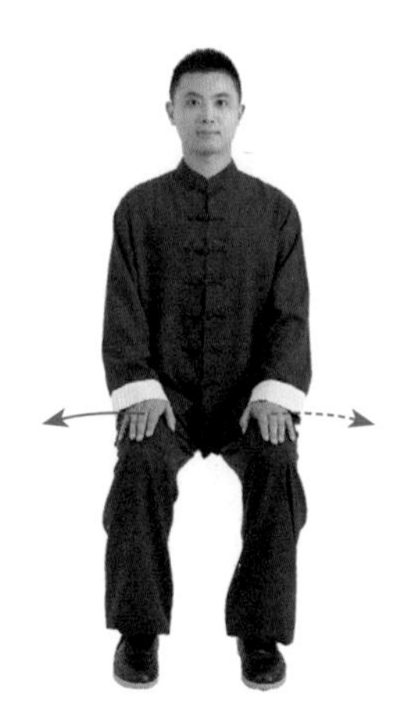

图3-104

【注意事项】

身体前倾时，根据个人情况，量力而行。身体由前倾到收回坐正时，要先含胸松腰，吸气，身体回正。

【功理作用】

①向前伸脚可刺激足三阴三阳经，疏通经脉，促进血液循环。

②本式动作在调节呼吸的同时，可刺激腰脊神经，缓解肌肉疲劳。

第八式　坐忘

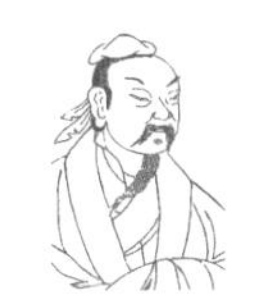

【技术源流】

《庄子·大宗师》曰："堕肢体，黜聪明，离形弃知，同于大通，此谓坐忘。①"庄子提出，所谓"坐忘"状态，唯有从身体和心理两个方面同时进行，方能实现。在身体方面要忘掉自身的生理欲望，心理方面从是非得失、功名利禄、人情世故等烦恼中解脱出来，不计较得失，才能达到"道"的状态。而"坐忘"重点在于"忘"。

【动作要领】

动作一：两手向斜后方、向外伸展，掌心向后，翻腕，两掌自斜下方翻转向斜前方，两手自胸前向腹部叠掌，虎口交叉，收于腹前，男子左手在内，女子右手在内，放松身心，凝神聚气，按于脐部（图3-105～图3-108）。

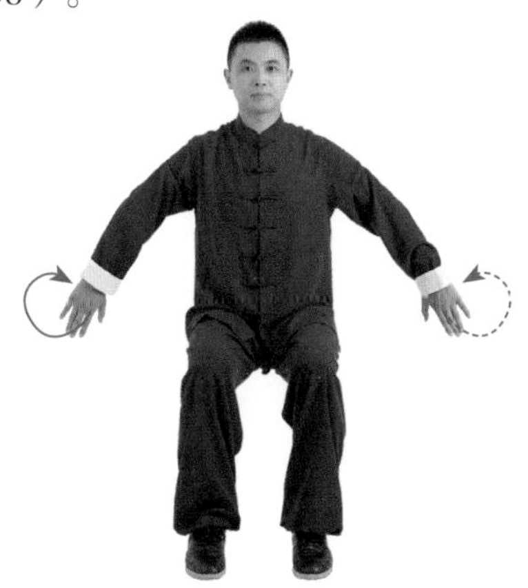

图3-105

①庄子［M］. 王岩峻，吉云，译注. 太原：山西古籍出版社，2003：79.

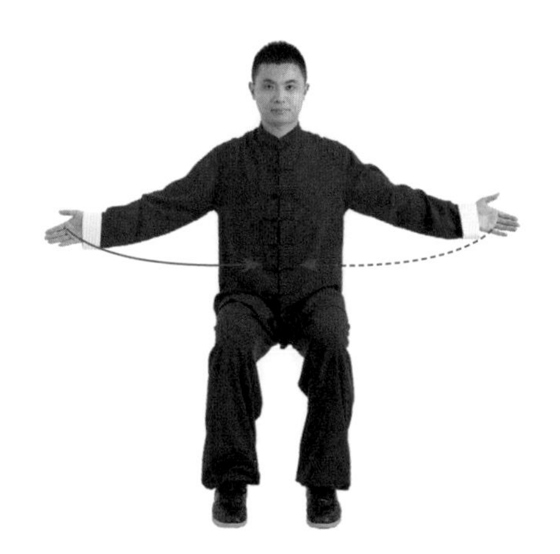

图3-106

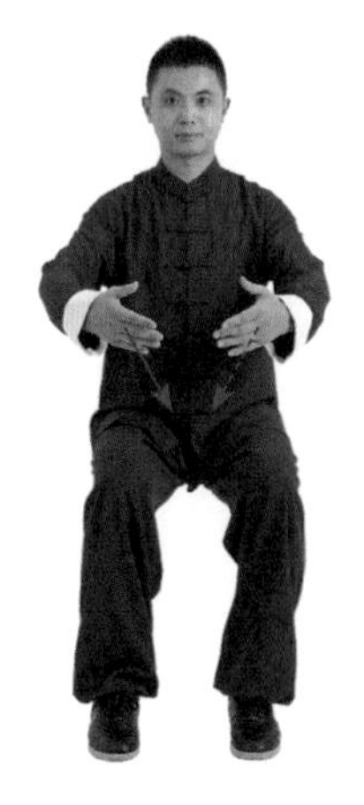

图3-107

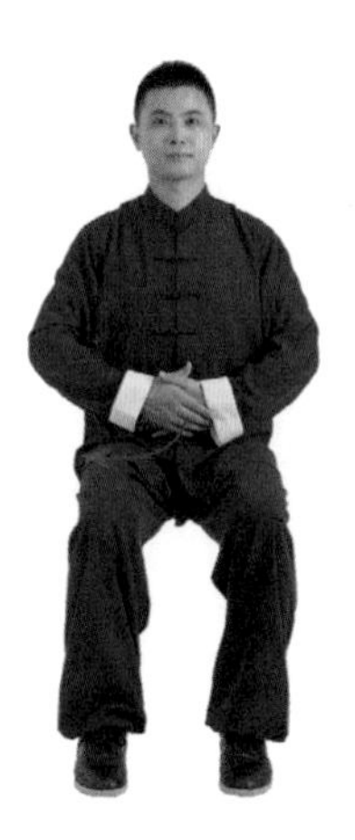

图3-108

动作二：两掌围绕脐部，由右至左顺时针摩运3圈（图3–109～图3–112）。

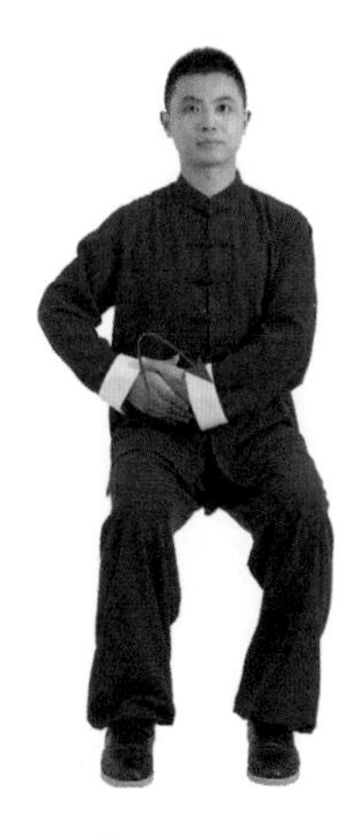

图3–109

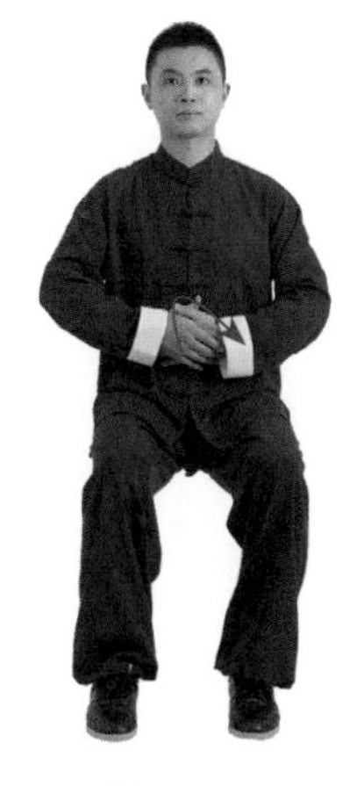

图3–110

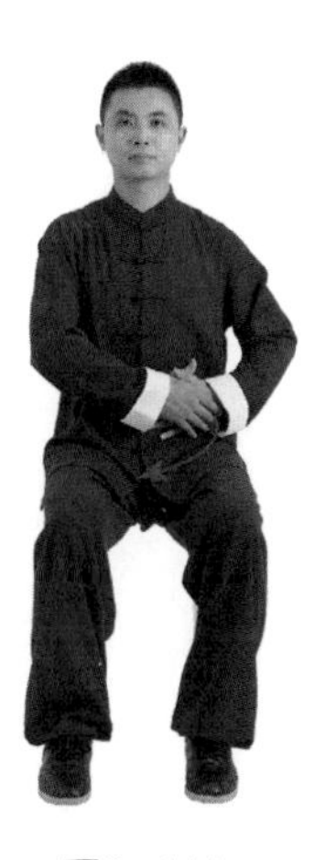

图3–111

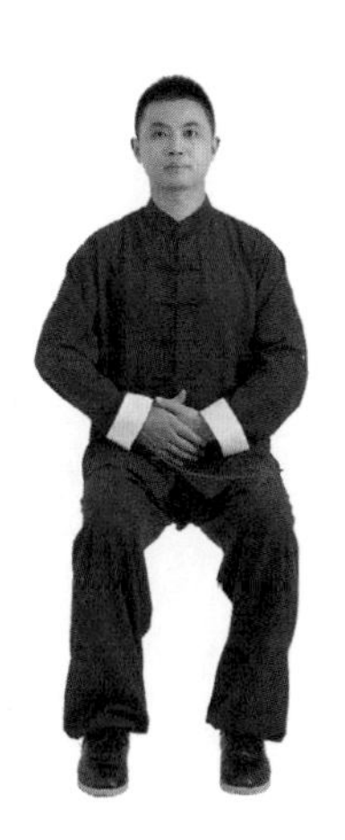

图3–112

动作三：两掌相叠不变，由左至右逆时针摩运3圈（图3–113～图3–116）。

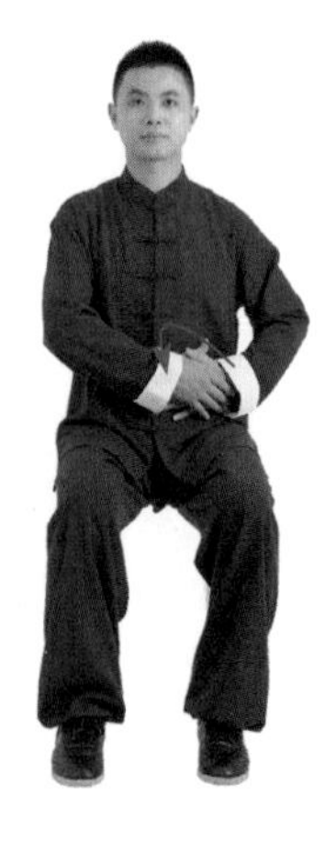
图3–113

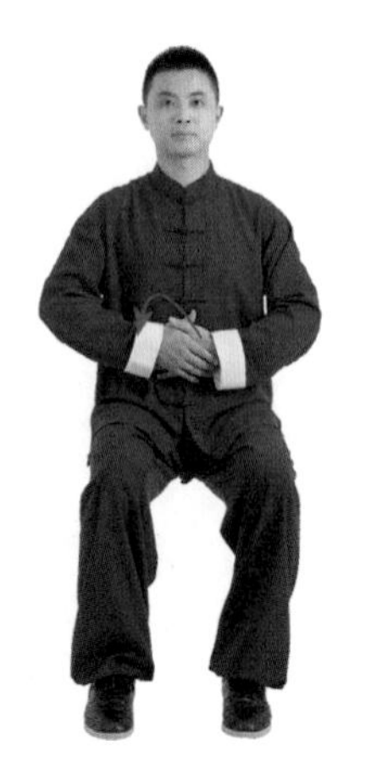
图3–114

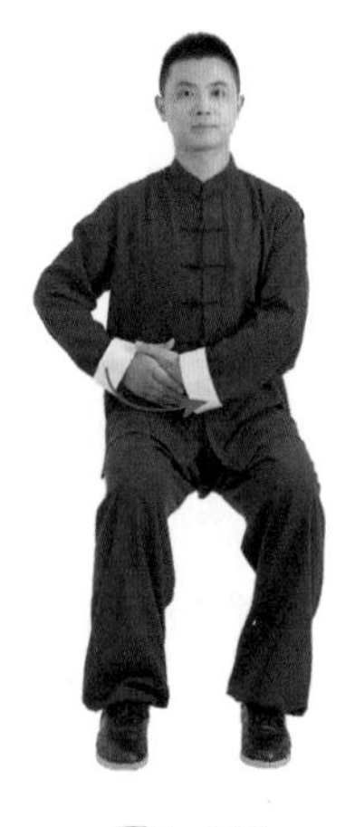
图3–115

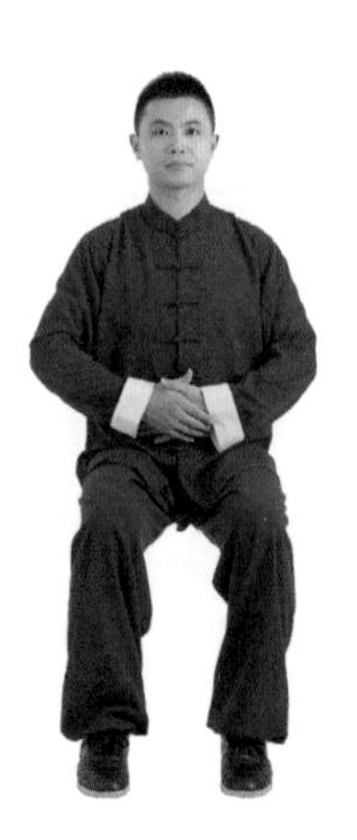
图3–116

动作四：男子左手拇指按压右手虎口，3遍后两手翻转，右手拇指按压左手虎口3遍，女子与之相反（图3-117～图3-120）。

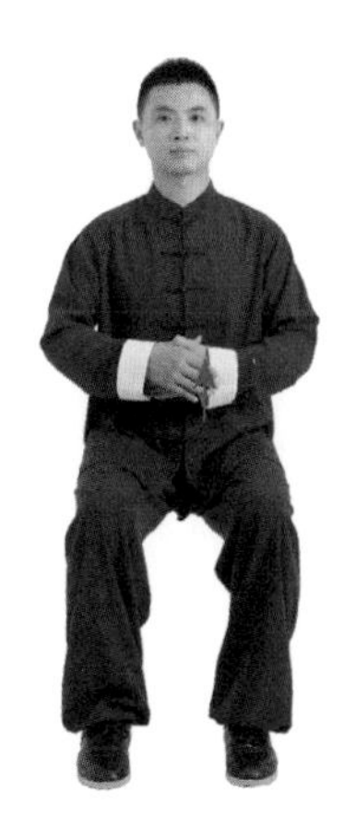
图3-117

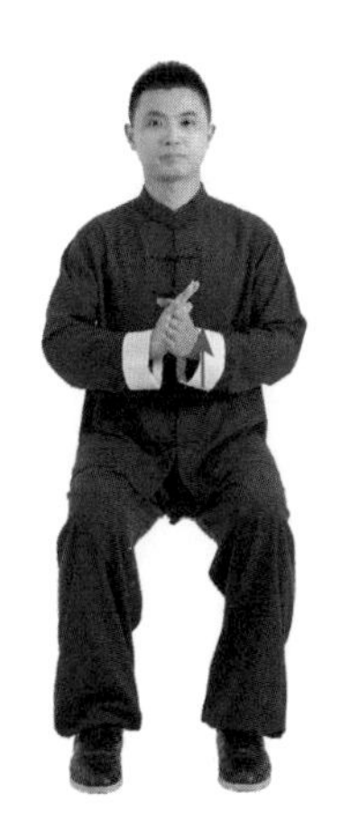
图3-118

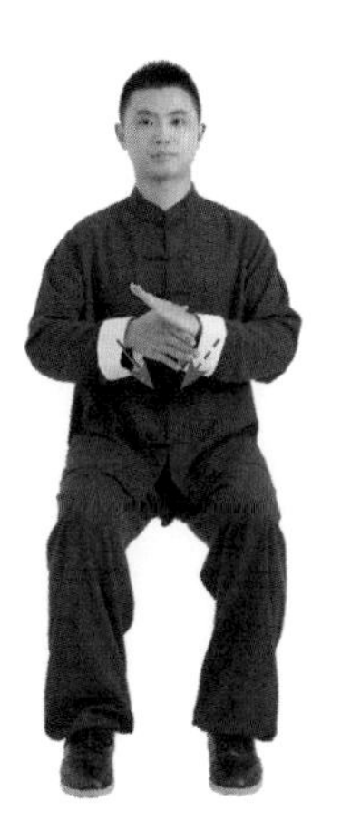
图3-119

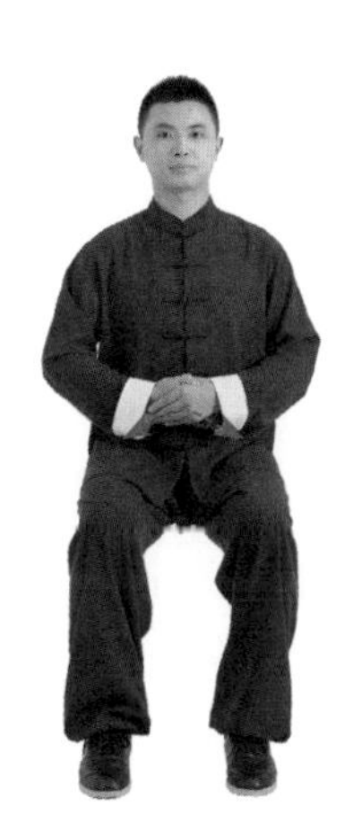
图3-120

动作五：两手掌心向上自然分开，两掌置于左右髋关节处，目视前方（图3-121）。

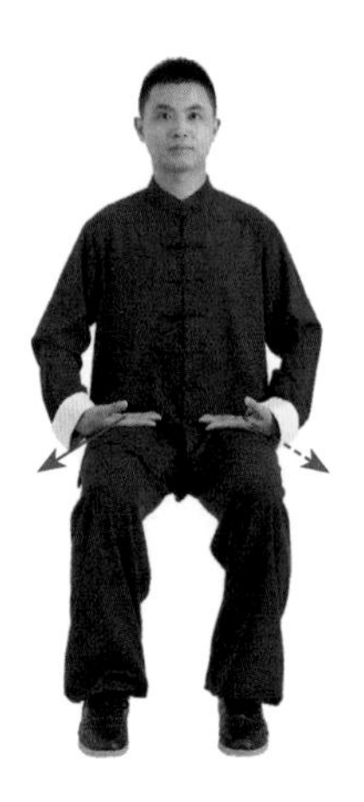

图3-121

【注意事项】

穴位取位要准确，按压力度可根据呼吸的深浅度进行变化。一吸浅，按压力度轻。二吸中，按压力度适中。三吸深，按压力度加重。

【功理作用】

①合谷穴，别名虎口，作为手阳明大肠经的原穴，经常按压有助于明目提神、促进新陈代谢。

② 呼吸与按压穴位的配合，有助于调理呼吸，使精神和身体得到放松。

收势

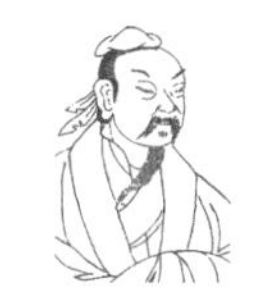

【动作要领】

动作一：两手向两侧外展，掌心向上，两手缓慢向上抬起立于头顶上方，掌心相对（图3–122、图3–123）。

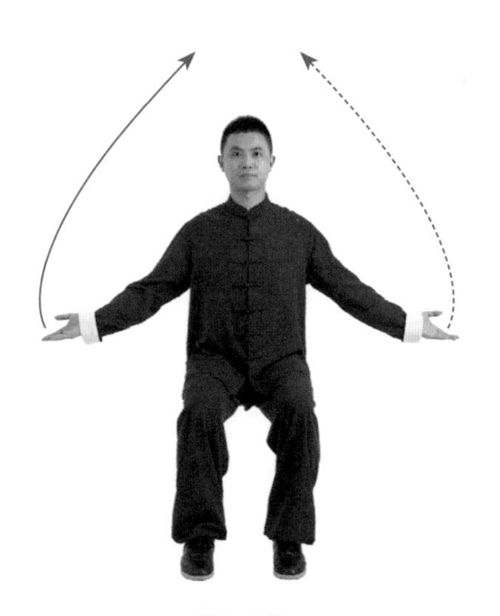

图3–122

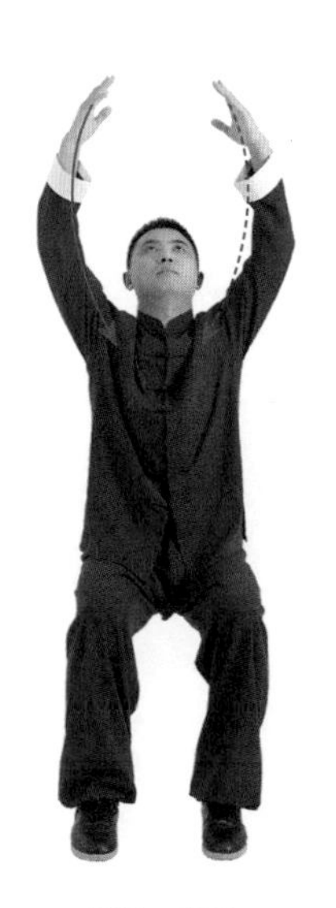

图3–123

动作二：两掌心向内从体前下落至腹侧，两掌指相对，掌心向上，两掌从腹侧提至胸前（图3-124～图3-126）。

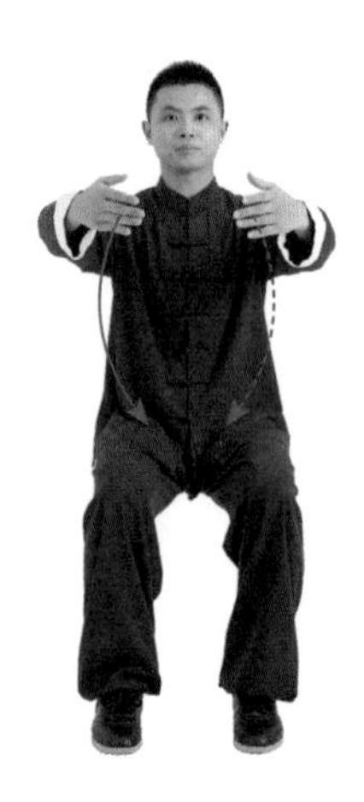

图3-124

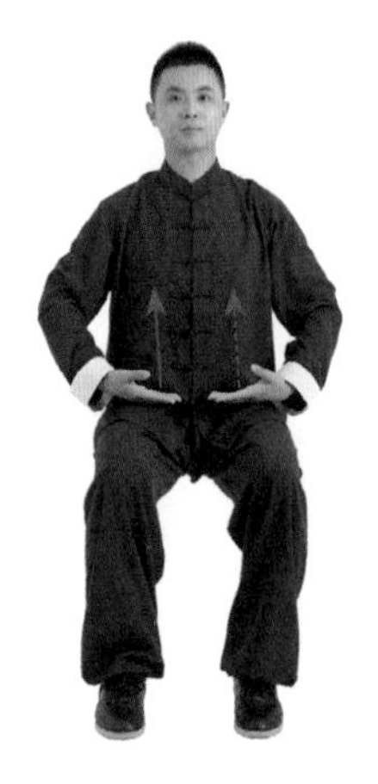

图3-125

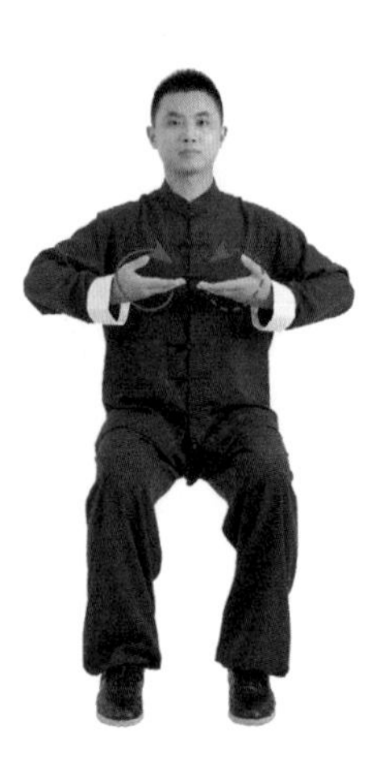

图3-126

动作三：两掌翻掌，掌指向前自然下落至大腿前侧（图3-127～图3-129）。

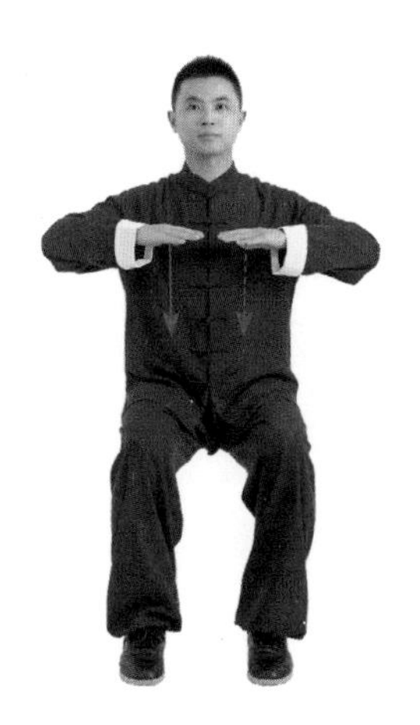

图3-127

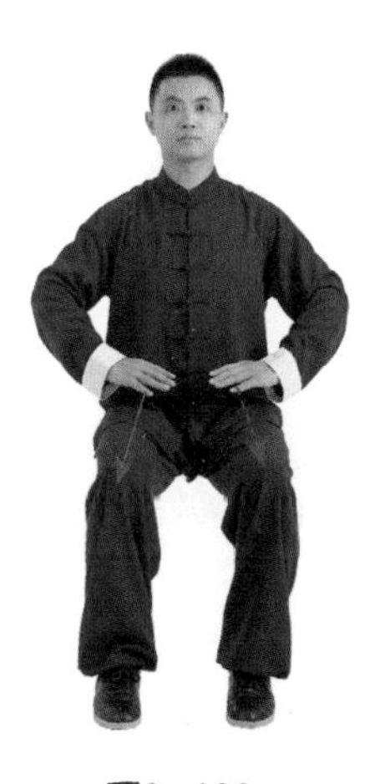

图3-128

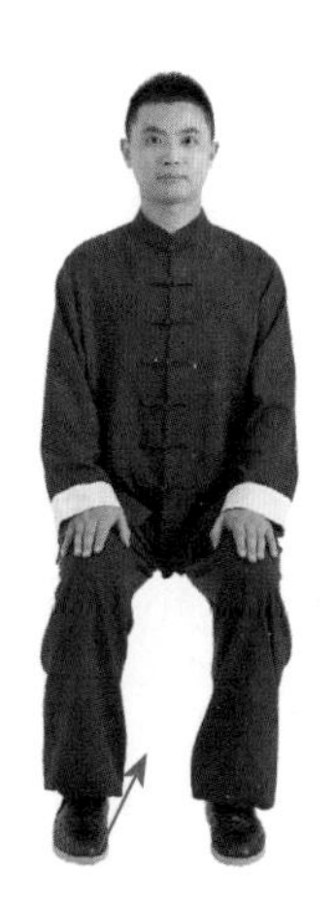

图3-129

动作四：右脚向身体内侧收回，左脚向身体内侧收回成并步坐，目视前方（图3–130、图3–131）。

动作五：身体站立，两手自然落于体侧，并步站立（图3–132）。

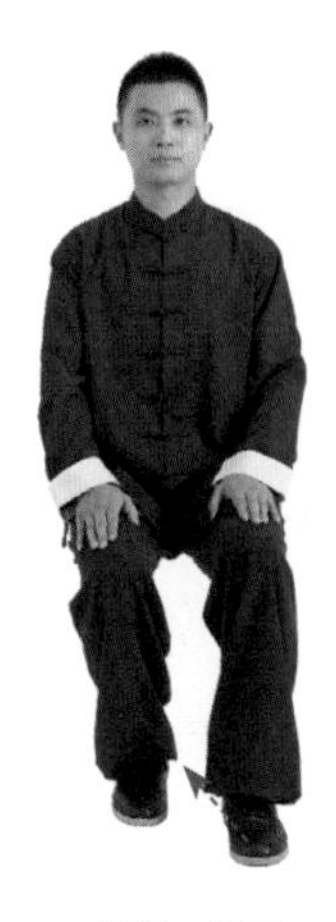

图3–130

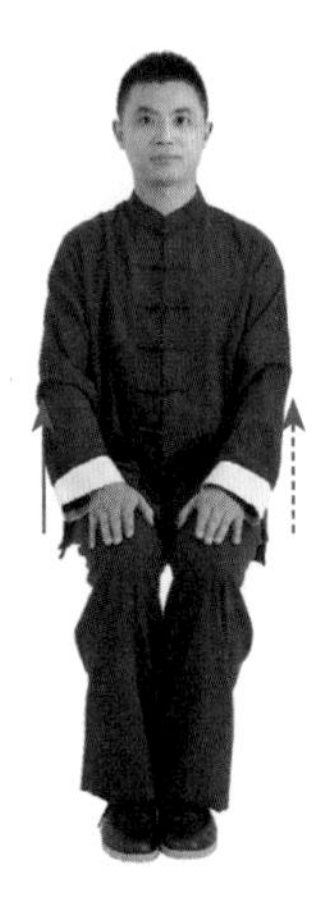

图3–131

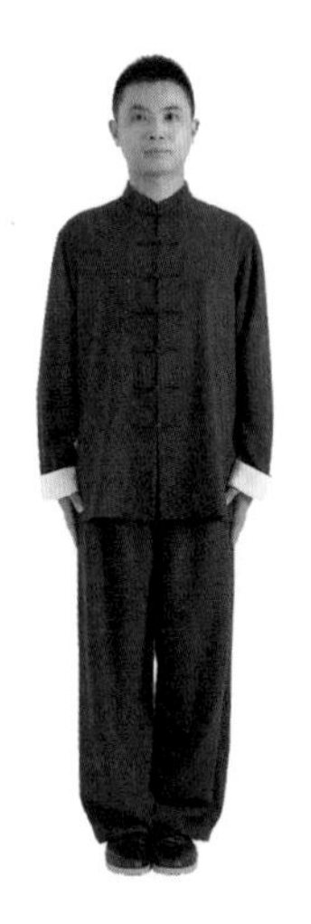

图3–132

【注意事项】

起身时要借助腿脚的撑力，顺势站起，控制重心，保持动作的连贯、稳健。

【功理作用】

放松肢体，固本培元，静养心神。

教学视频

演练视频

演示视频

第四章

庄子仿生功

第一节　功法基础

一、手型

1. 熊爪

拇指压在食指指端上，其余四指并拢弯曲，虎口撑圆[①]（图4–1、图4–1附图）。

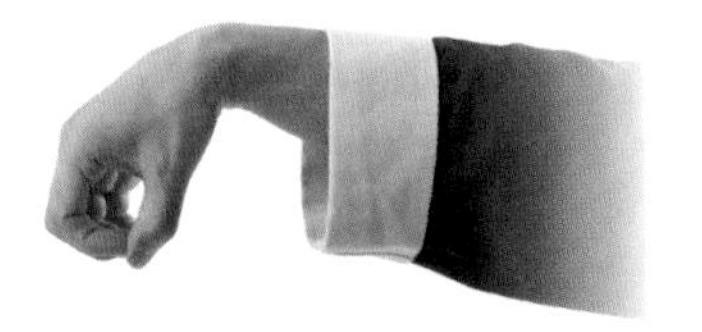

图4－1

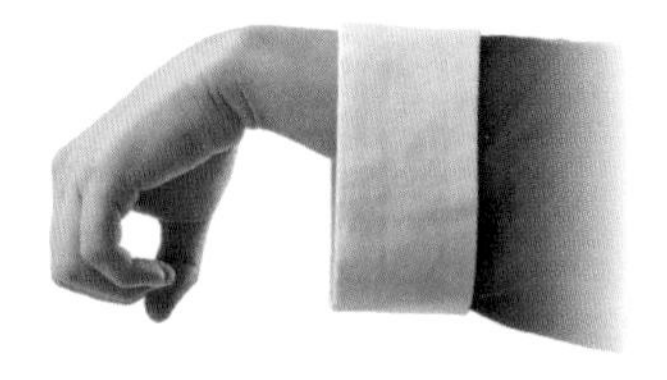

图4－1附图

①国家体育总局健身气功管理中心. 健身气功・五禽戏［M］. 北京：人民体育出版社，2018：38.

2. 鸟翅

五指伸直，拇指、食指、小指向上翘起，无名指、中指并拢向下[①]（图4-2、图4-2附图）。

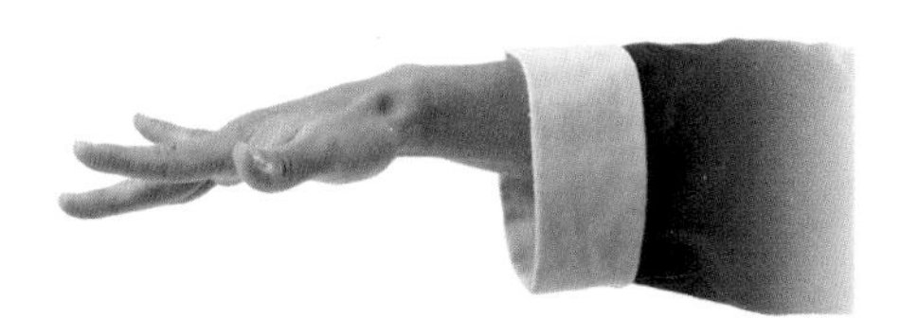

图4-2

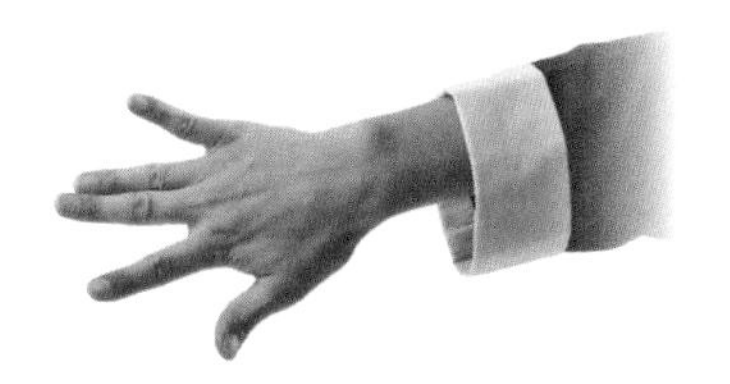

图4-2附图

3. 龙爪

五指用力分开，掌心内陷，中指上领，食指与无名指平行内收，拇指与小指平行内收（图4-3、图4-3附图）。

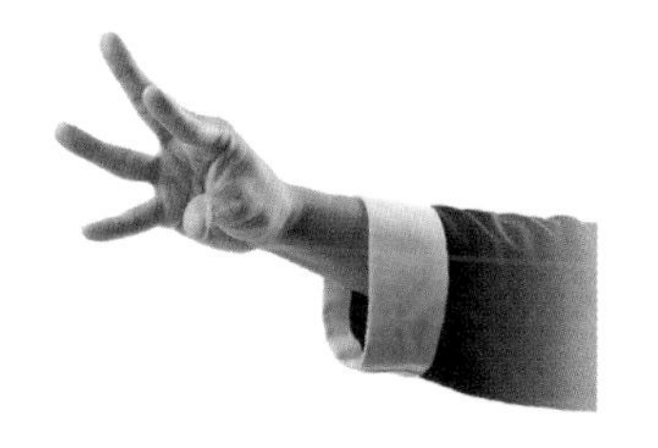

图4-3

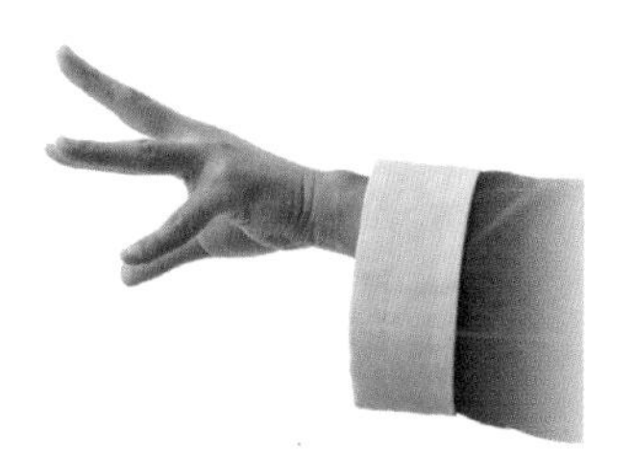

图4-3附图

①国家体育总局健身气功管理中心. 健身气功·五禽戏［M］. 北京：人民体育出版社，2018：38.

4. 蛇首

掌心相对，双手合掌，五指自然前伸（图4–4、图4–4附图）。

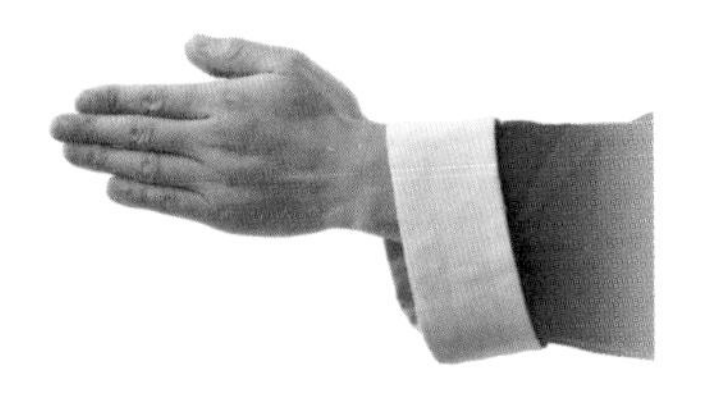

图4–4

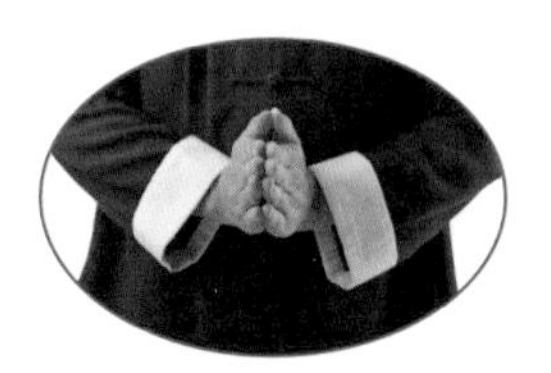

图4–4附图

5. 豹爪

五指张开，第一、二指关节自然弯曲内扣，掌心内收（图4–5、图4–5附图）。

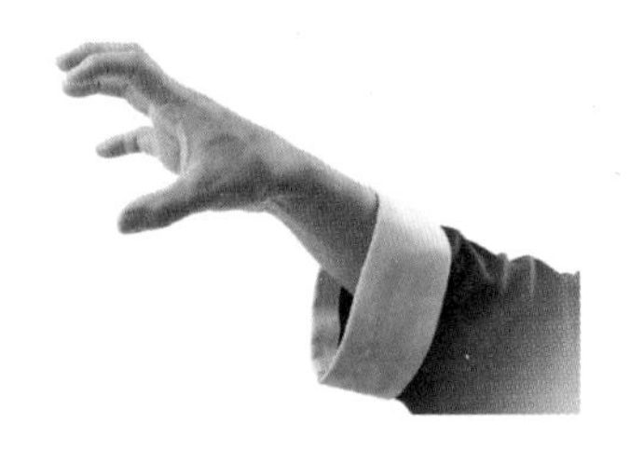

图4–5

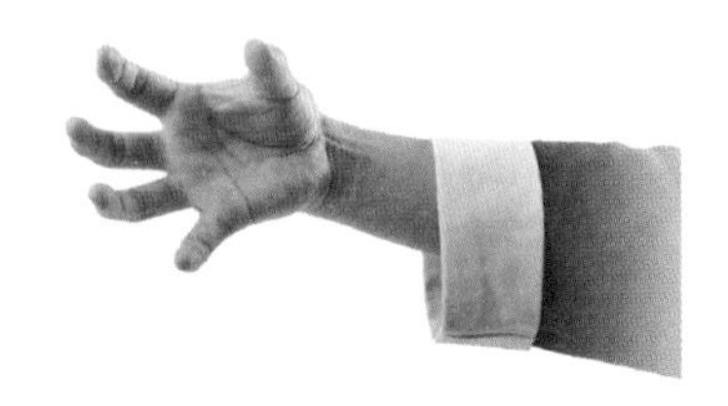

图4–5附图

6. 龟掌

五指自然分开，五指与掌心微扣（图4–6、图4–6附图）。

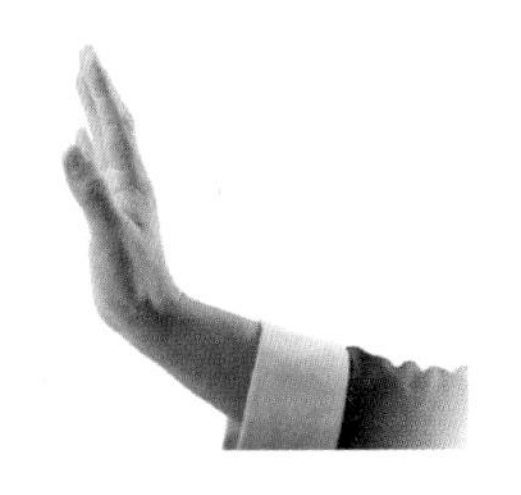

图4–6

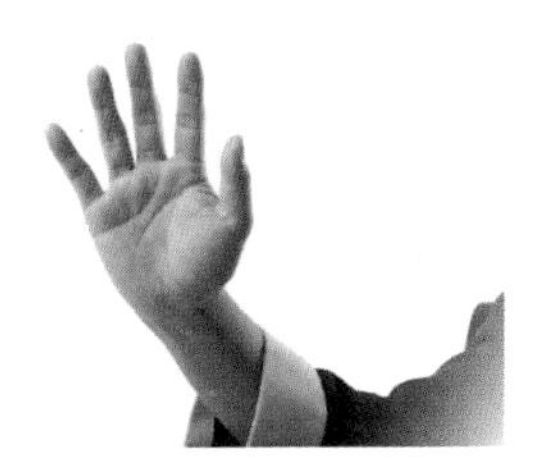

图4–6附图

7. 鲲首

两掌并拢，大拇指交叉，左、右拇指在上均可（图4–7、图4–7附图）。

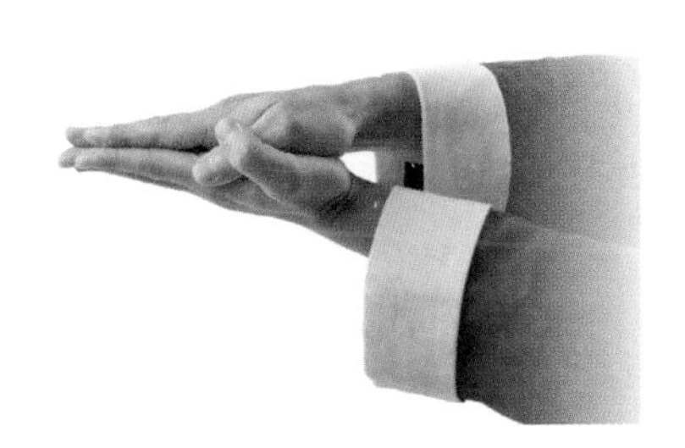

图4–7

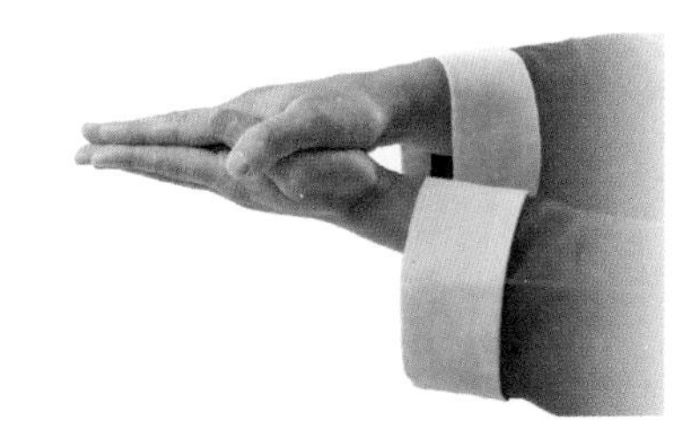

图4–7附图

8. 蝶翅

五指自然张开，掌心平展，掌指处于一个水平面（图4-8、图4-8附图）。

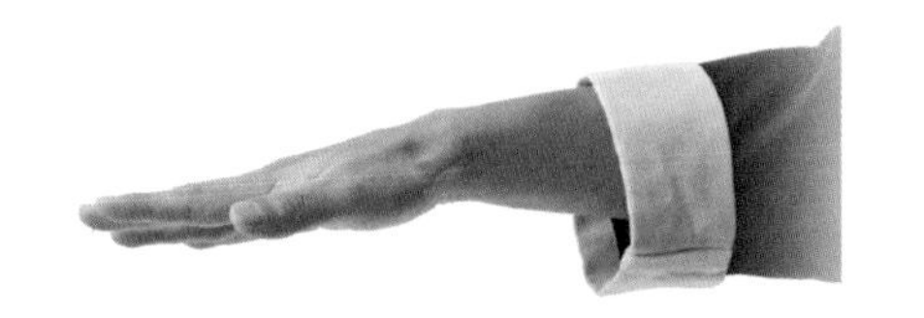
图4-8

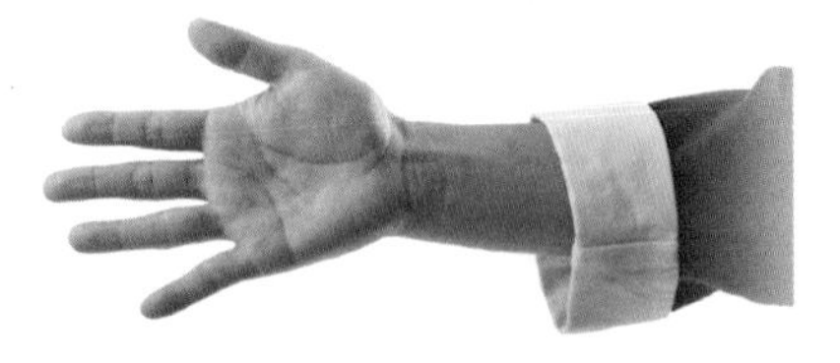
图4-8附图

二、步型

1. 交叉步

两脚交叉站立，前脚可略凸出于后脚，两脚外沿与肩同宽（图4-9、图4-9附图）。

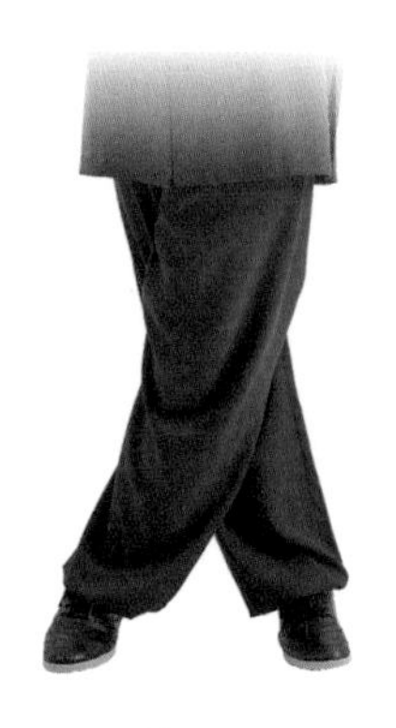
图4-9

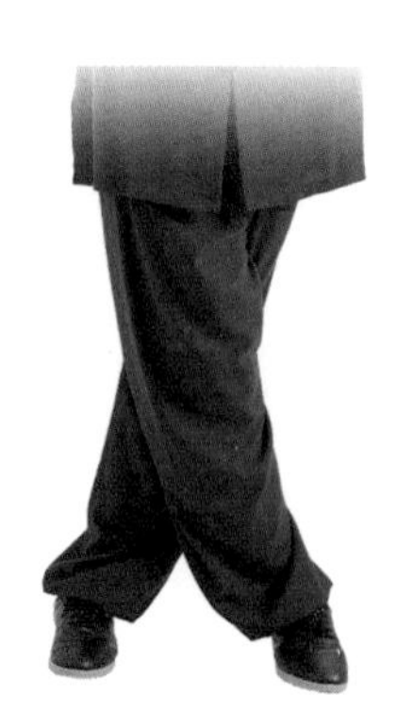
图4-9附图

2. 虚步

重心下降，前脚轻轻向斜前方迈出，脚尖轻点地面，重心落于后脚（图4-10、图4-10附图）。

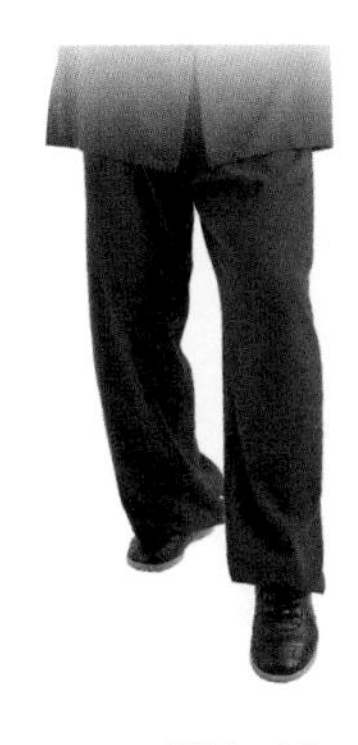

图4-10

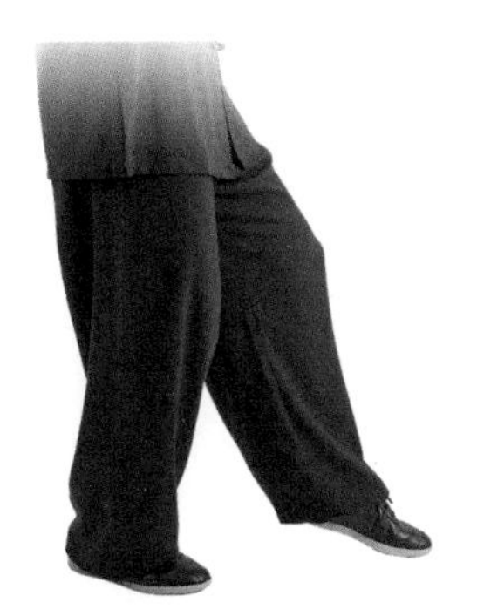

图4-10附图

3. 弓步

两腿前后分开，横向之间保持一定宽度，前腿屈膝前弓，大腿斜向地面，脚尖微内扣；后腿自然伸直，脚跟蹬地，脚尖稍内扣，全脚掌着地[①]（图4-11、图4-11附图）。

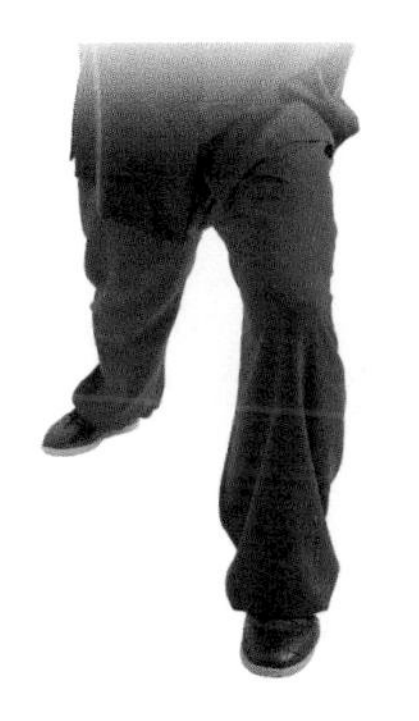

图4-11

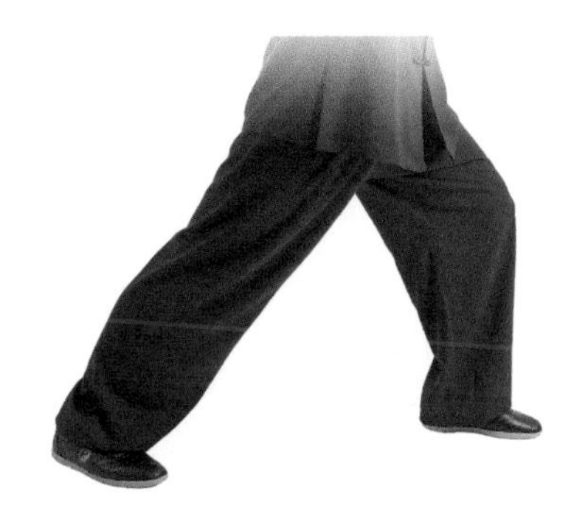

图4-11附图

①国家体育总局健身气功管理中心. 健身气功·五禽戏［M］. 北京：人民体育出版社，2018：39.

4. 跟步

两脚平行站立，重心向支撑腿移动，支撑腿微屈，非支撑腿随着身体重心向支撑腿移动，放于支撑腿脚侧，非支撑腿膝关节略高于支撑腿，反方向亦然（图4–12、图4–12附图）。

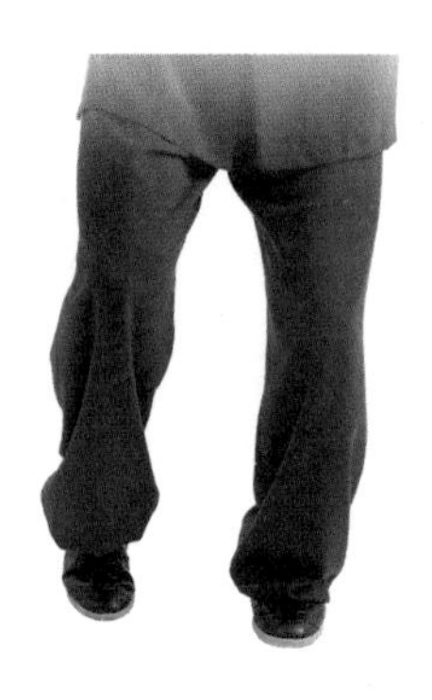

图4–12

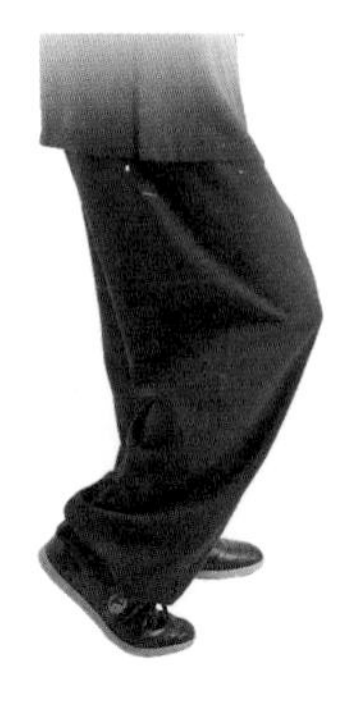

图4–12附图

三、平衡

1. 提足

身体重心放于支撑腿，非支撑腿自然放松，以髋带腿提足（图4–13、图4–13附图）。

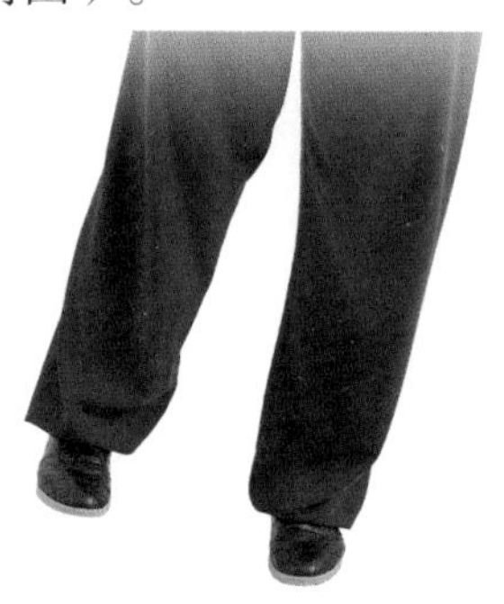

图4–13

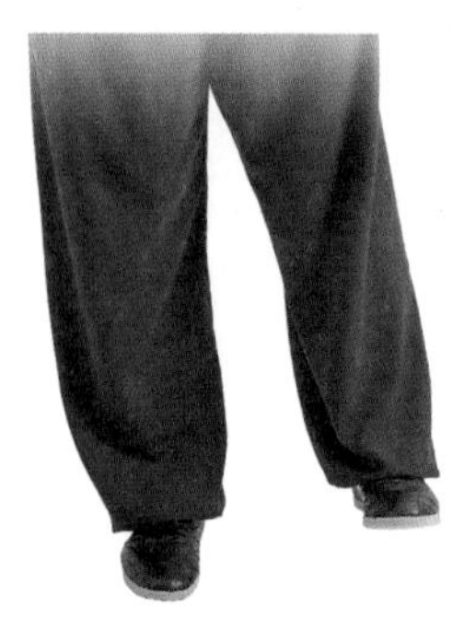

图4–13附图

2. 提踵

两脚与肩同宽，身体重心前倾，前脚掌抓地，两脚脚后跟同时缓缓抬起，然后下落，老年人下落时可分阶段缓慢下落，不宜直接或快速重心下移（图4–14、图4–14附图）。

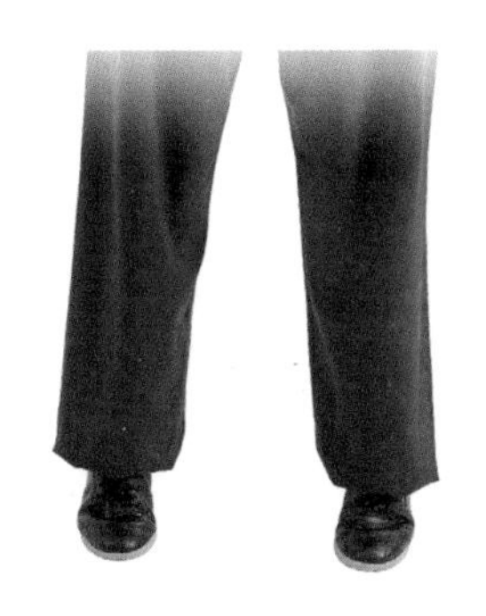

图4–14

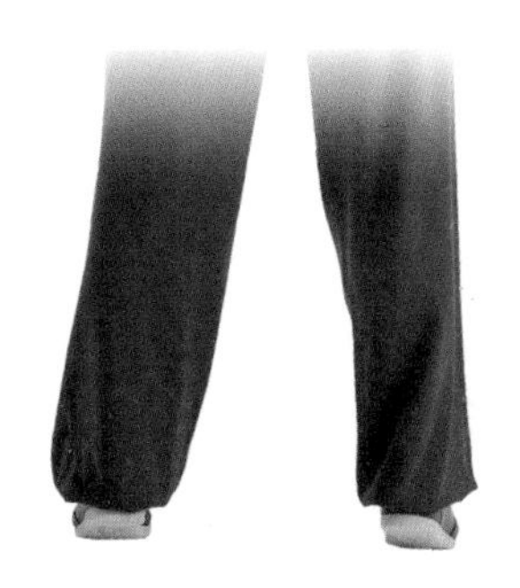

图4–14附图

3. 后举腿平衡

支撑腿直立站稳，非支撑腿伸直向体后举起，脚面绷直，脚尖向下，挺胸塌腰[①]（图4–15、图4–15附图）。

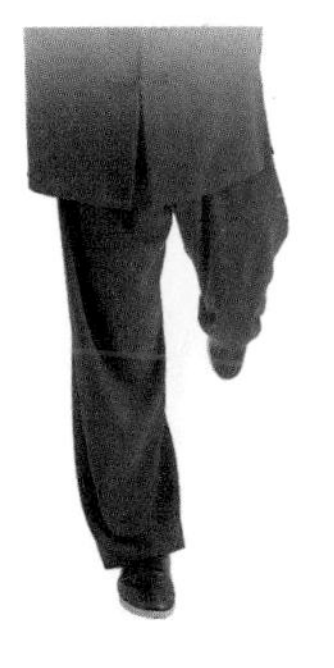

图4–15

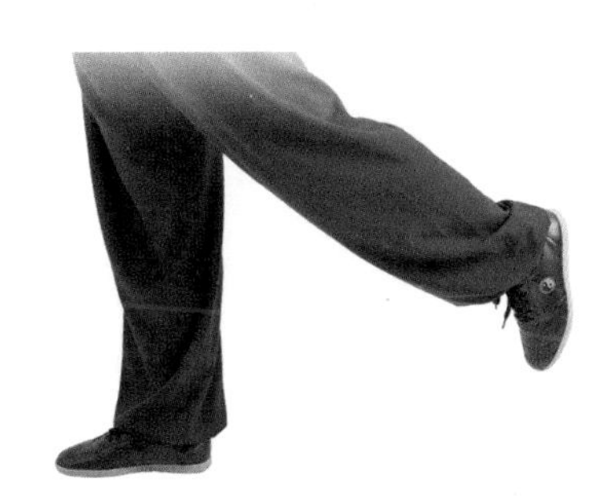

图4–15附图

①国家体育总局健身气功管理中心. 健身气功·五禽戏［M］. 北京：人民体育出版社，2018：40.

第二节　功法操作

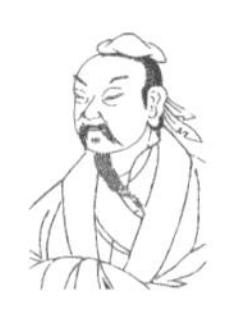

起势

【动作要领】

动作一：左脚分开，两脚与肩同宽，松静站立（图4-16、图4-17）。

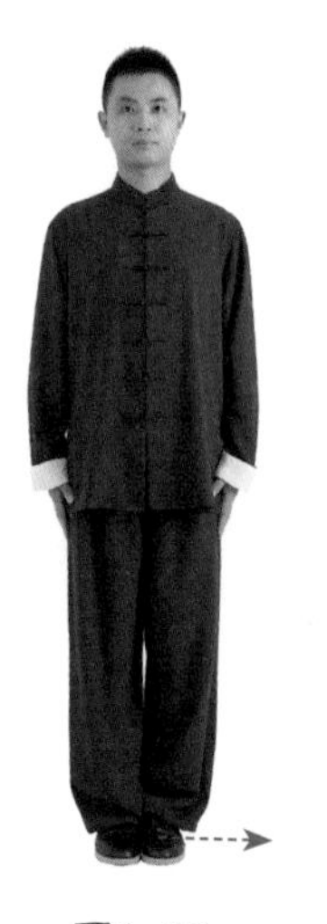

图4-16

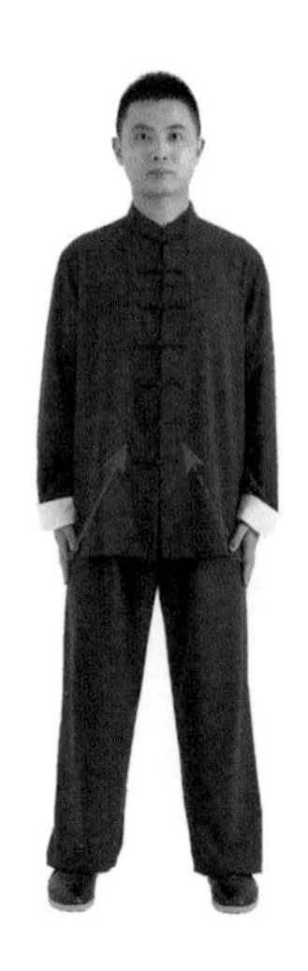

图4-17

动作二：两臂自然上提，掌指前伸，掌心向下，两臂与肩同宽、同高；掌指外旋，两臂向外划弧；屈膝下蹲，两掌内侧相对向下划弧（图4-18～图4-21）。

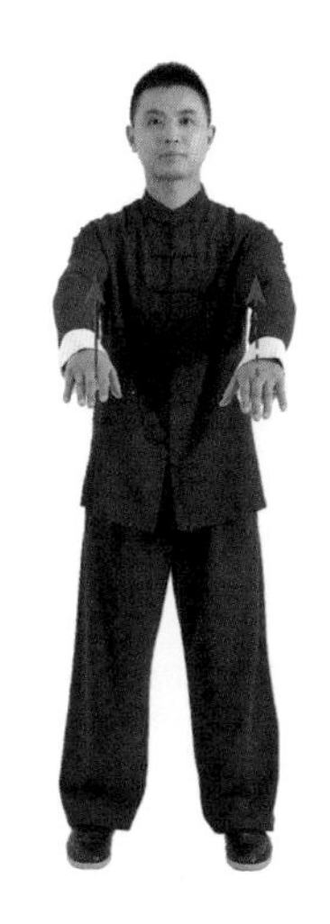

图4-18

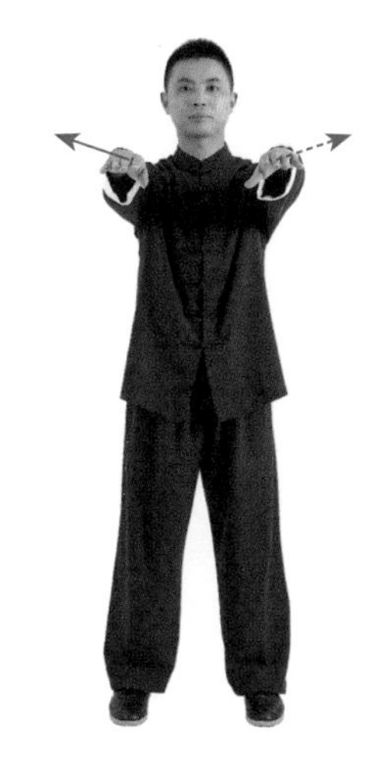

图4-19

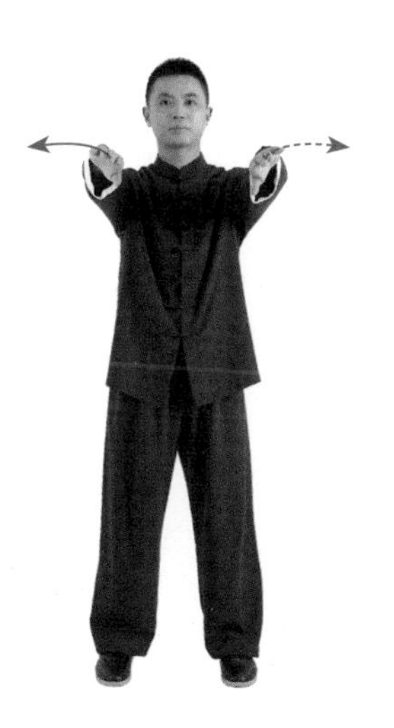

图4-20

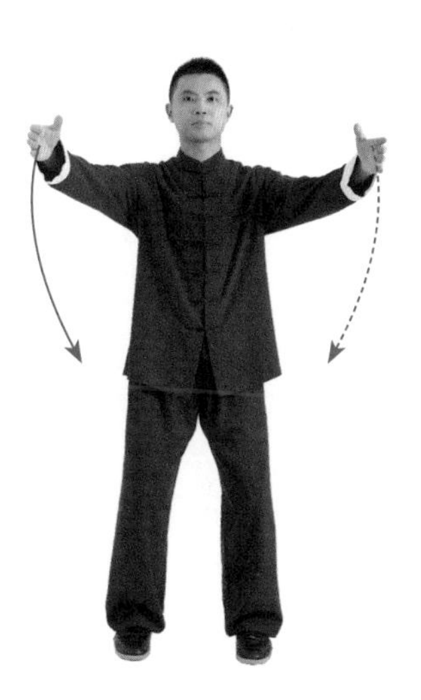

图4-21

动作三：掌心向上，两臂上抬至胸前；翻腕，掌心向下（图4-22～图4-24）。

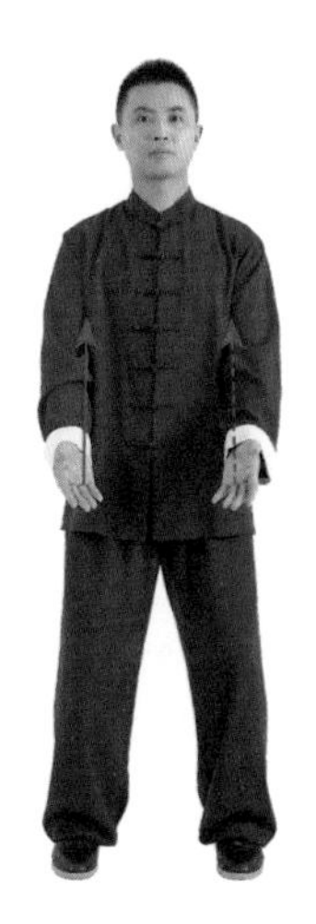

图4-22

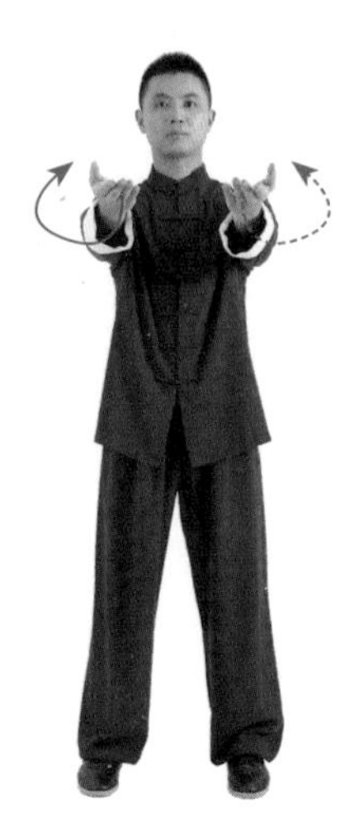

图4-23

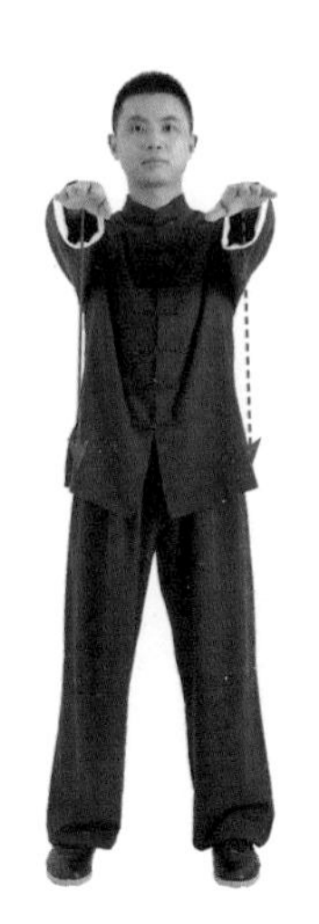

图4-24

动作四：两掌先下按于腹前，然后自然下落垂于体侧，两腿自然站立（图4–25、图4–26）。

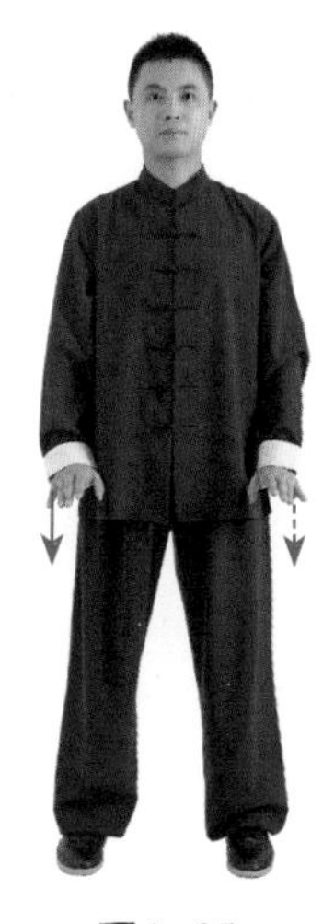
图4–25

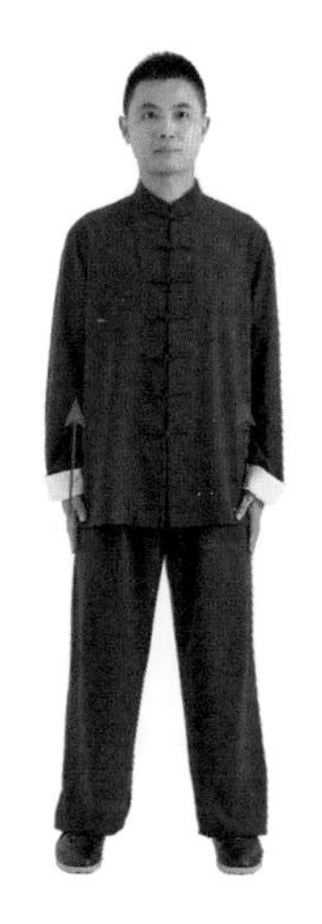
图4–26

【注意事项】

两手上抬时勿高于胸，翻掌下按时掌指相对，按至腹前时掌指向前。

【功理作用】

协调四肢，端正身型，调整呼吸，安定心神。

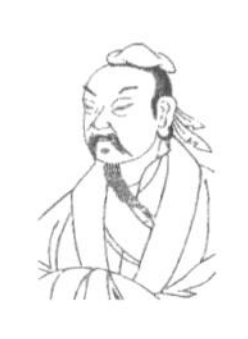

第一式　熊经

【技术源流】

“熊经”一词出自《庄子·刻意》，庄子曰：“吹呴呼吸，吐故纳新，熊经鸟申，为寿而已矣。①”“熊经”中的“经”字有“吊”的意思，部分学者将“熊经”解析为像熊一样吊在树上。《遵生八笺·婆罗门导引十二法》即载有“熊迅”的技术动作②，《养性延命录·五禽戏》中亦有“熊戏”之动作记载③。在本套功法中，“熊经”动作设计在熊的生活习性基础上，借鉴记载“熊经”内容的古文献，进行了功法技术编创。

【动作要领】

动作一：两手变熊爪上提，拳眼相对。两爪从体侧上提至胸前（图4-27、图4-28）。

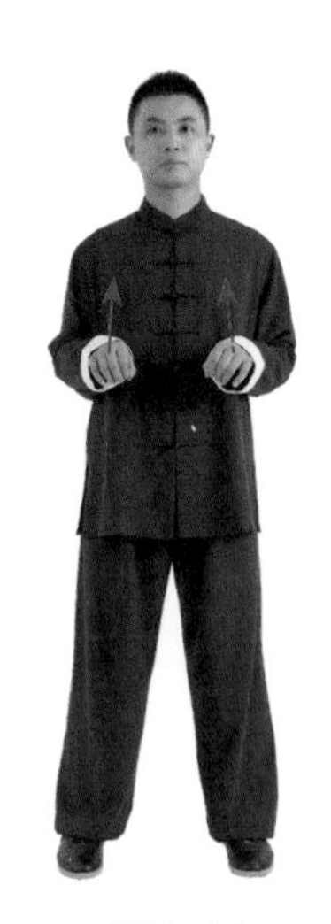

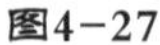

图4-27

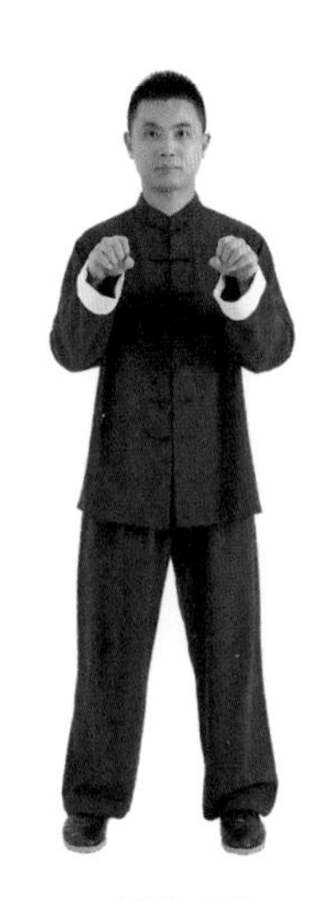

图4-28

①庄子［M］. 王岩峻，吉云，译注. 太原：山西古籍出版社，2003：147.

②高濂. 遵生八笺［M］. 兰州：甘肃文化出版社，2003：277.

③陶弘景. 养性延命录［M］. 宁越峰，注释. 朱德礼，校译. 赤峰：内蒙古科学技术出版社，2002：55-58.

第四章

教学视频

演练视频

演示视频

第五章

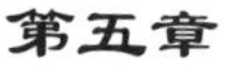

教学视频

演练视频

演示视频

第三章

庄子养生功

教学视频

演练视频

演示视频

动作二：两爪变掌继续上引，直至不能继续伸展；目视手臂延伸处，掌心向前，指尖向上（图4-29、图4-30）。

动作三：两掌变熊爪，肘部松沉下落至胸前，两臂自然放于胸前（图4-31、图4-32）。

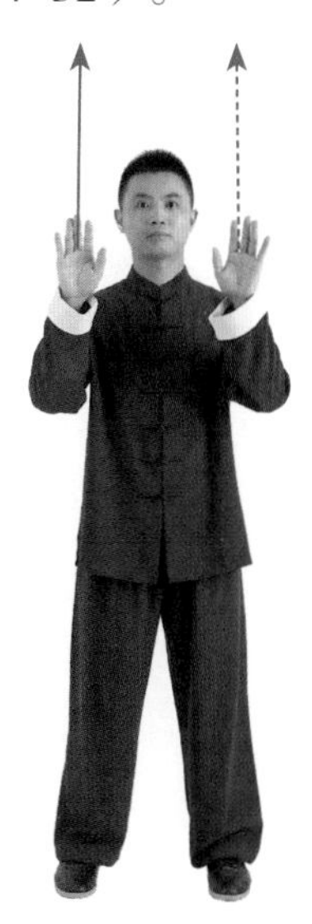

图4-29

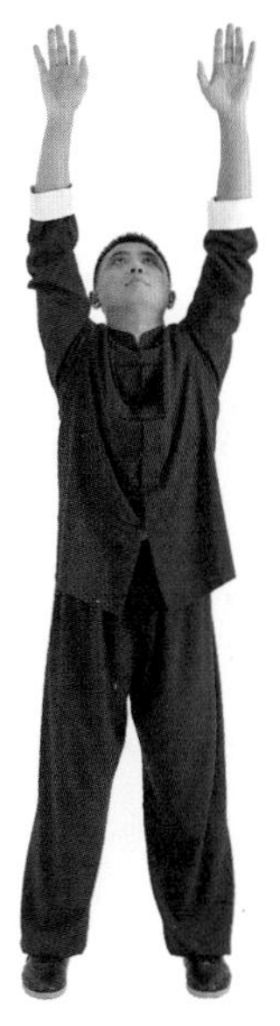

图4-30

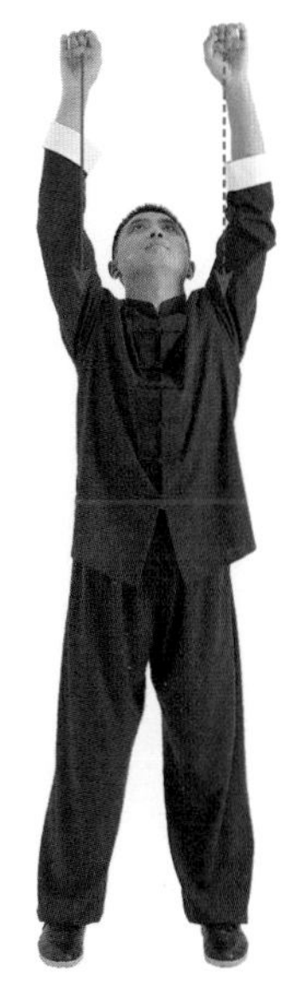

图4-31

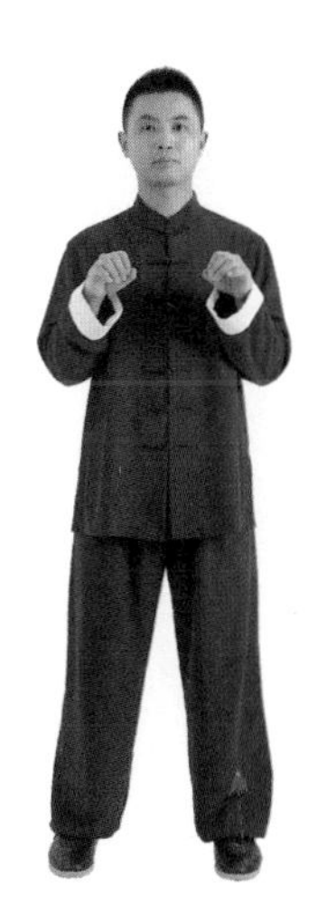

图4-32

动作四：身体重心右移，右腿为支撑腿，提左髋，左腿伸直，然后左脚向原地落脚，全脚掌震地（图4-33、图4-34）。

动作五：身体重心左移，左腿为支撑腿，提右髋，右腿伸直，然后右脚向原地落脚，全脚掌震地（图4-35、图4-36）。

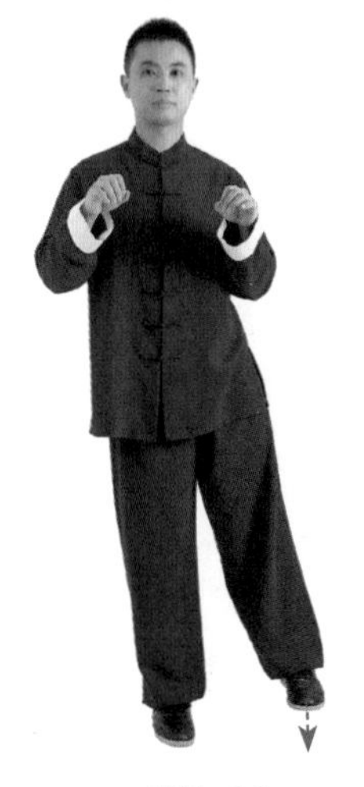
图4-33

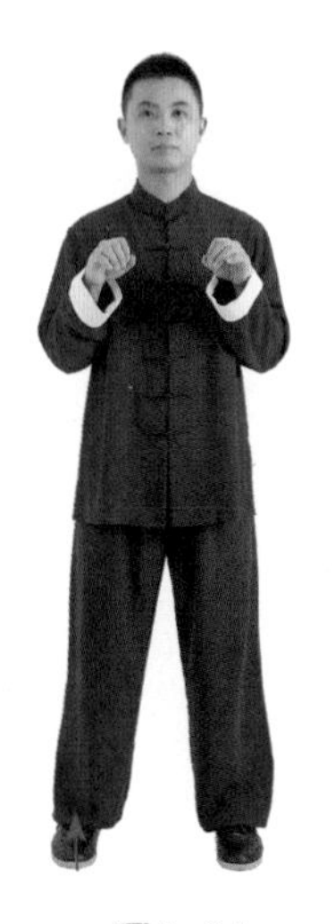
图4-34

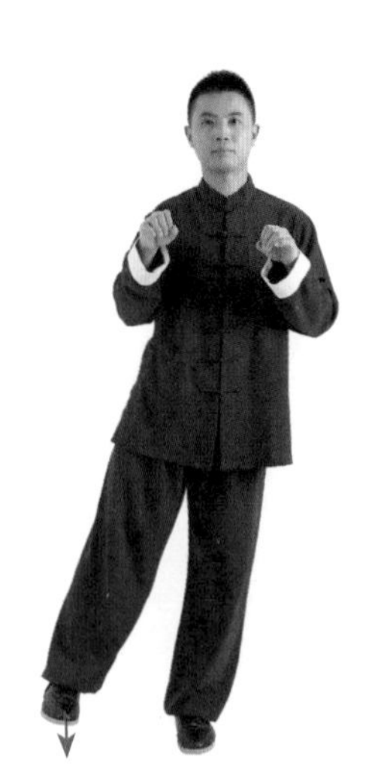
图4-35

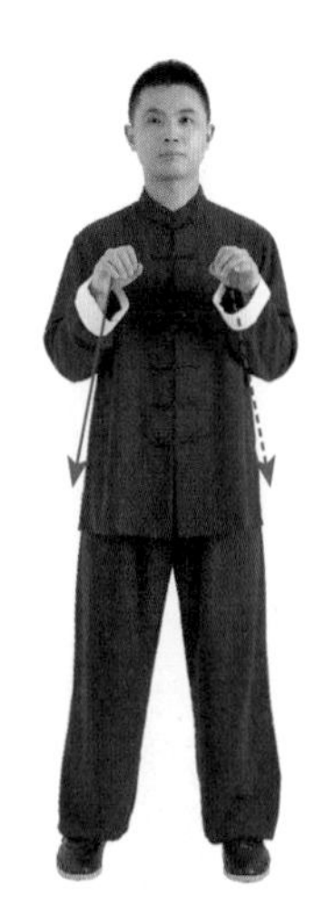
图4-36

动作六：两爪变掌自胸前自然下落，两手臂垂于体侧（图4–37、图4–38）。

动作七：两手变熊爪上提至胸前，拳眼相对（图4–39、图4–40）。

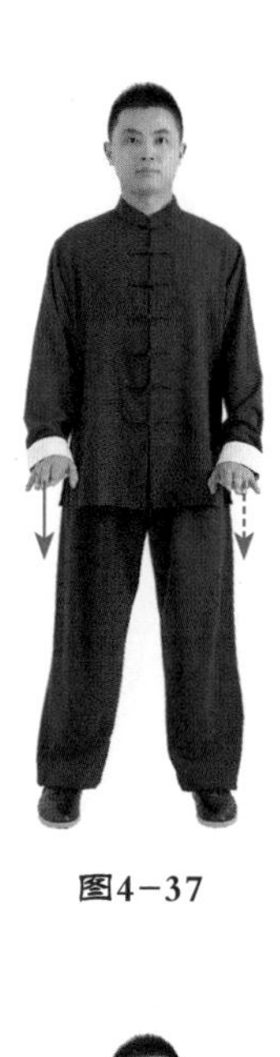

图4–37

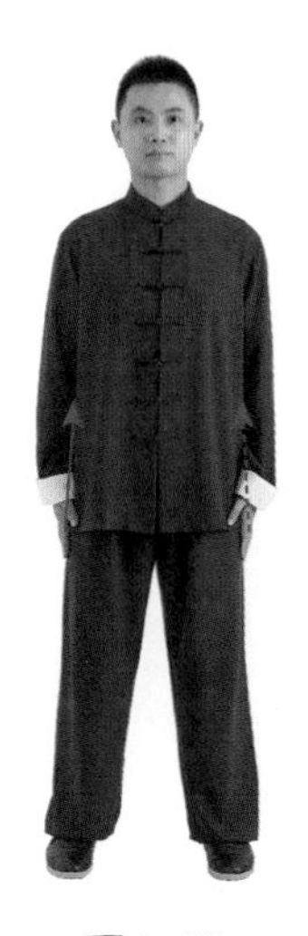

图4–38

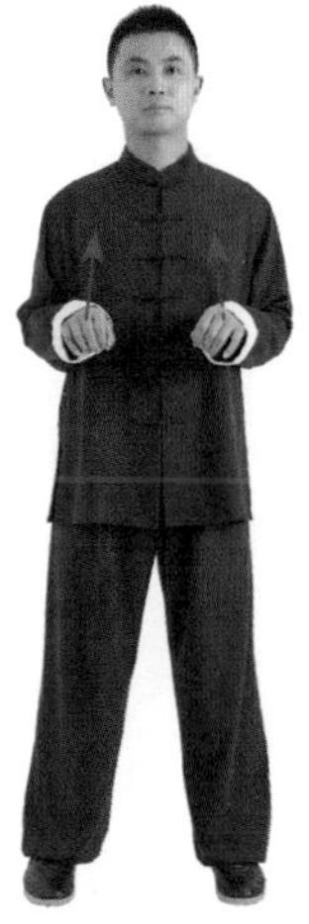

图4–39

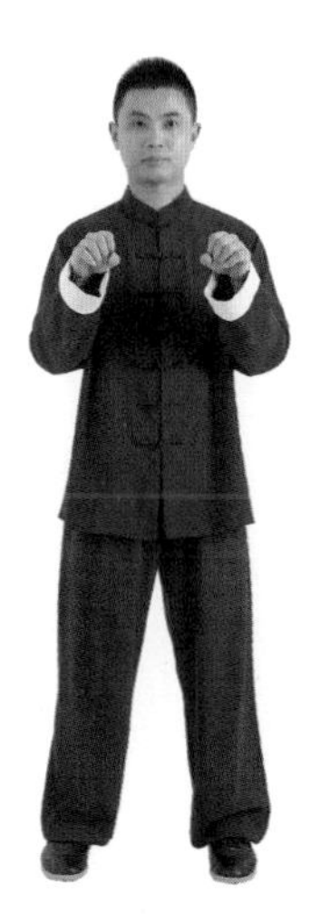

图4–40

动作八：两爪变掌继续上引，直至不能继续伸展；目视手臂延伸处，掌心向前，指尖向上（图4-41、图4-42）。

动作九：两掌变熊爪，肘部松沉，两手下落至胸前，两臂自然放于体侧（图4-43、图4-44）。

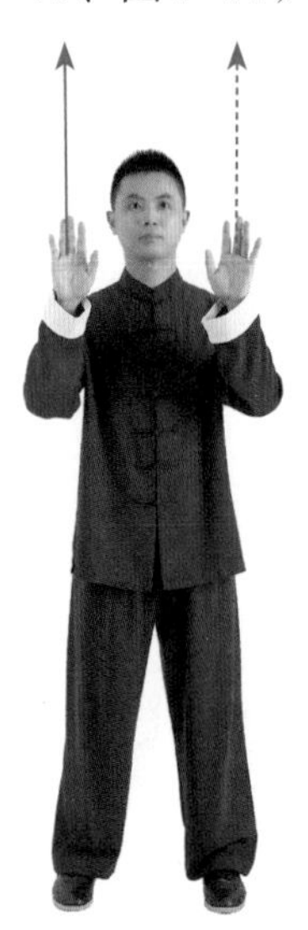

图4-41

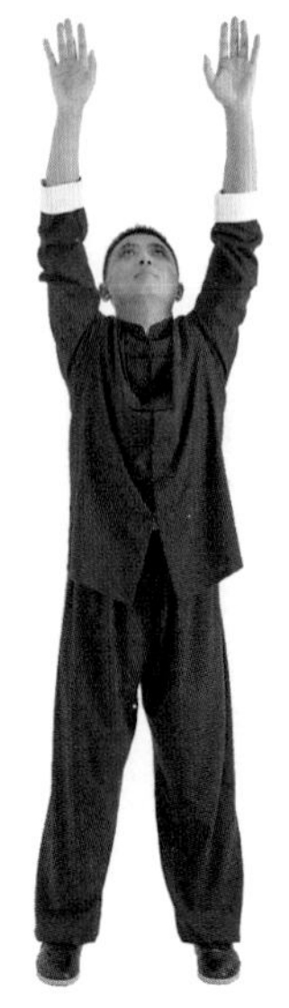

图4-42

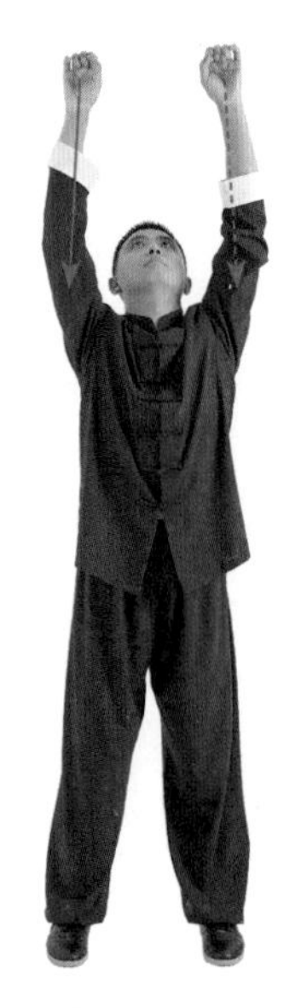

图4-43

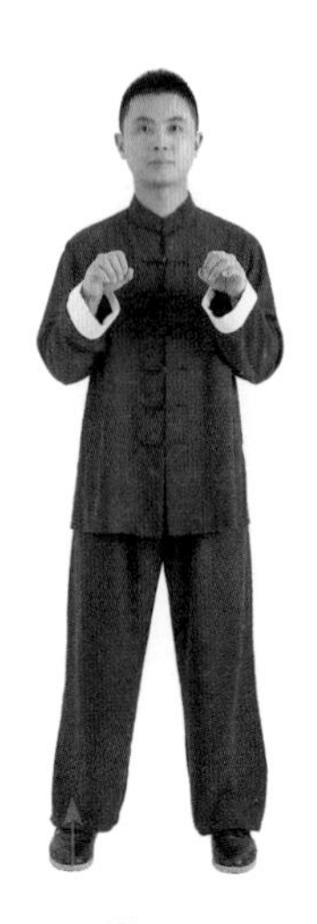

图4-44

动作十：身体重心左移，左腿为支撑腿，提右髋，右腿伸直，右脚落于原位，全脚掌震地（图4–45、图4–46）。

动作十一：身体重心右移，右腿为支撑腿，提左髋，左腿伸直，左脚落于原位，全脚掌震地（图4–47、图4–48）。

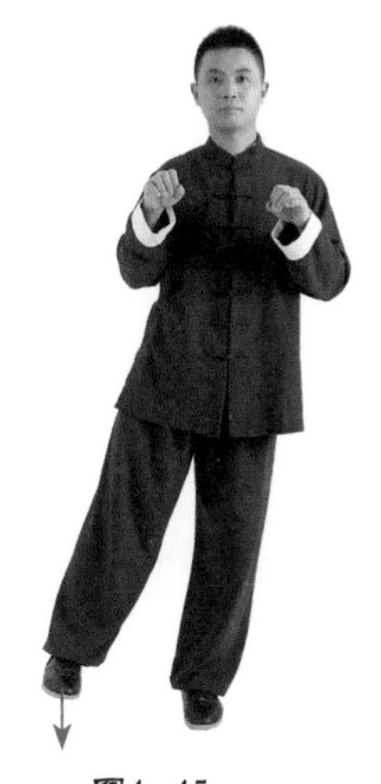

图4–45

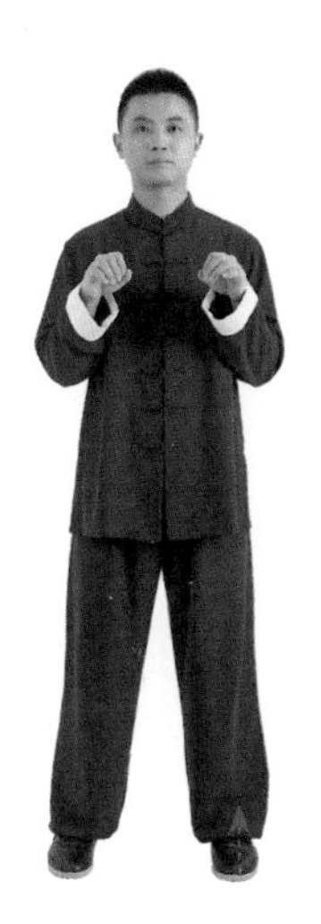

图4–46

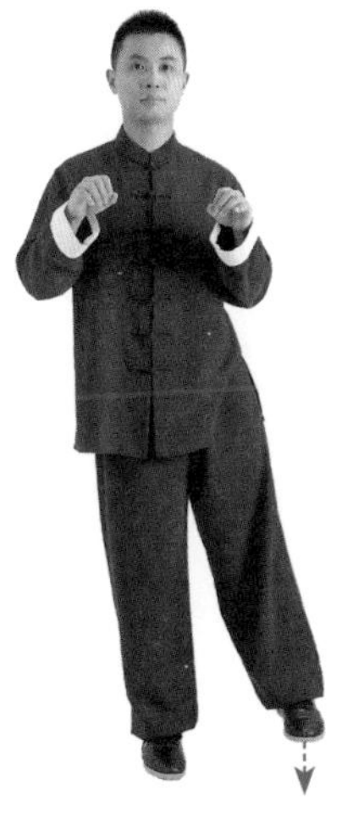

图4–47

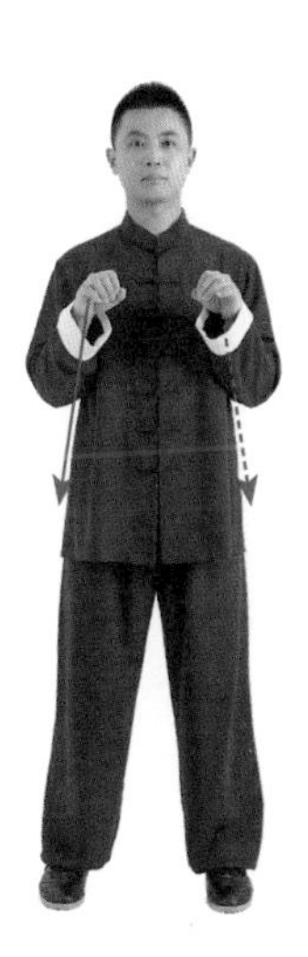

图4–48

动作十二：两爪变掌自胸前自然下落，两手臂垂于体侧（图4-49、图4-50）。

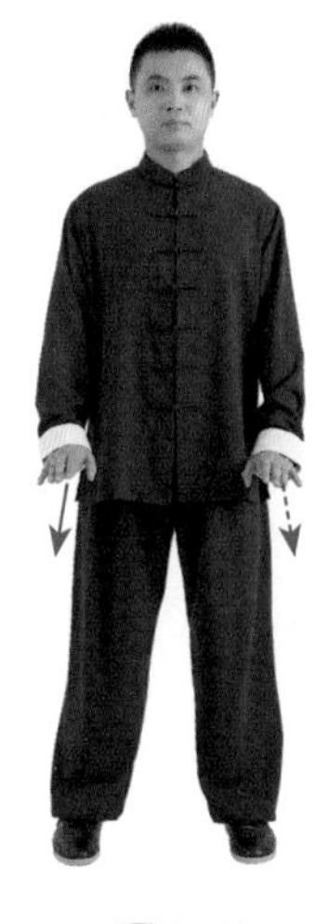
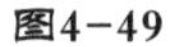
图4-49

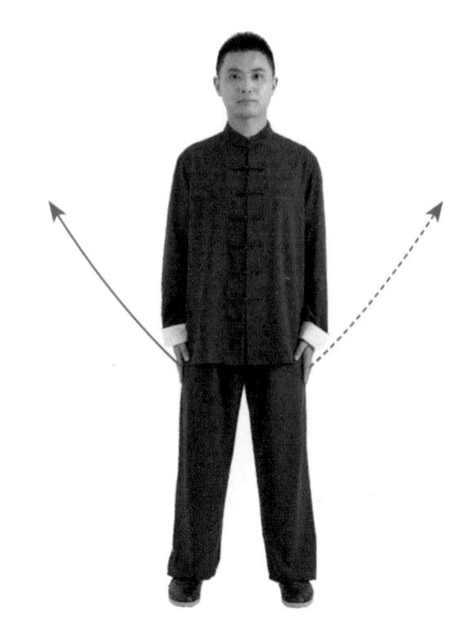
图4-50

【注意事项】

重心向左或向右移动时，幅度不宜过大，提足时，脚尖轻点地面以保持平衡，全脚掌震地时，老年人可将力度、速度与幅度降低放缓。

【功理作用】

①熊经动作中，通过重心的转移变化，能够锻炼腿部的力量及身体的平衡。

②展肩扩胸，有利于呼吸的运行。

第二式　鸟伸

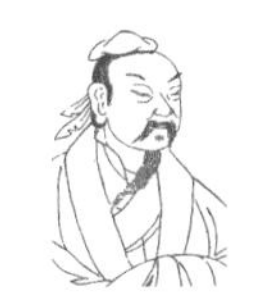

【技术源流】

“鸟申（伸）”一词出自《庄子·刻意》。“鸟伸”，即像鸟一样伸展，能够充分舒展身体以及拉伸肌肉。《赤凤髓·五禽书》即载有“鸟势戏”的技术动作[①]，《养性延命录·五禽戏》中亦有“鸟戏”之动作记载[②]。

【动作要领】

动作一：两臂侧平举，掌心向下（图4–51）。

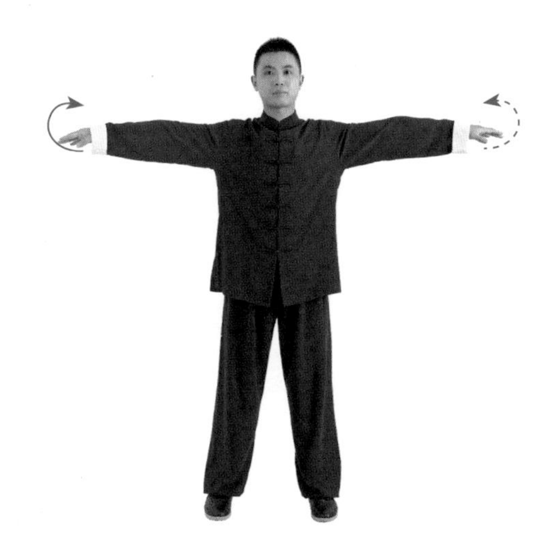

图4–51

①周履靖. 赤凤髓［M］. 上海：上海古籍出版社，1989：62–130.

②陶弘景. 养性延命录［M］. 宁越峰，注释. 朱德礼，校译. 赤峰：内蒙古科学技术出版社，2002：55–58.

动作二：沉肩坠肘，掌心上翻，以臂带肩自下而上绕圆，两掌翻掌下按，两腿屈膝微蹲，掌心向下（图4-52~图4-54）。

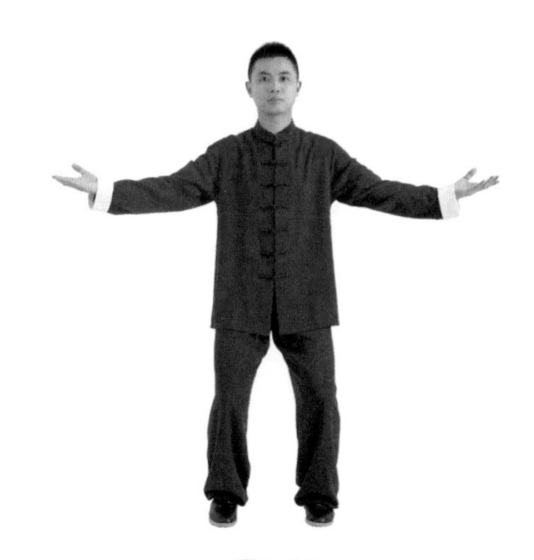

图4-52

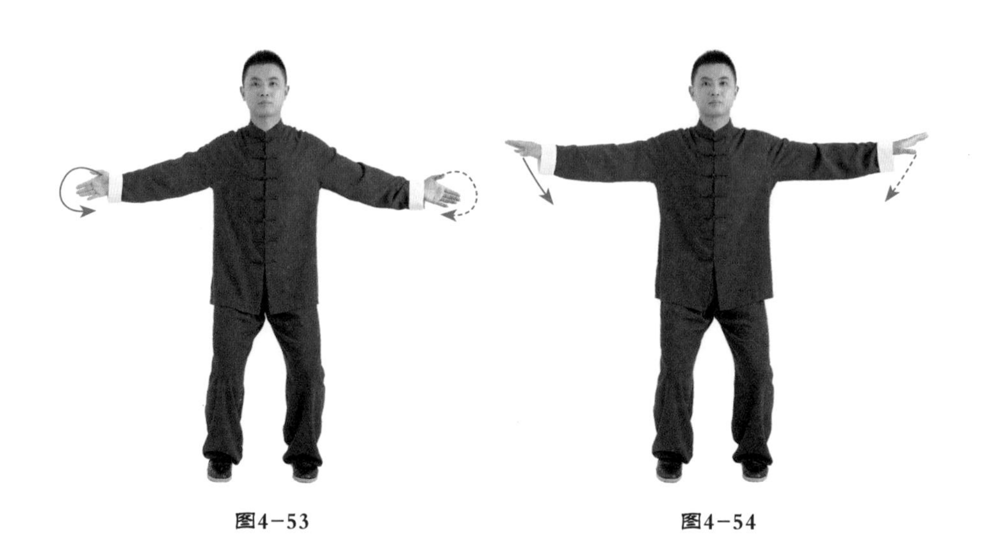

图4-53　　图4-54

动作三：两掌继续下按，两腿缓缓向上伸直，呈撑拔伸拉状；提踵，坐腕；百会上领，颈部上伸，两臂与躯干夹角约为15°，目视斜上方（图4-55～图4-57）。

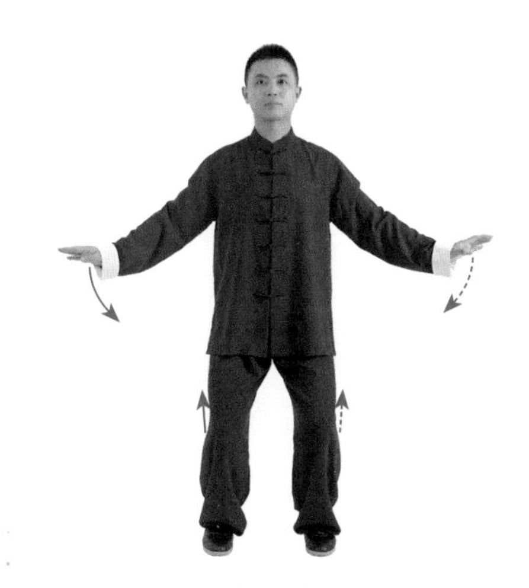
图4-55

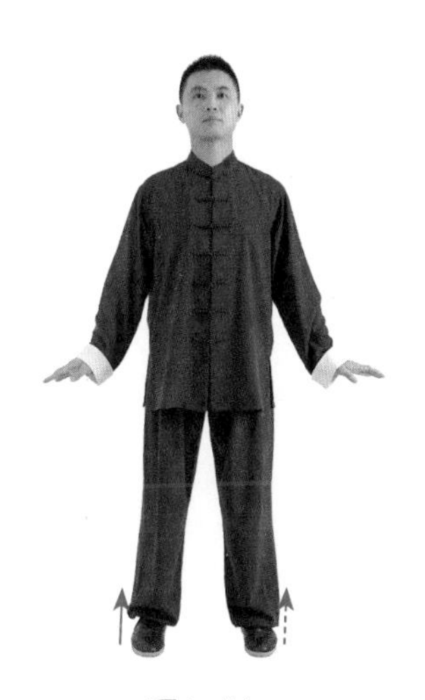
图4-56

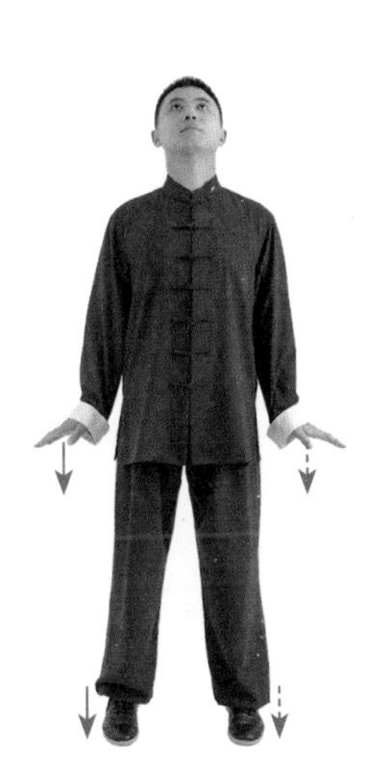
图4-57

动作四：两脚跟缓缓落下，两臂垂于体侧，身体回正，自然站立（图4-58）。

重复动作一至四1遍。

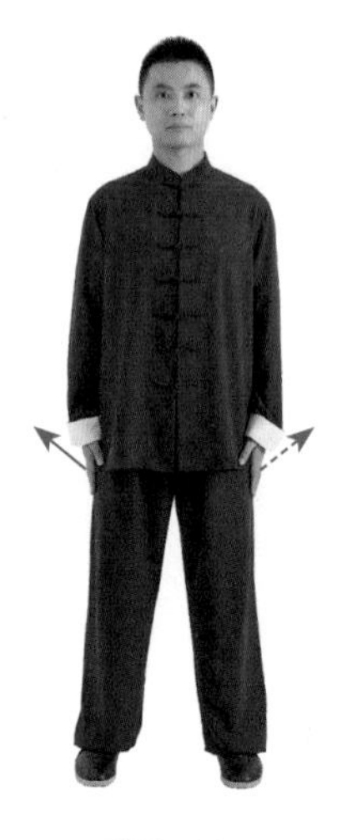

图4-58

【注意事项】

提踵时，务必百会上领，重心上移，颈肩放松，充分拉伸身体，重在伸肩展颈。

【功理作用】

百会上领，提踵向上，使脊柱得到上下牵拉，颈椎得到放松。

第三式　龙游

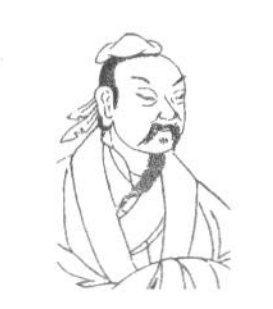

【技术源流】

龙，最具生命力的神物，是中华民族的精神象征。《引书》即载有“龙兴”的技术动作，《遵生八笺·婆罗门导引十二法》与《云笈七签·杂修摄部·宁先生导引养生法·龟鳖等气法》中亦有“龙引”与“龙行气”之记载。《庄子·山木》曰：“若夫乘道德而浮游则不然。无誉无訾，一龙一蛇，与时俱化，而无肯专为；一上一下，以和为量，浮游乎万物之祖”①。“龙游”技术动作即取自于此。

【动作要领】

动作一：两手成龙爪侧起，左脚向右脚正前方上步，脚跟点地，脚尖稍向左偏；同时，右爪向前伸出，爪心向下，左爪放于右肘下方，爪心向上（图4-59、图4-60）。

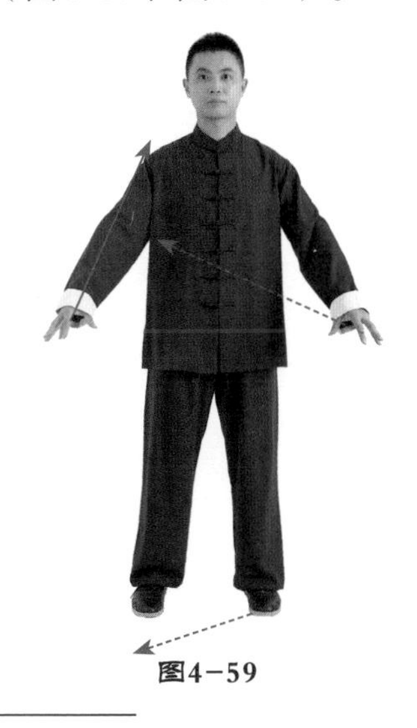

图4-59

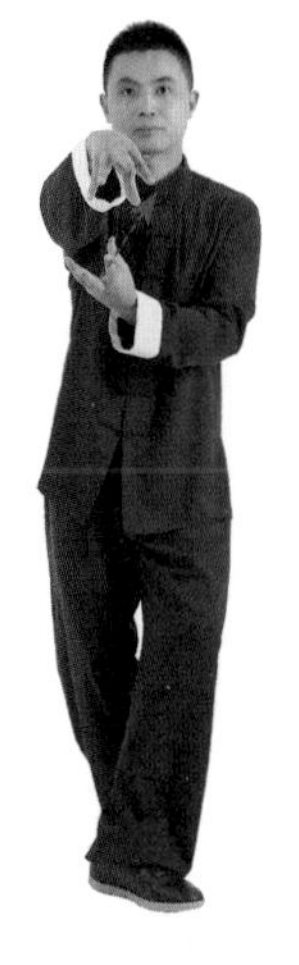

图4-60

①庄子［M］. 方勇，译注. 北京：中华书局，2015：317-320.

动作二：左脚掌慢慢着地，两爪心相对，左爪沿右爪延伸方向自肘下向前伸至身体正前方，右爪与左肘齐（图4-61）。

动作三：右脚经左脚向左交叉上步，脚尖着地；身体左转，左爪下翻，右爪上翻收于左肘下（图4-62）。

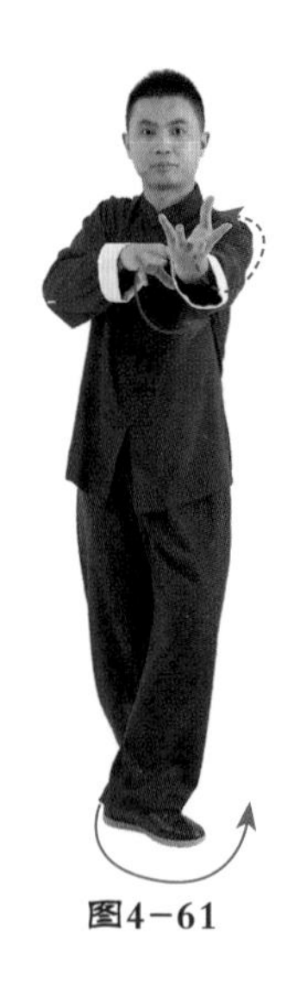
图4-61

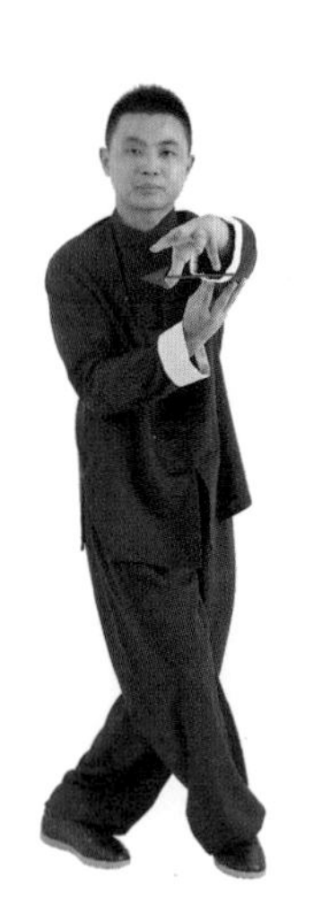
图4-62

动作四：右脚掌慢慢着地，两爪心相对，右爪沿左爪延伸方向自肘下向前伸至身体正前方，左爪与右肘齐（图4-63）。

动作五：左脚向左、向后撤步，身体右转，右爪下翻，左爪上翻收于右肘下（图4-64）。

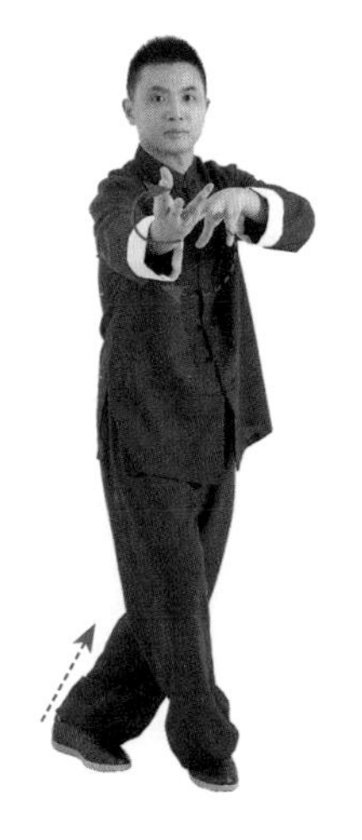

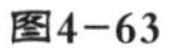
图4-63

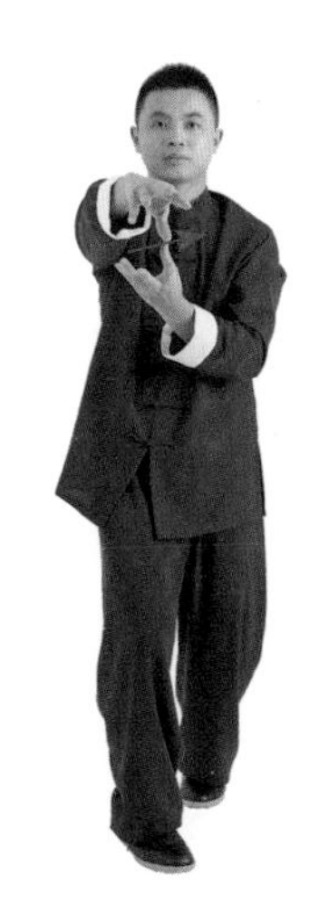

图4-64

动作六：左脚掌慢慢着地，两爪心相对，左爪沿右爪延伸方向自肘下向前伸至身体正前方，右爪与左肘齐（图4-65）。

动作七：右脚后撤，右脚与左脚平行站立；肩关节左转，左爪心下翻，右爪向前与左爪齐，两爪心向下（图4-66）。

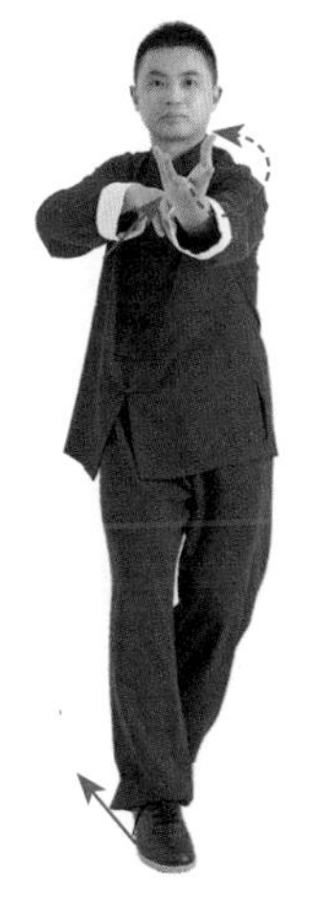

图4-65

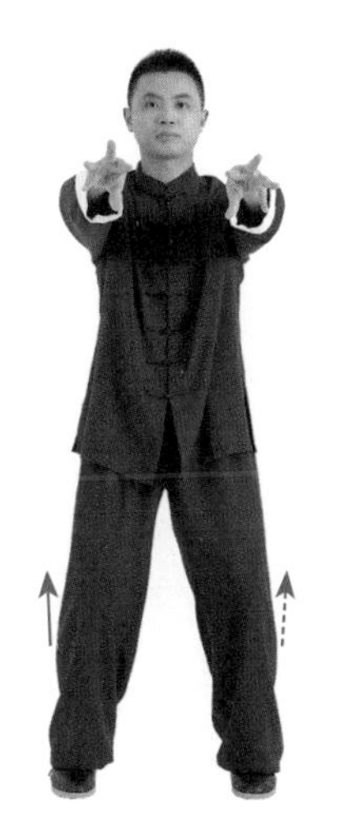

图4-66

动作八：重心落于两腿之间，两爪变掌缓缓下落，两手自然垂于体侧（图4-67、图4-68）。

动作九：右脚经左脚向前方上步，脚跟点地，脚尖稍向右偏；同时，两手成龙爪，左爪向前伸出，爪心向下，右爪上提置于左肘下方，爪心向上（图4-69、图4-70）。

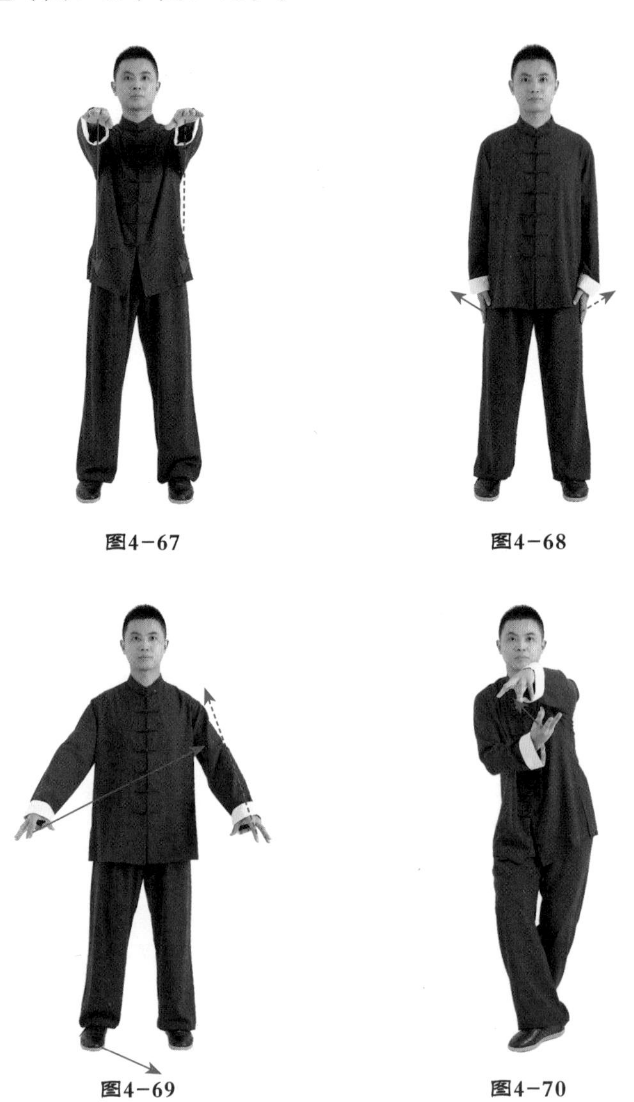

图4-67　图4-68

图4-69　图4-70

动作十：右脚掌慢慢着地，两爪心相对，右爪沿左爪延伸方向自肘下向前伸至身体正前方，左爪与右肘齐（图4–71）。

动作十一：左脚经右脚向右前方交叉上步，脚尖着地；身体右转，右爪下翻，左爪上翻收于右肘下方（图4–72）。

动作十二：左脚掌慢慢着地，两爪心相对，左爪沿右爪延伸方向自肘下向前伸至身体正前方，右爪与左肘齐（图4–73）。

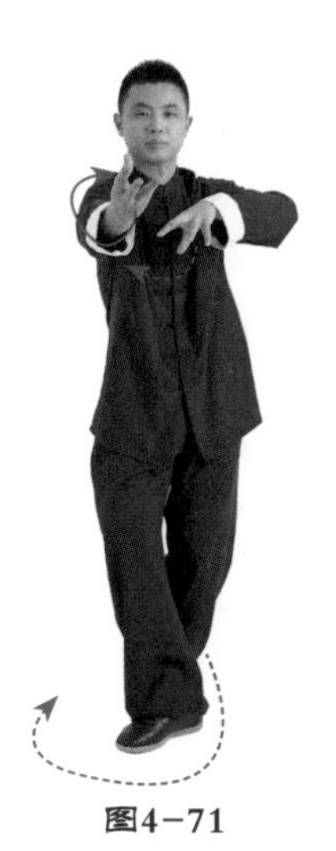

图4–71

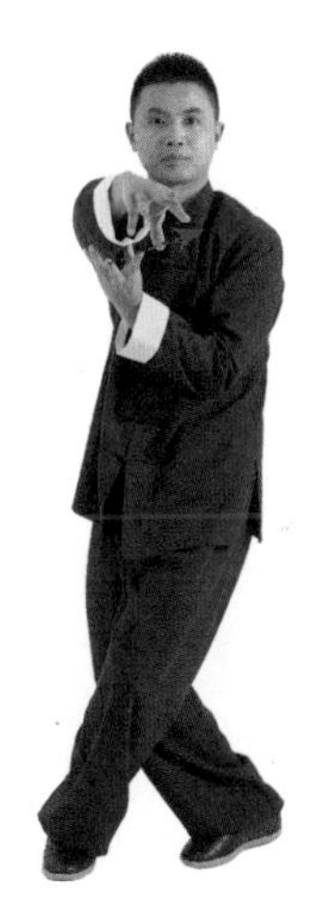

图4–72

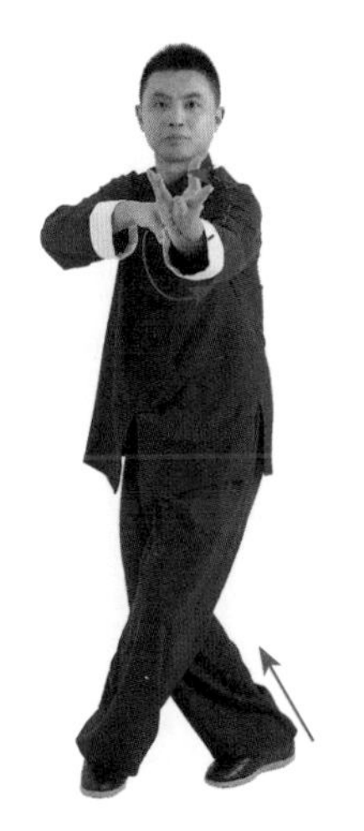

图4–73

动作十三：右脚向右、向后撤步，身体左转，左爪下翻，右爪上翻收于左肘下方（图4–74）。

动作十四：右脚掌慢慢着地，两爪心相对，右爪沿左爪延伸方向自肘下向前伸至身体正前方，左爪与右肘齐（图4–75）。

动作十五：左脚后撤，左脚与右脚平行站立；肩关节右转，右爪心下翻，左爪向前与右爪齐，两爪心向下（图4–76）。

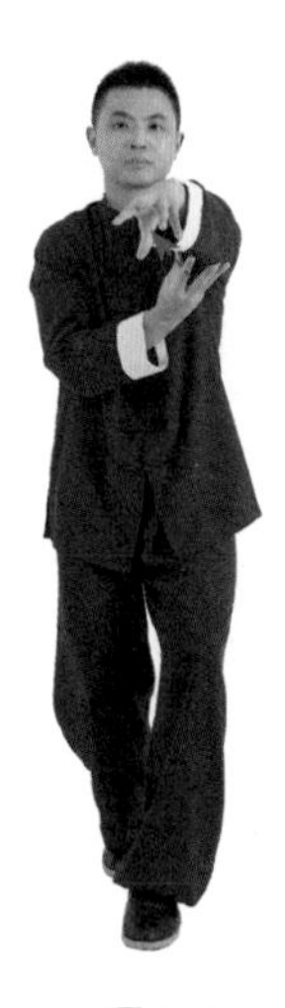

图4–74

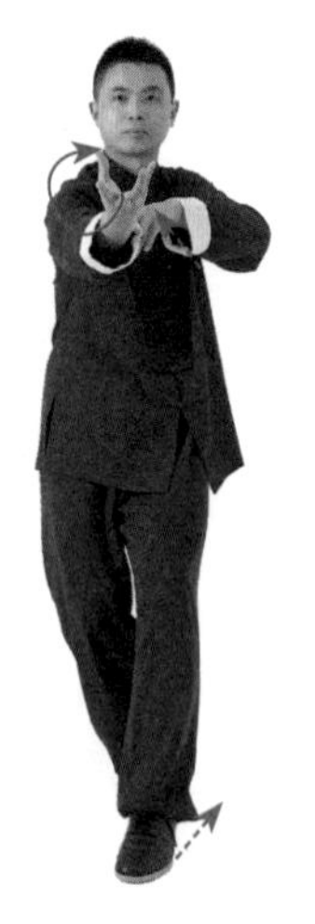

图4–75

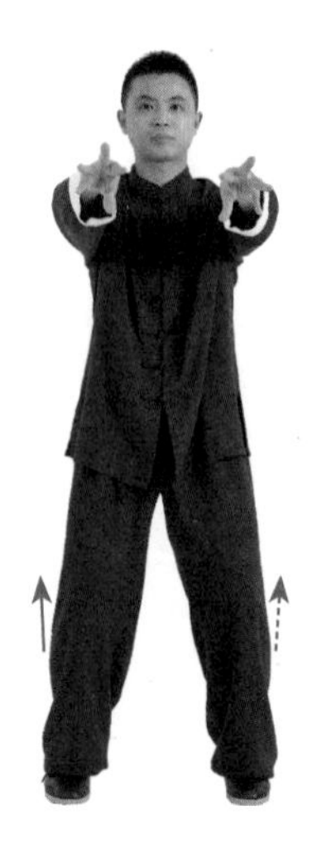

图4–76

动作十六：重心落于两腿之间，两爪变掌缓缓下落，两手自然垂于体侧（图4-77、图4-78）。

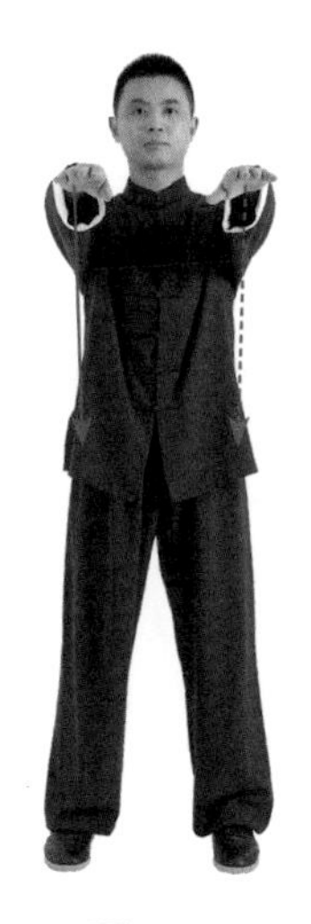
图4-77

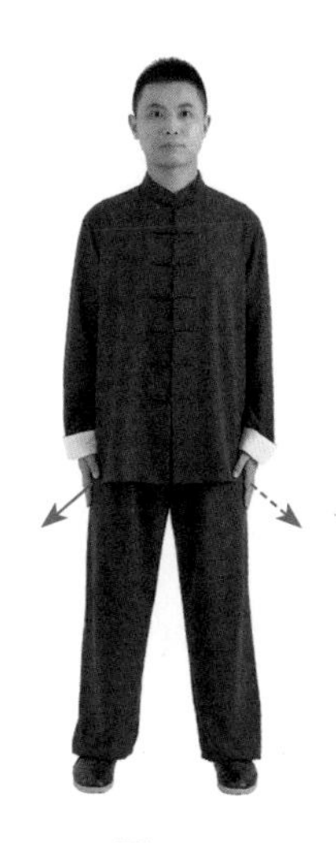
图4-78

【注意事项】

上下旋转变换，两手臂应保持一定间距，平行移动。

【功理作用】

①两手成龙爪上下翻转，可锻炼手指关节的灵活性。

②通过龙爪左右转换，可充分调动脊柱参与运动，增加脊柱的旋拧幅度，提高脊柱与腰胯关节的协调性。

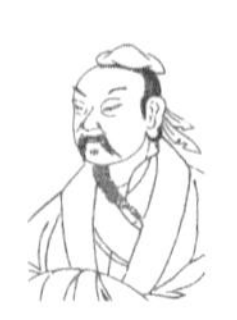

第四式　蛇蜿

【技术源流】

在古代，蛇以其自身顽强的生命力，常被人们赋予繁荣昌盛、吉祥如意的象征。《引书》即载有“蛇垔”的技术动作，《诸病源候论》中亦有“蛇行气”之动作记载[①]。《庄子·应帝王》曰：“吾与之虚而委蛇（yí），不知其谁何”[②]，《庄子·天运》曰：“形充空虚，乃至委蛇。汝委蛇，故怠”[③]，其中“委蛇”即指“随顺”和“宛转徘徊”的样子，“蛇蜿”技术动作即源于此。

【动作要领】

动作一：双手向体侧展开，掌心向上（图4-79）。

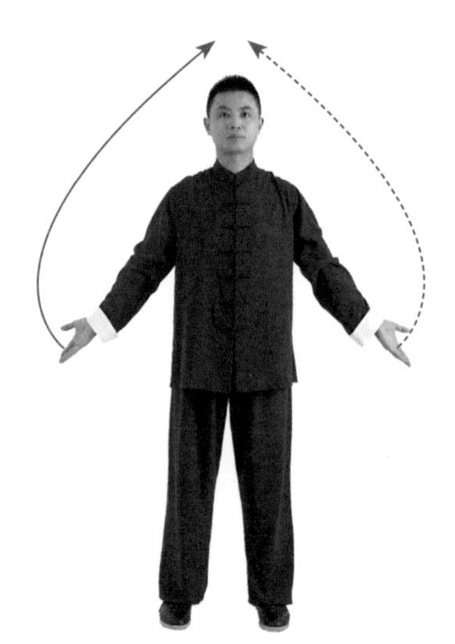

图4-79

①巢元方. 诸病源候论［M］. 高文柱，沈澍农，校. 北京：华夏出版社，2008：54.

②庄子［M］. 方勇，译注. 北京：中华书局，2015：128-131.

③庄子［M］. 方勇，译注. 北京：中华书局，2015：229-232.

动作二：两掌从体侧上举至头顶成“蛇首”状，随之蛇首下落至头部左侧，指尖向上，向右顶髋，目视身体右侧（图4-80、图4-81）。

动作三：蛇首自头部左侧向右侧弧线下落至右肩处；向左顶髋，目视身体左侧（图4-82）。

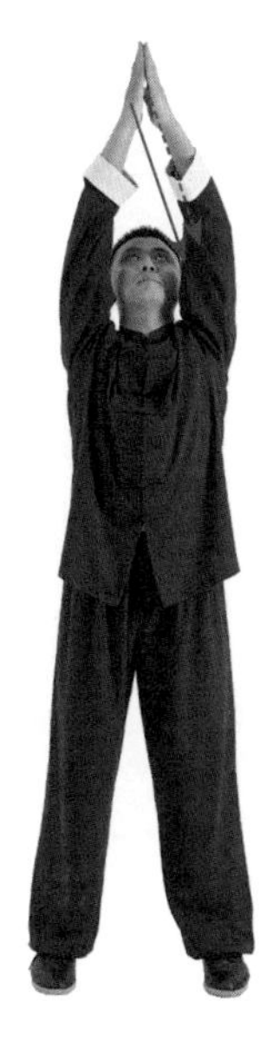

图4-80

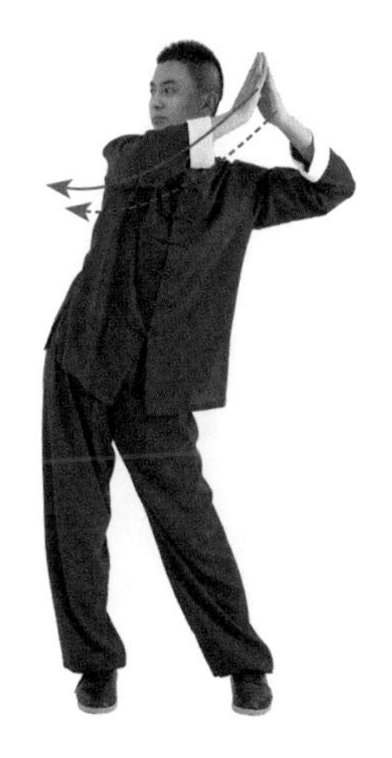

图4-81

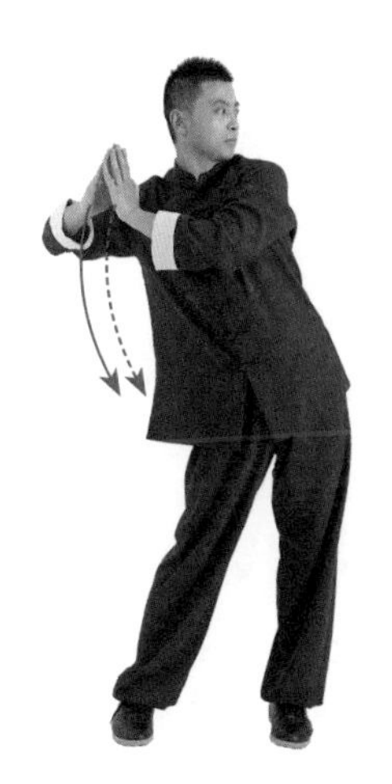

图4-82

动作四：蛇首指尖以手腕为轴，自右肩处向右腹部翻转；然后自右腹部向左腹部方向平行划弧，由外向内收于腹前（图4-83～图4-85）。

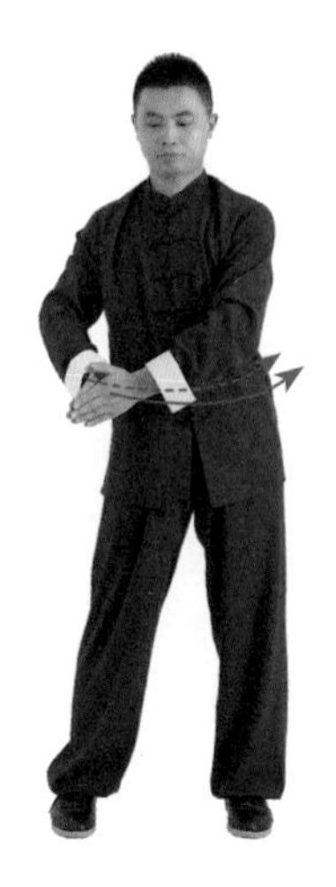
图4-83

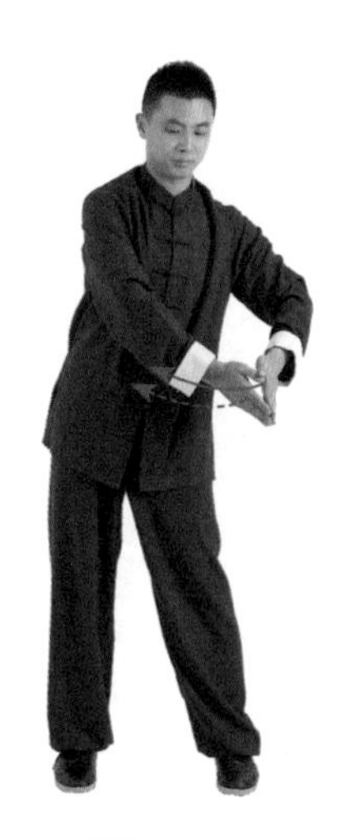
图4-84

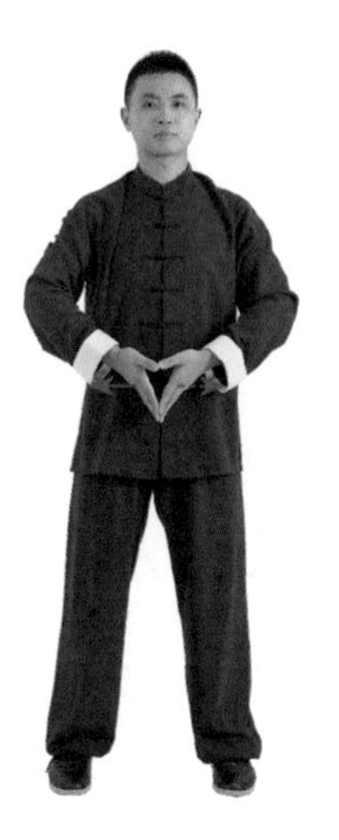
图4-85

动作五：两掌自然分开，掌心向内，两手臂自然垂于体侧（图4-86、图4-87）。

动作六：双手向体侧展开，掌心向上（图4-88）。

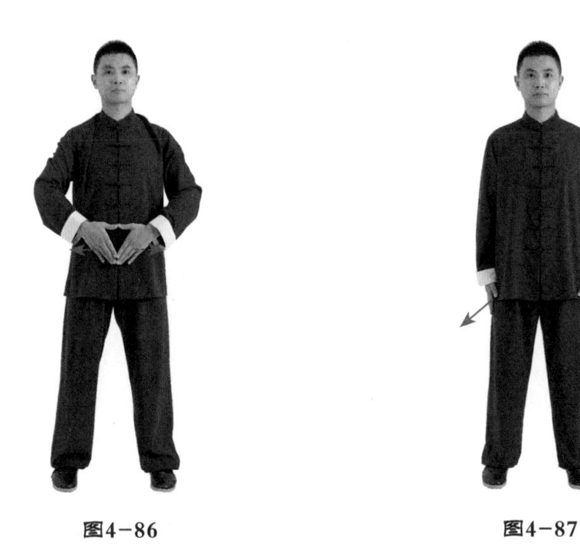

图4-86　　图4-87

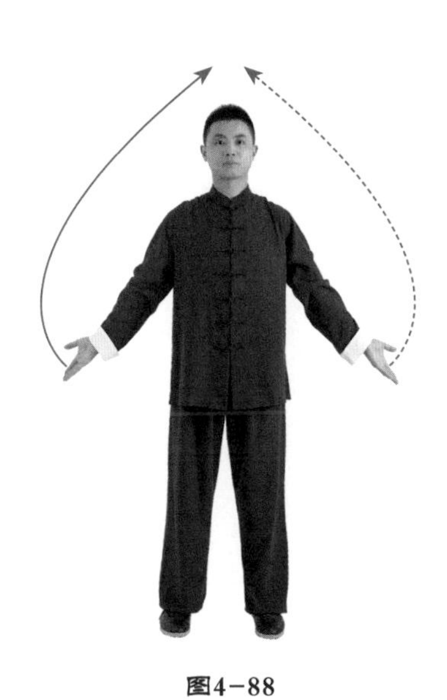

图4-88

动作七：两掌从体侧上举至头顶成“蛇首”状，随之蛇首下落至头部右侧，指尖向上，向左顶髋，目视身体左侧（图4-89、图4-90）。

动作八：蛇首自头部右侧向左侧弧线下落至左肩处；向右顶髋，目视身体右侧（图4-91）。

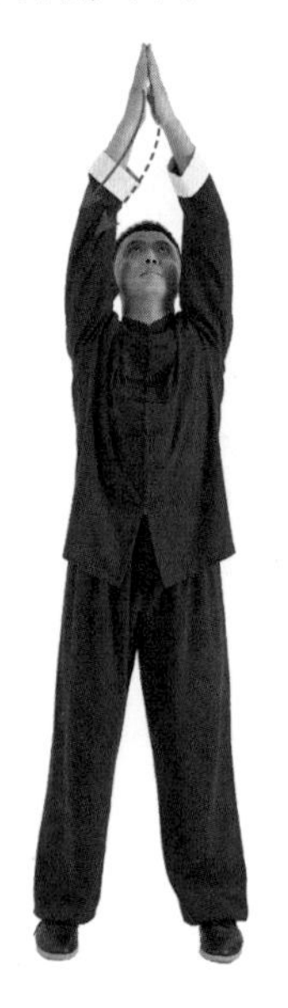

图4-89

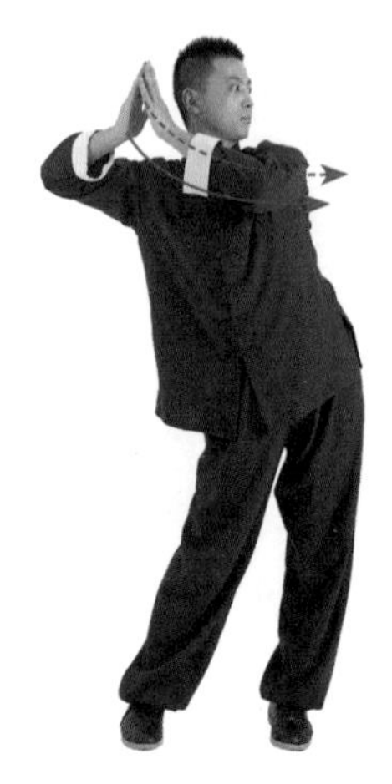

图4-90

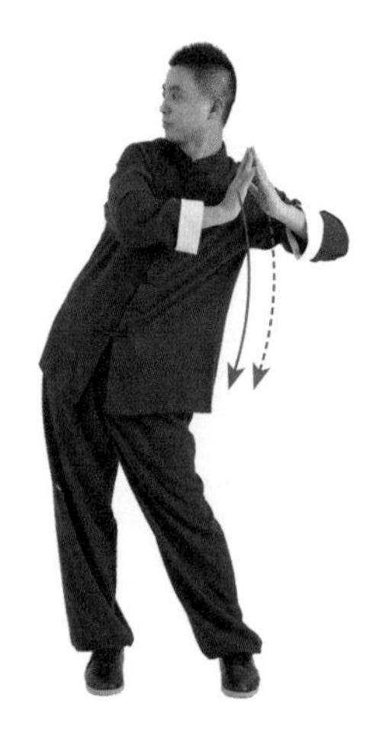

图4-91

动作九：蛇首指尖以手腕为轴，自左肩处向左腹部翻转；然后自左腹部向右腹部方向平行划弧，由外向内收于腹前（图4-92～图4-94）。

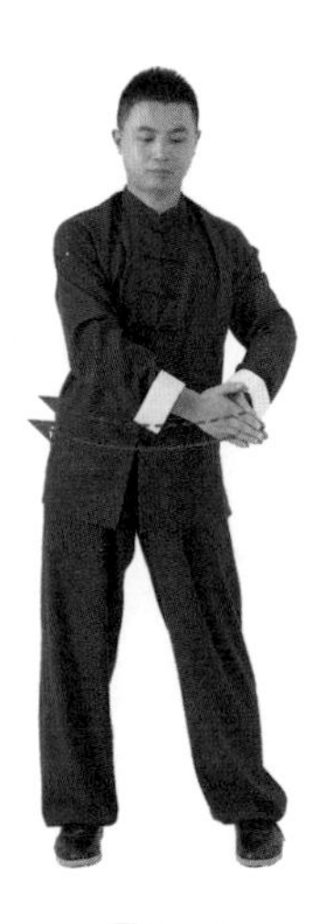

图4-92

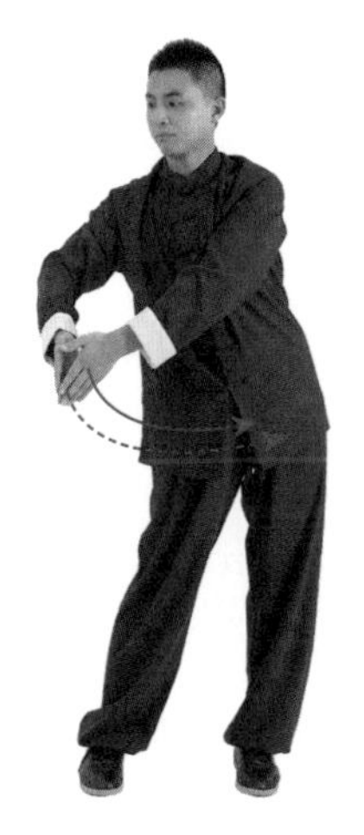

图4-93

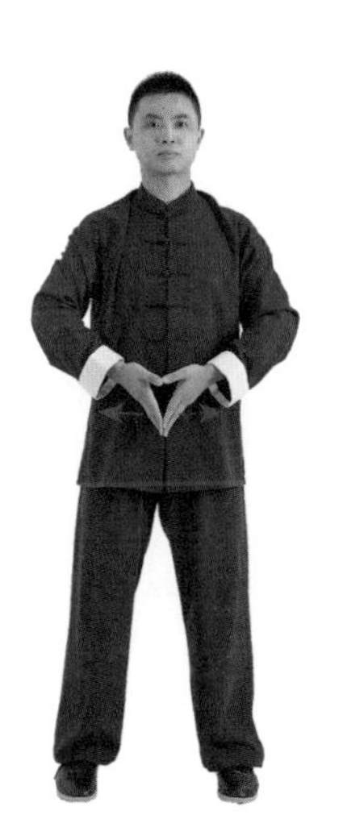

图4-94

动作十：两掌自然分开，掌心向内，两手臂自然垂于体侧（图4-95、图4-96）。

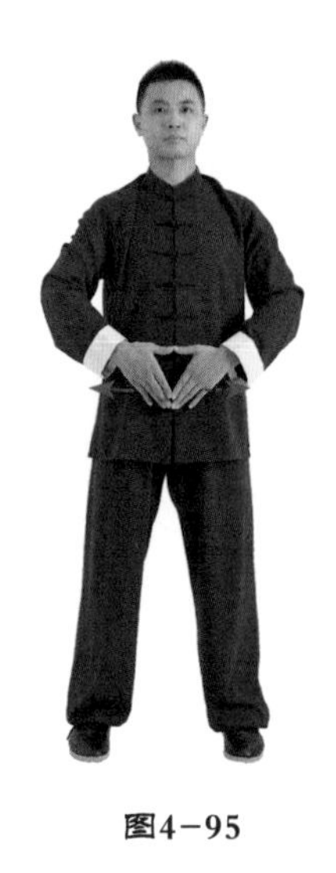

图4-95

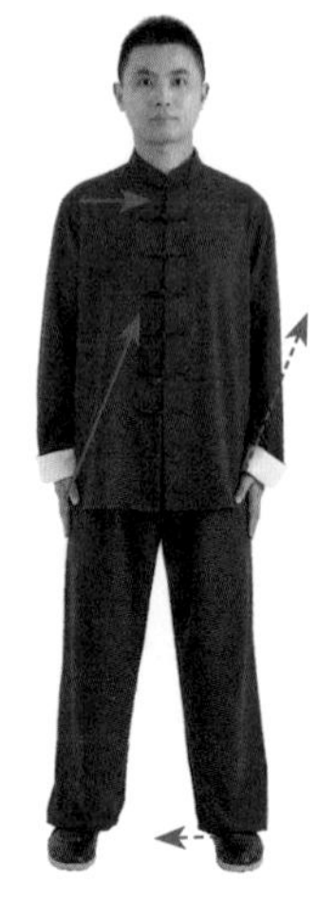

图4-96

【注意事项】

两手上举时，两臂应充分伸直，上下拉伸脊柱。髋部向左或向右应充分顶髋，挺胸立腰，左右拉伸脊柱。蛇首掌根处可保持一定间隙。

【功理作用】

①两臂同向拉伸，有利于提高肩关节的灵活度及上肢力量。

②身体左右进行摆动扭转，脊柱将得到生理挤压，可刺激脊柱周围的小肌肉群。

第五式　豹捕

【技术源流】

豹，身材矫健，动作灵活，奔跑速度较快，是速度与力量的象征。据《庄子·山木》记载："夫丰狐文豹，栖于山林，伏于岩穴，静也；夜行昼居，戒也；虽饥渴隐约，犹旦胥疏于江湖之上而求食焉，定也。"[①]从"静、戒、定"等即可管窥豹之习性，"豹捕"技术动作即模仿豹捕食猎物的动作而来。

【动作要领】

动作一：身体左转约45°，左脚尖轻点地面；两手成豹爪上提至腰侧，身体上起，豹爪自腰侧继续上提至肩关节处（图4–97、图4–98）。

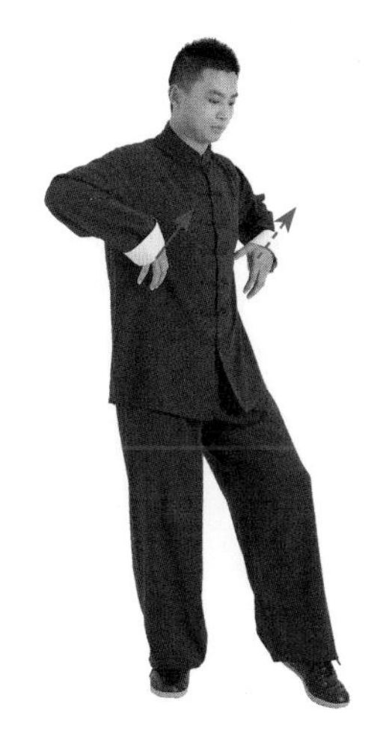

图4－97

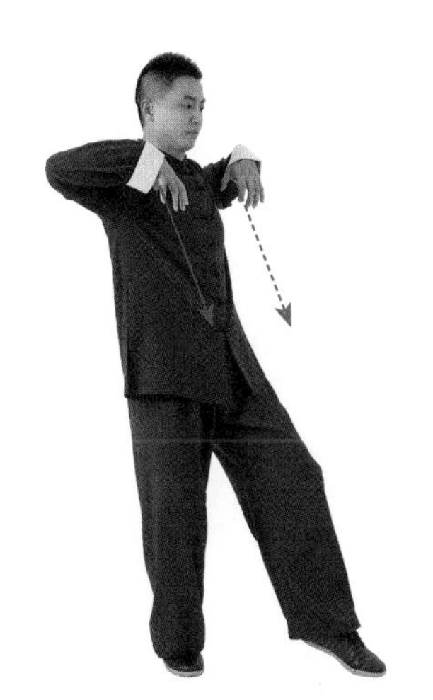

图4－98

①庄子［M］. 方勇，译注. 北京：中华书局，2015：320–323.

动作二：豹爪缓慢下落至左腿两侧上方，含胸拔背（图4–99）。

动作三：身体后仰，豹爪自体侧上提至头部两侧；身体重心前移，左脚向前上步成左弓步，两爪从上向下扣抓相叠，置于膝关节斜上方，左爪在上，右爪在下；两脚全脚掌着地，目视豹爪（图4–100～图4–102）。

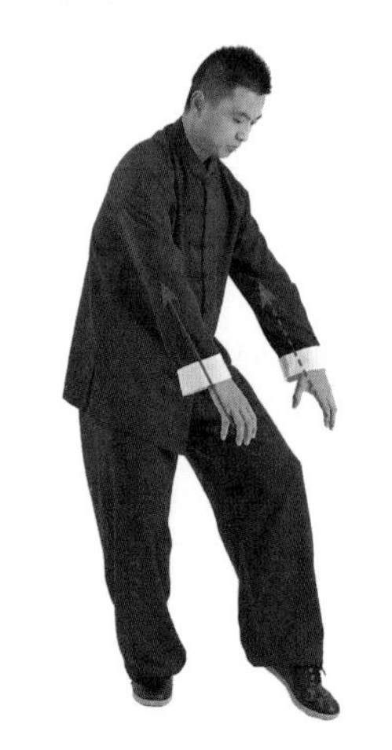

图4–99

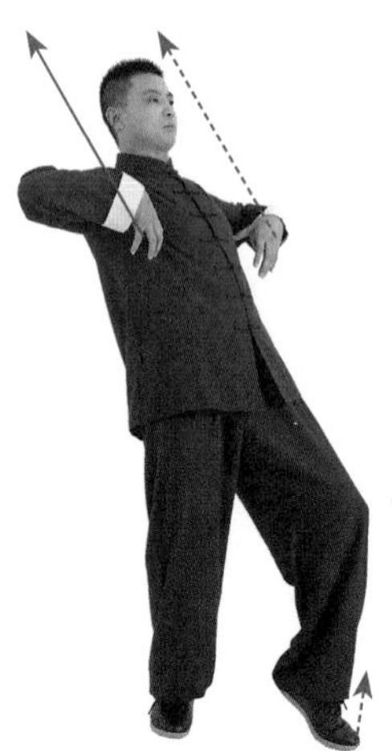

图4–100

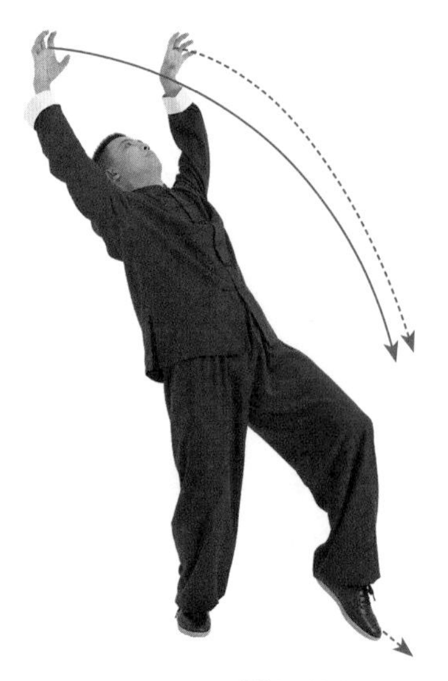

图4–101

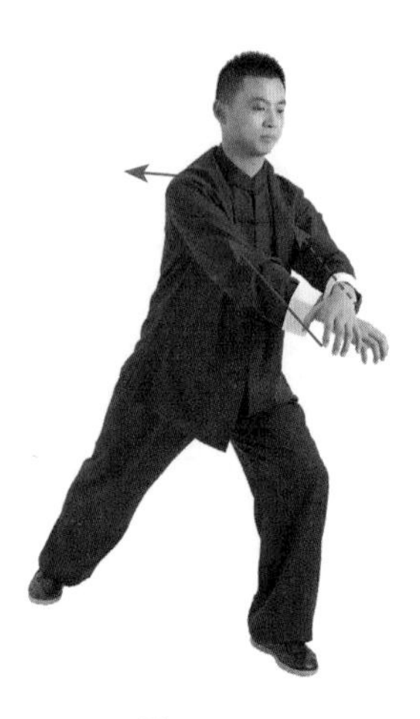

图4–102

动作四：重心后移至右腿，左脚收回，身体转正，两爪变掌自然下落于体侧（图4–103 ~ 图4–105）。

动作五：身体右转约45°，右脚尖轻点地面；两手成豹爪上提至腰侧，身体上起，豹爪自腰侧继续上提至肩关节处（图4–106、图4–107）。

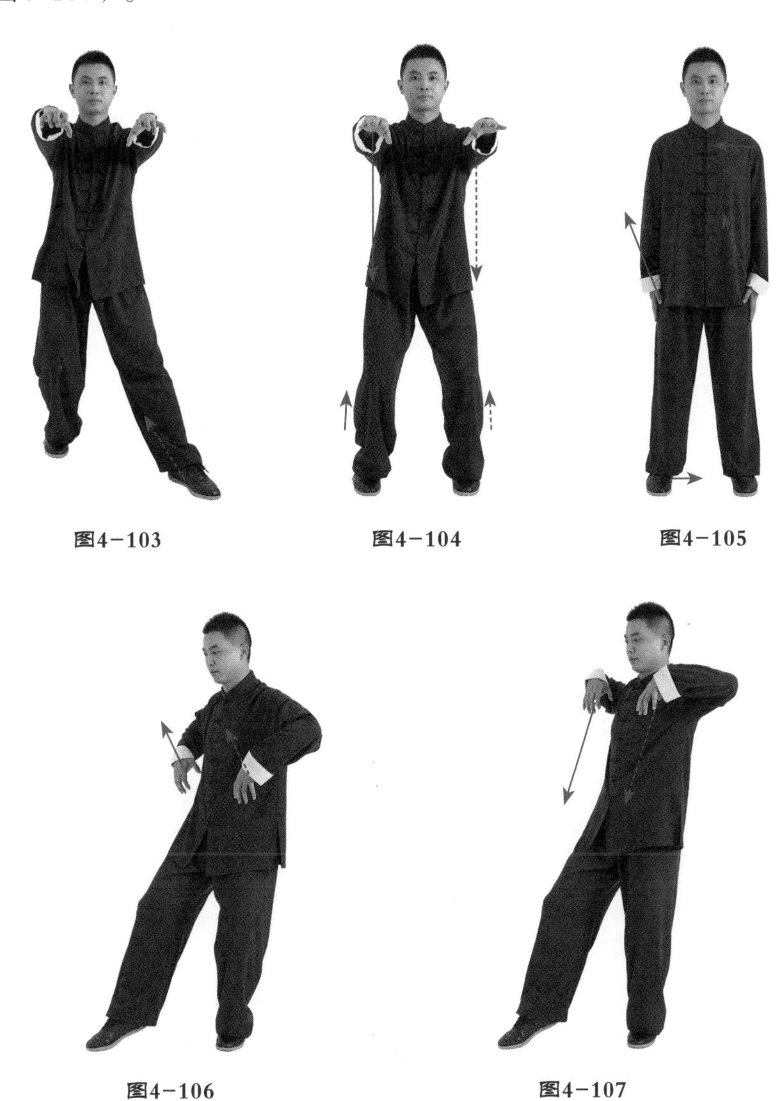

图4-103　图4-104　图4-105

图4-106　图4-107

动作六：豹爪缓慢下落至右腿两侧上方，含胸拔背（图4-108）。

动作七：身体后仰，豹爪自体侧上提至头部两侧；身体重心前移，右脚向前上步成右弓步，两爪从上向下扣抓相叠，置于膝盖斜上方，右爪在上，左爪在下；两脚全脚掌着地，目视豹爪（图4-109～图4-111）。

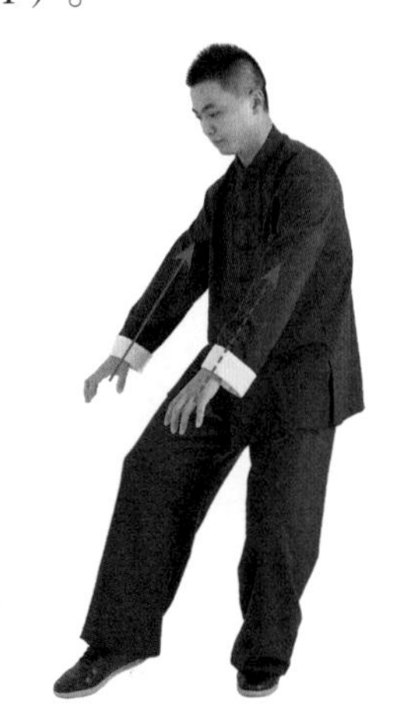

图4-108

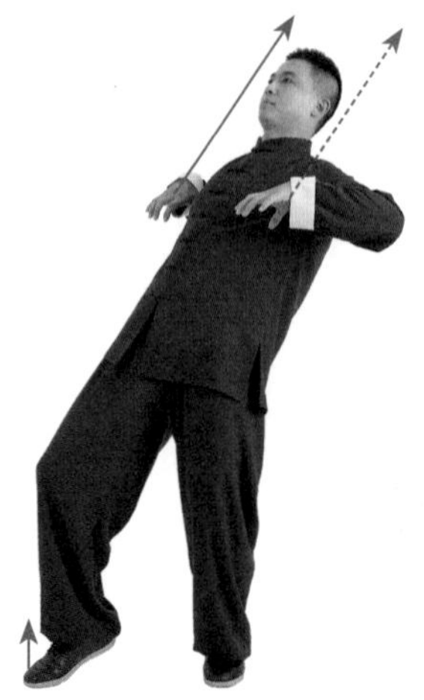

图4-109

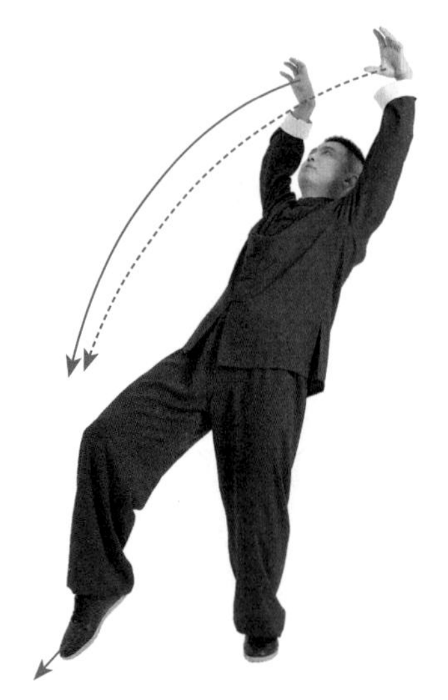

图4-110

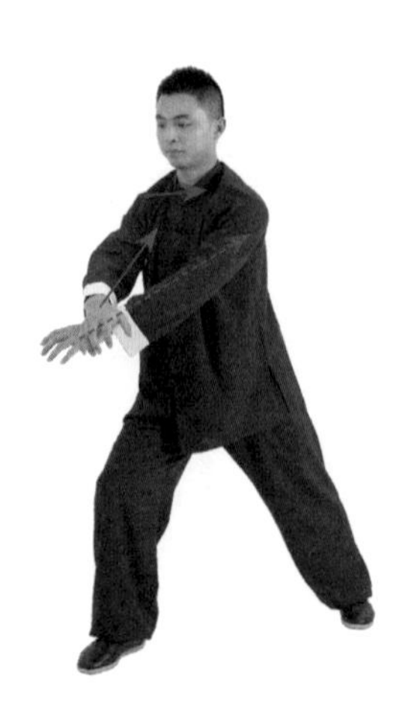

图4-111

动作八：重心后移至左腿，右脚收回，身体转正，两爪变掌自然下落于体侧（图4-112～图4-114）。

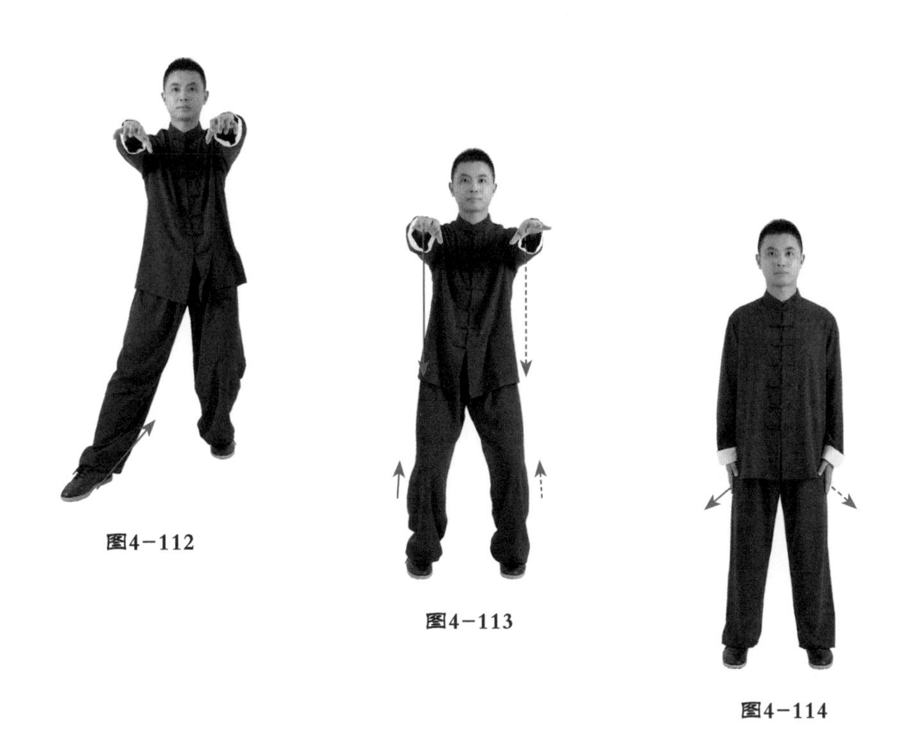

图4-112

图4-113

图4-114

【注意事项】

抬膝上步应随身体重心自然前移，膝关节微微抬起，手与脚应同步。落脚时，两手下按要有力。

【功理作用】

①手脚同时提转能够提高肢体协调性。

②腿部伸展，使膝关节得到运动，灵活性得到提高。

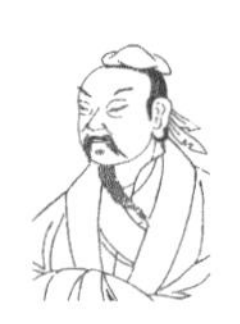

第六式　龟引

【技术源流】

龟，因其独特的身体结构和生理机能，使其自身寿命较长，常被人们看作长寿的象征。《礼记·礼运》记载："何谓四灵，麟凤龙龟，谓之四灵。[①]"《抱朴子·论仙》曰："谓生必死，而龟鹤长寿焉。知龟鹤之遐寿，故效其导引以增年。[②]"《遵生八笺·婆罗门导引十二法》也记载有"龟引"的技术动作，《诸病源候论》中亦有"龟行气"的动作描述。《庄子》中不仅有"东海之鳖"的寓言故事，还提出了"导引"的概念，"龟引"技术动作即源于此。

【动作要领】

动作一：两手向体侧展开，掌心向上（图4-115）。

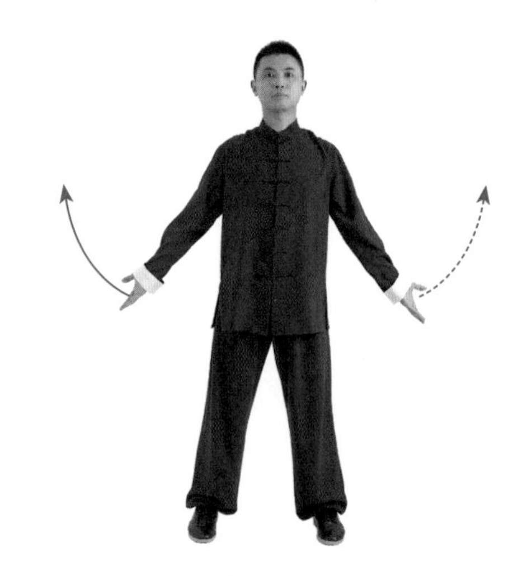

图4-115

①礼记［M］. 崔高维，校点. 沈阳：辽宁教育出版社，2000：78.

②葛洪. 抱朴子内篇［M］. 北京：北京燕山出版社，1995：32.

动作二：两手上提至肩平，两手内旋向身前拢气，掌心相对（图4–116、图4–117）。

动作三：两掌变空心拳，拳心向下（图4–118）。

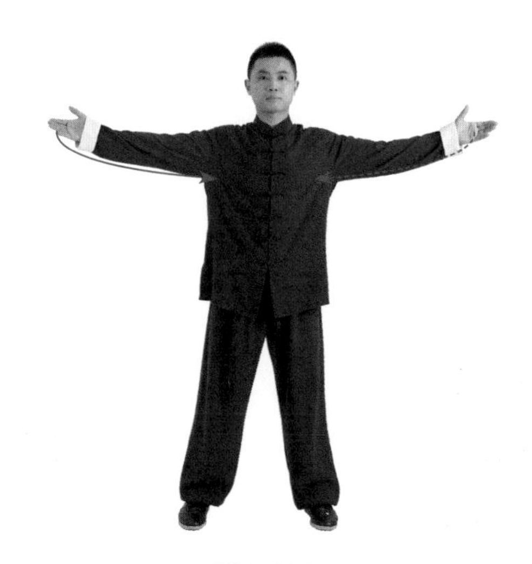

图4–116

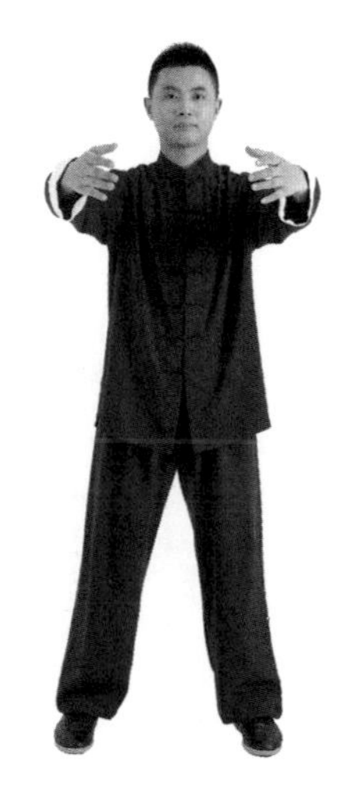

图4–117

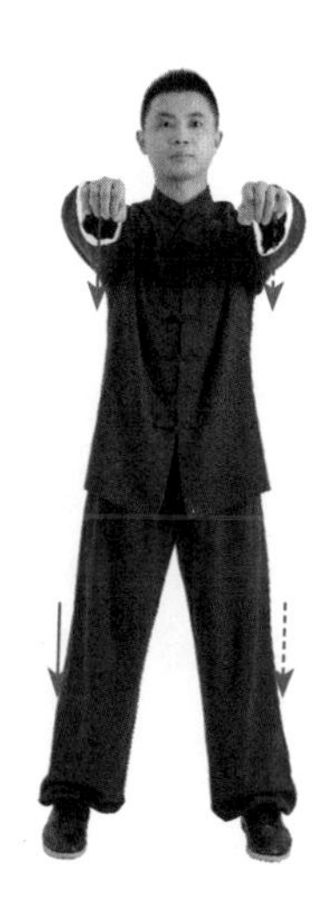

图4–118

动作四：沉肩坠肘，屈膝含胸，身体向下蜷缩；颈部下引，腰部松沉，肘部收至腰部两侧，膝关节与两手斜相对（图4-119、图4-120）。

动作五：脖颈用力向前、向上牵引，与肩部成对拉力，双拳变龟爪随之向后自然抻按，挺胸上视（图4-121 ~ 图4-123）。

动作六：身体转正，两手垂于体侧（图4-124）。

重复动作一至六1遍。

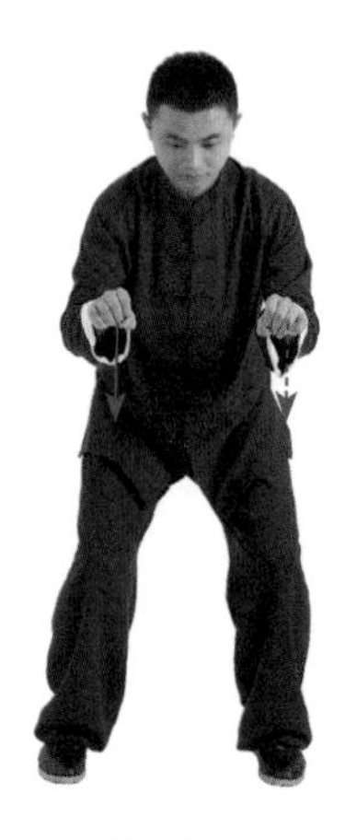

图4-119

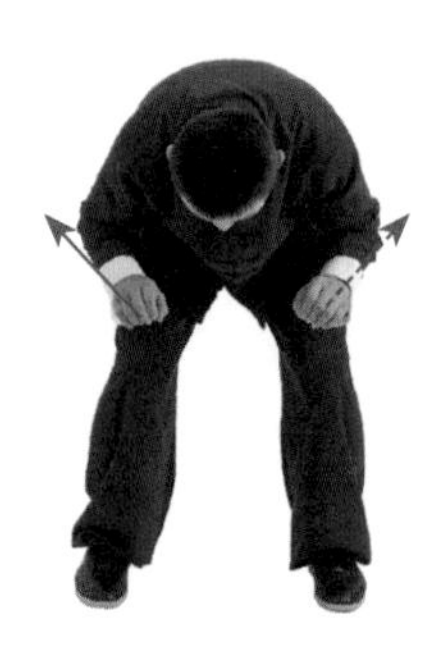

图4-120

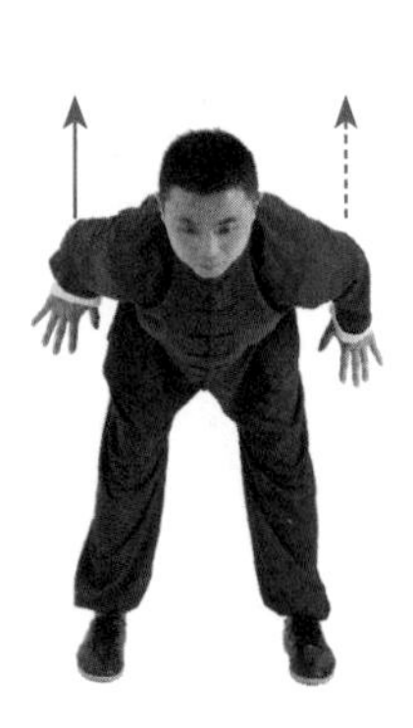

图4-121

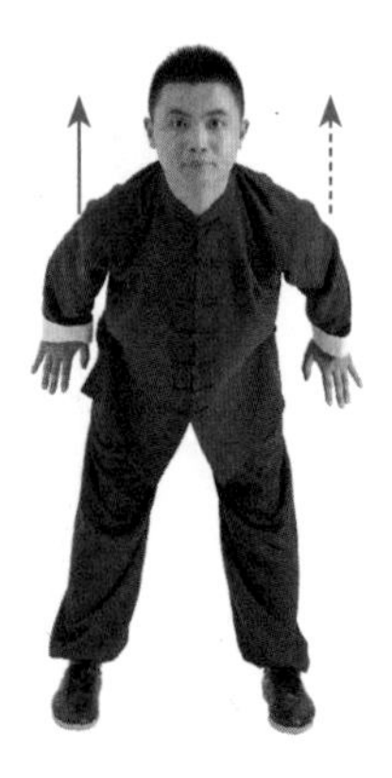

图4-122

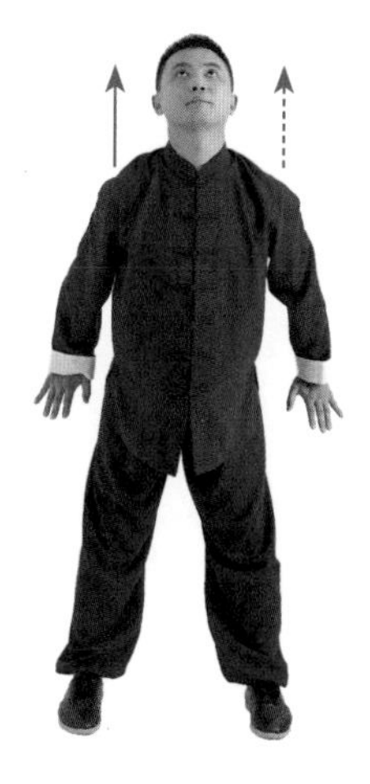

图4-123

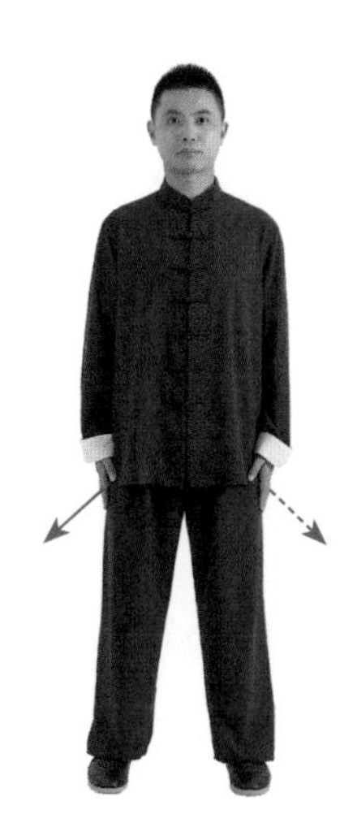

图4-124

【注意事项】

身体向前、向上牵引时，应保持身体的稳定性。

【功理作用】

①藏头缩项时，能够刺激到肩关节及颈椎，配合呼吸能够带动胸腔周围肌肉的运动。

②提高身体的稳定性，加强足部、足趾小肌肉群的力量。

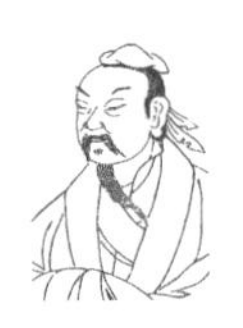

第七式　鲲跃

【技术源流】

“鲲跃”出自《庄子·逍遥游》“北冥有鱼，其名为鲲。鲲之大，不知其几千里也。化而为鸟，其名为鹏。鹏之背，不知其几千里也。怒而飞，其翼若垂天之云”[①]的记载，“鲲跃”动作即取自于此，含有“鱼跃”之意。

【动作要领】

动作一：两手向体侧展开，掌心向前，然后上提至与肩同高（图4-125、图4-126）。

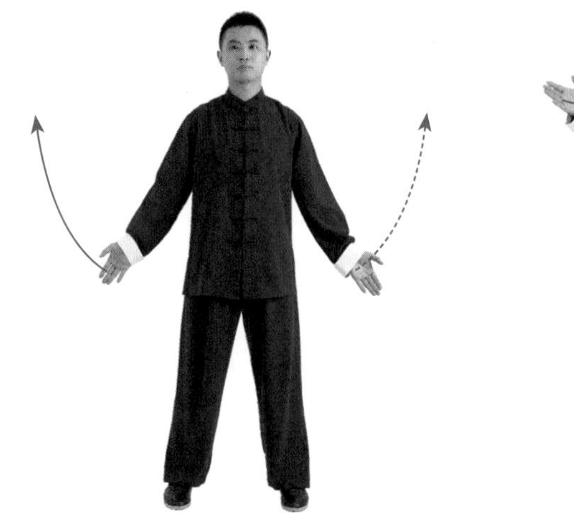

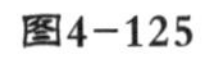

图4-125

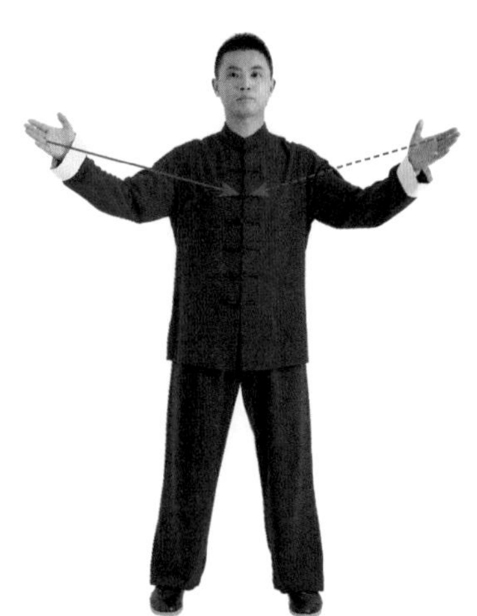

图4-126

①庄子［M］. 方勇，译注. 北京：中华书局，2015：2-7.

动作二：两手向胸前合拢，保持下肢不动，掌尖向上；两掌向上举起，头部上仰，上肢、躯干向上伸展（图4–127、图4–128）。

动作三：重心右移，右腿屈膝半蹲，左脚尖点地，两掌自头顶上方下落至胸前，目视手掌（图4–129）。

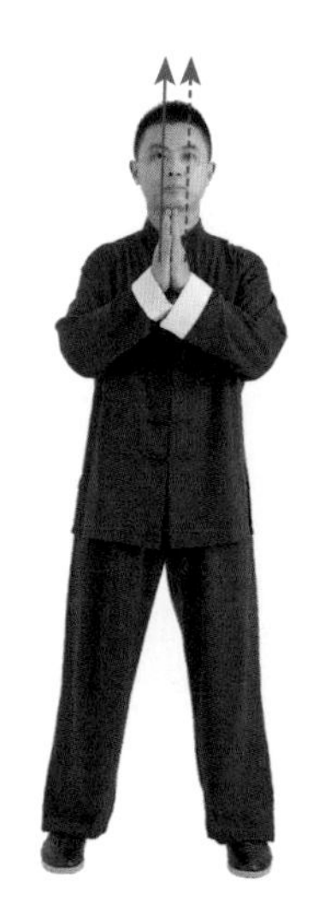

图4–127

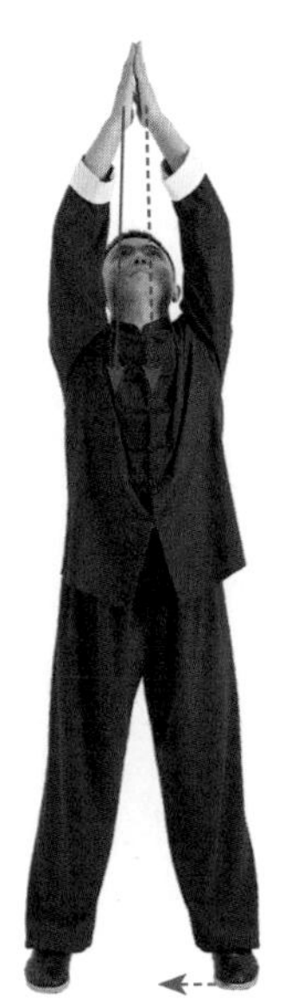

图4–128

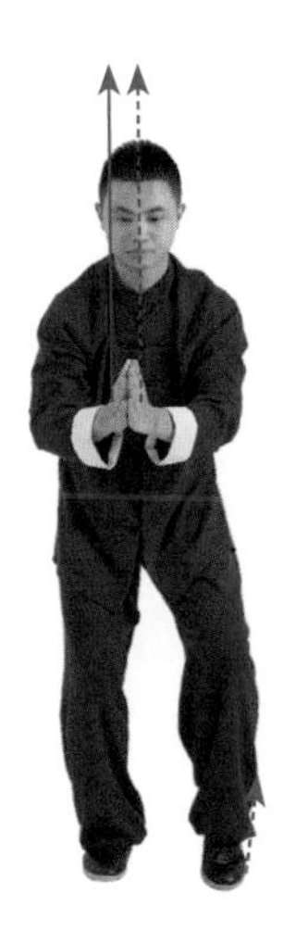

图4–129

动作四：以腰为轴，胸腹与髋关节向后伸展，身体成反弓形，两掌随上肢自胸前向后摆动；同时，左腿向后、向上用力伸展，目视手掌（图4-130、图4-130附图）。

动作五：左腿下落至原位，两手指尖相对，缓慢下落至与肩平，掌心向下；两手沿胸部、腹部自然落至体侧；同时，身体回正（图4-131、图4-132）。

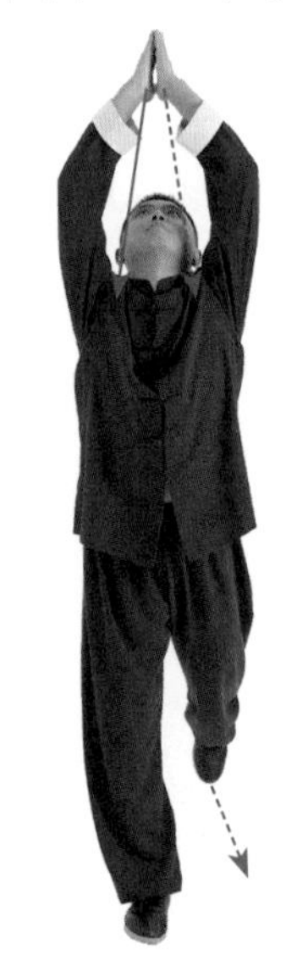

图4-130

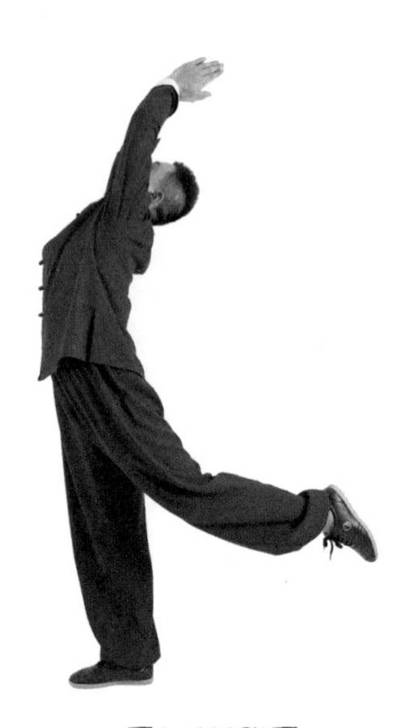

图4-130附图

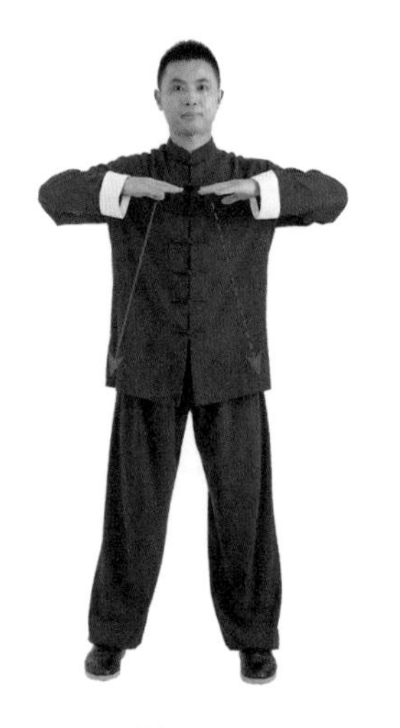

图4-131

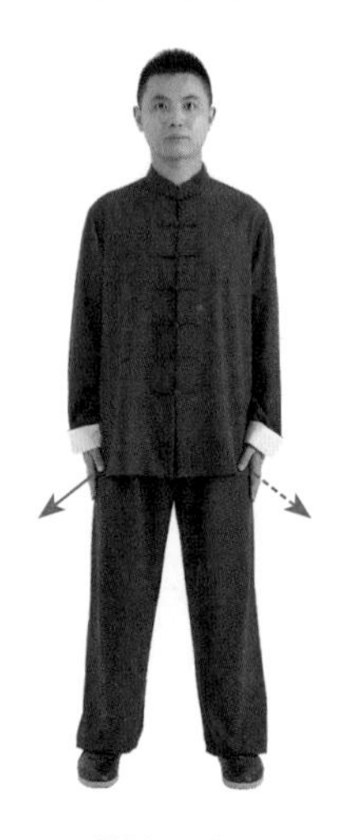

图4-132

动作六：两手向体侧展开，掌心向前，然后上提至与肩同高（图4-133、图4-134）。

动作七：两手向胸前合拢，保持下肢不动，掌尖向上；两掌向上举起，头部上仰，上肢、躯干向上伸展（图4-135、图4-136）。

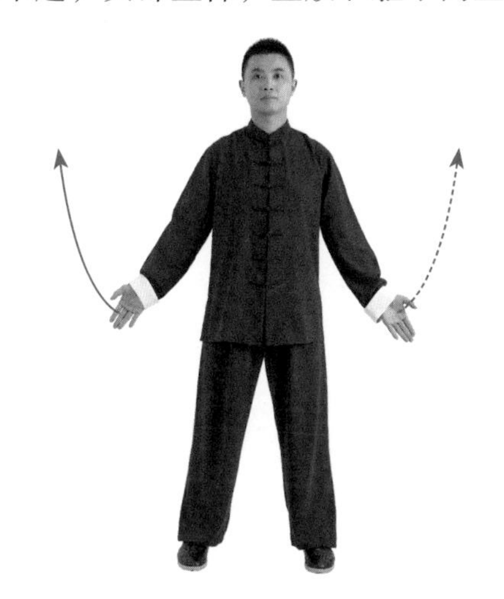

图4-133

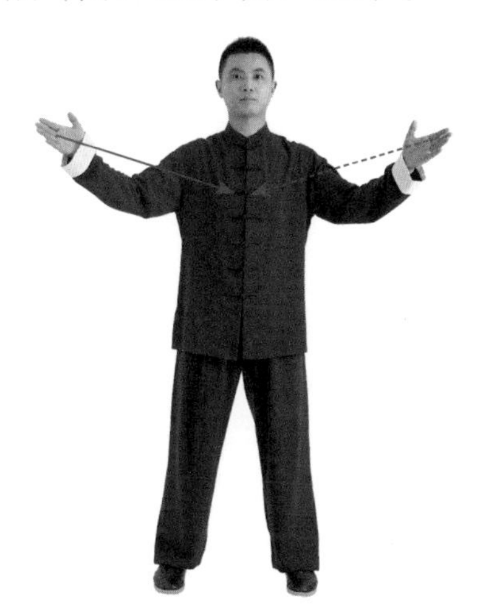

图4-134

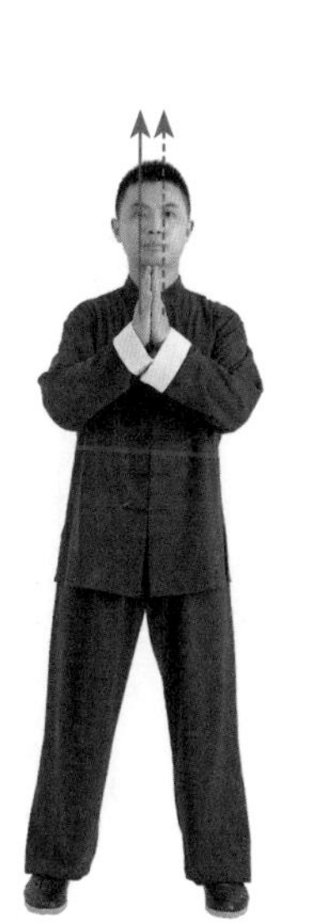

图4-135

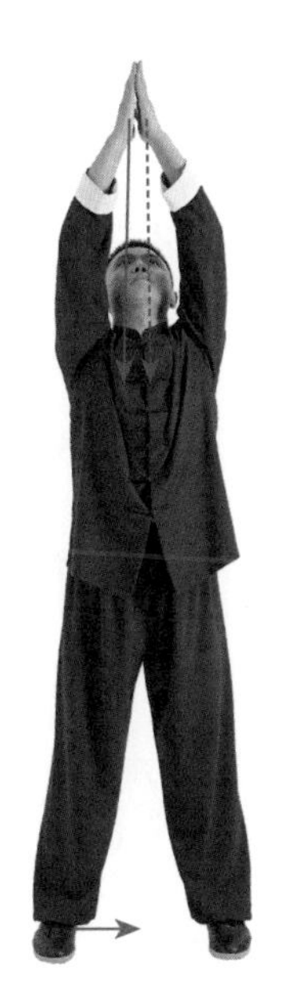

图4-136

动作八：重心左移，左腿屈膝半蹲，右脚跟步点地，两掌自头顶上方下落至胸前，目视手掌（图4-137）。

动作九：以腰为轴，胸腹与髋关节向后伸展，身体成反弓形，两掌随上肢自胸前向后摆动；同时，右腿向后、向上用力伸展，目视手掌（图4-138、图4-138附图）。

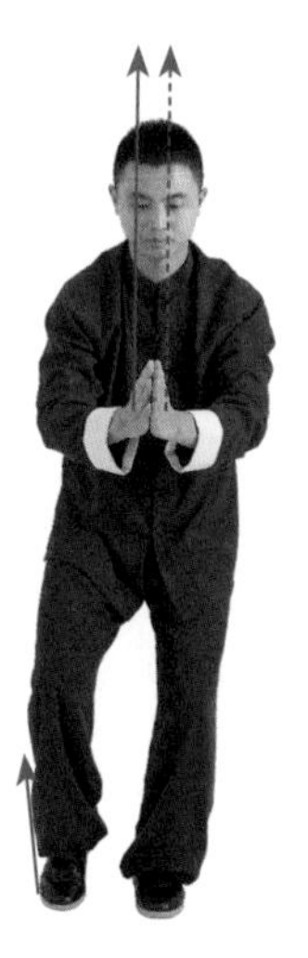

图4-137

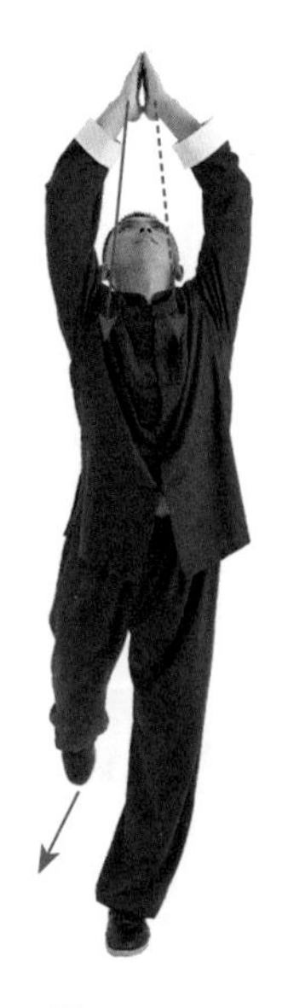

图4-138

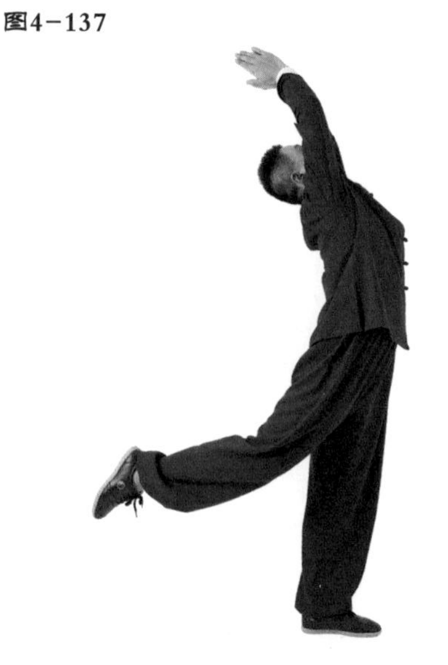

图4-138附图

动作十：右腿下落至原位，两手指尖相对，缓慢下落至与肩平，掌心向下；两手沿胸部、腹部自然落至体侧；同时，身体回正（图4-139、图4-140）。

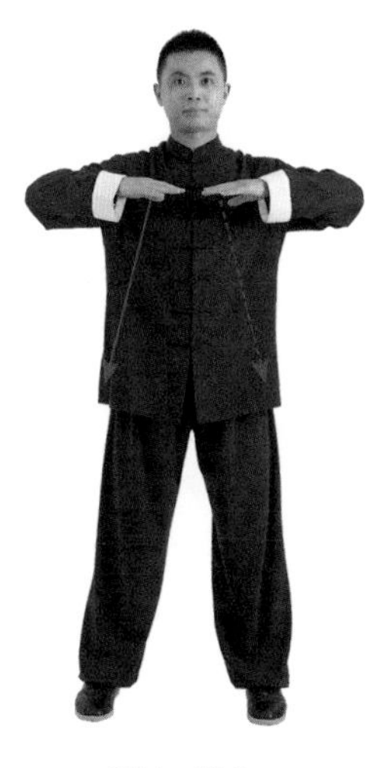

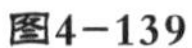
图4-139

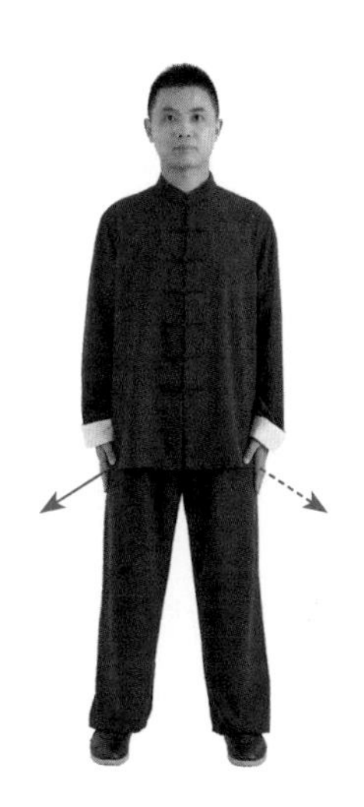

图4-140

【注意事项】

两掌向后抻拉时，注意身体的弯曲幅度，可以在前期准备活动时，对肢体与关节进行充分牵引拉伸，以防运动损伤。

【功理作用】

① 通过对两腿进行后举，可以提高习练者的平衡能力。

②身体弯曲时，小腿桡侧肌肉发力，可提高膝关节灵活度及小腿肌肉力量，另外，对腰部肌肉及脊柱有很好的牵拉作用。

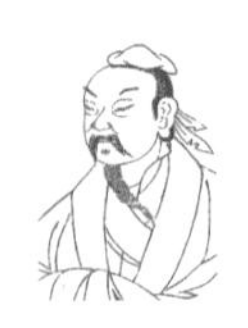

第八式　蝶化

【技术源流】

“蝶化”出自《庄子·齐物论》：“昔者庄周梦为胡蝶，栩栩然胡蝶也。自喻适志与，不知周也。俄然觉，则蘧蘧然周也。不知周之梦为胡蝶与，胡蝶之梦为周与？周与胡蝶，则必有分矣。此之谓物化。[①]”“蝶化”动作即取之于此，动作设计上则取“破茧成蝶”之意。

【动作要领】

动作一：两手向体侧展开平举，掌心向下，与肩同高；同时，收左脚成并步（图4-141、图4-142）。

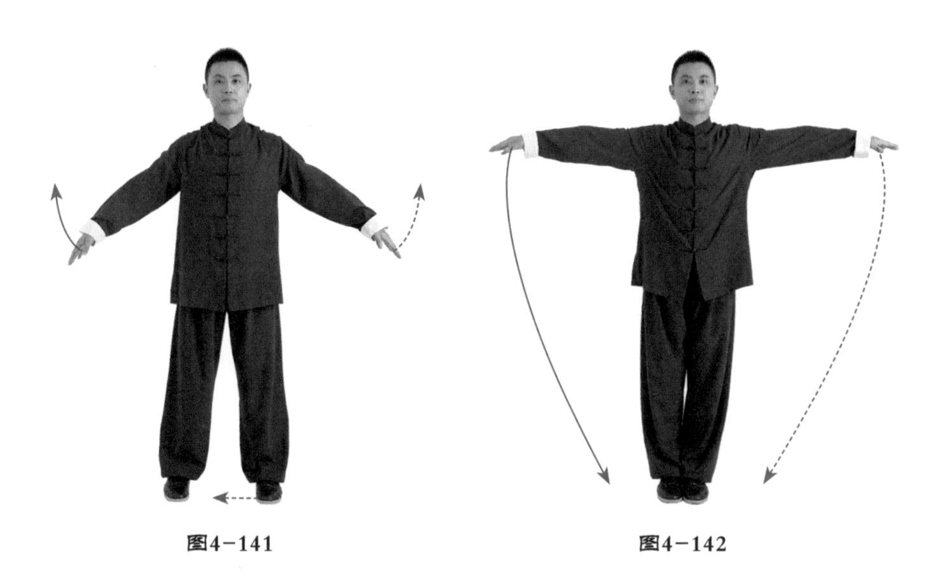

图4-141　　图4-142

①庄子［M］. 方勇，译注. 北京：中华书局，2015：42-43.

动作二：屈膝下蹲，两手落至膝关节两侧，指尖向外；屈膝全蹲，低头，两手从体侧交叉环抱两膝，左手在外（图4-143、图4-144）。

动作三：头部上仰，两臂随身体上提至与肩同高，掌心向下，膝关节微屈（图4-145～图4-147）。

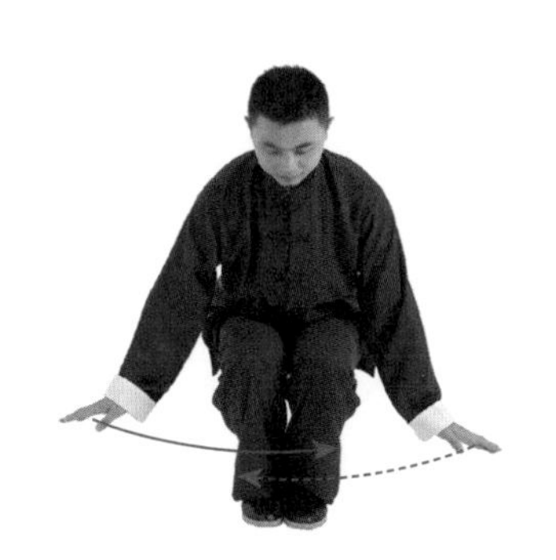
图4-143

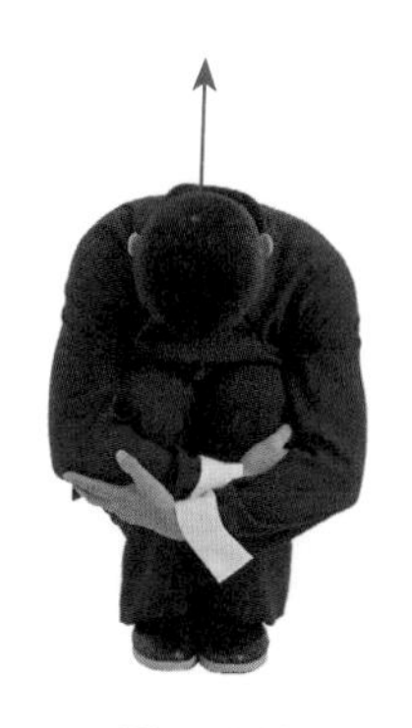
图4-144

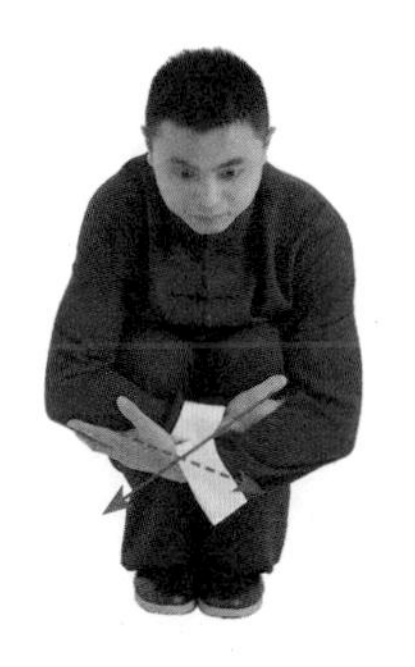
图4-145

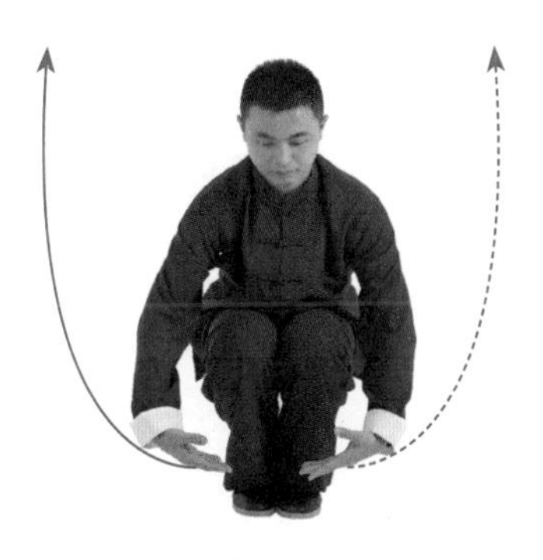
图4-146

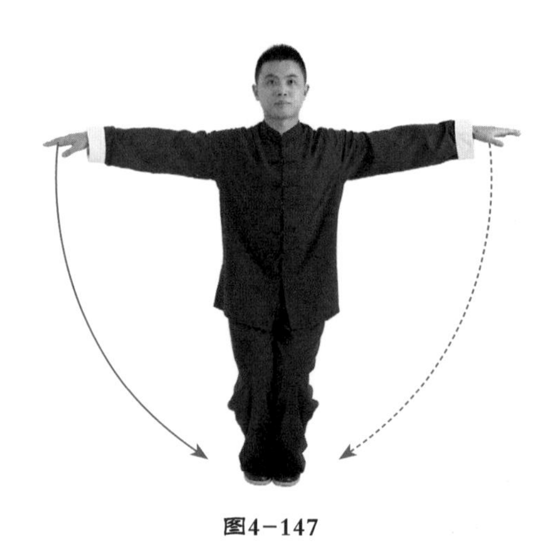

图4－147

动作四：屈膝下蹲，低头，两手下落至接近地面，随即手掌环抱两膝（图4–148、图4–149）。

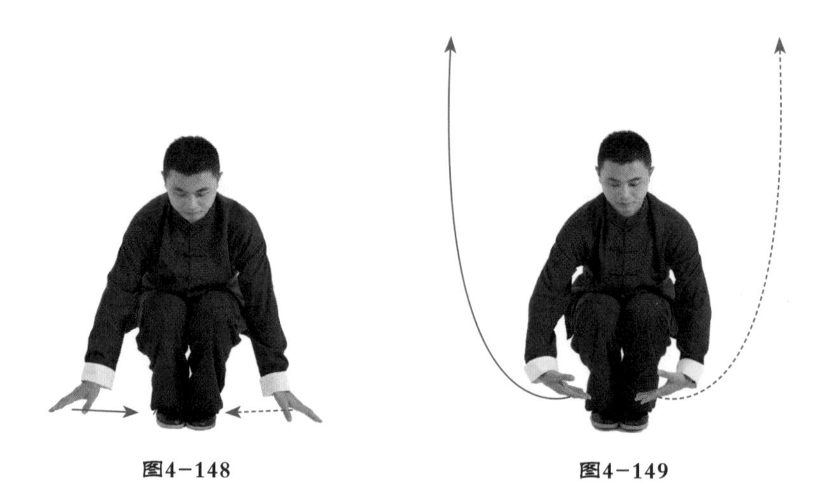

图4－148　　图4－149

动作五：头部上仰，两臂随身体上提至与头顶同高，掌心向下，腿伸直（图4–150）。

动作六：两手自然下落，垂于体侧（图4–151）。

动作七：两手向体侧展开平举，掌心向下，与肩同高（图4–152）。

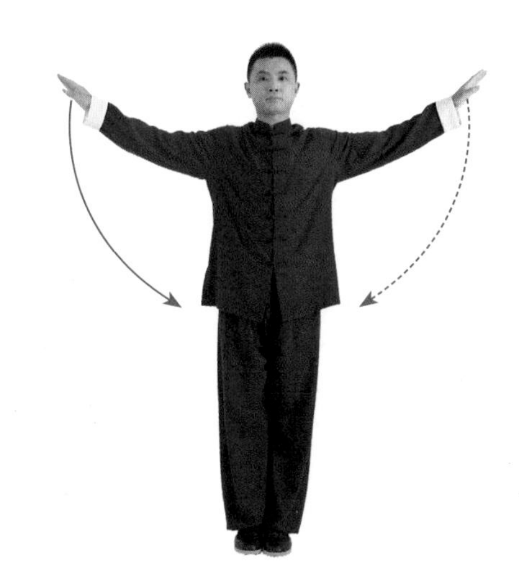

图4－150

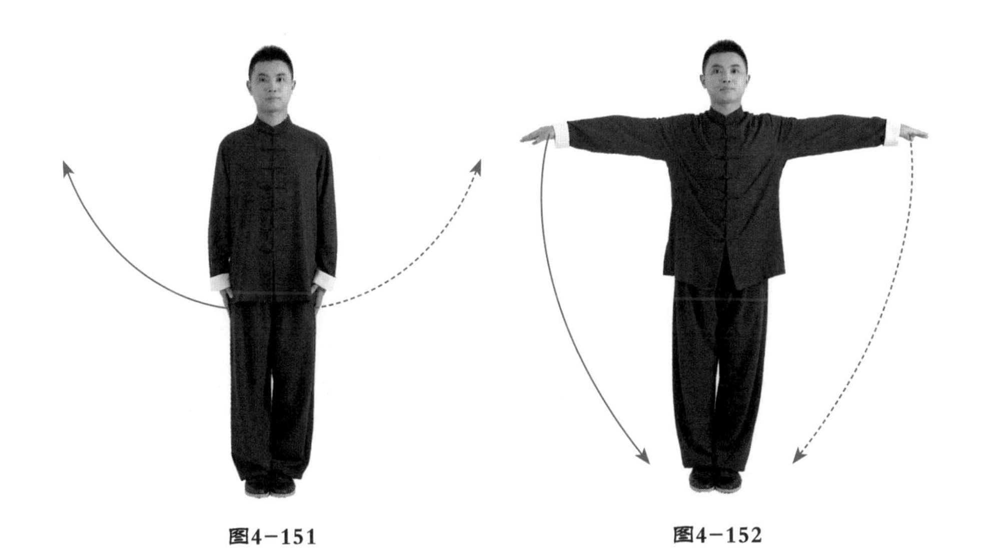

图4－151　　图4－152

动作八：两腿屈膝下蹲，两手落至膝关节两侧，指尖向外；屈膝全蹲，低头，两手从体侧交叉环抱两膝，右手在外（图4-153、图4-154）。

动作九：头部上仰，两臂随身体上提至与肩同高，掌心向下，膝关节微屈（图4-155～图4-157）。

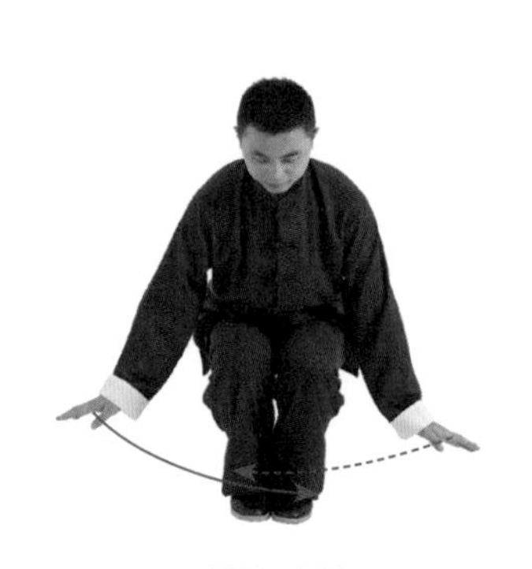

图4-153

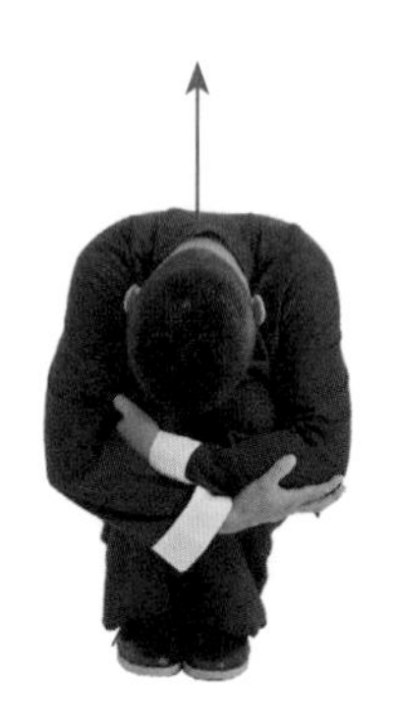

图4-154

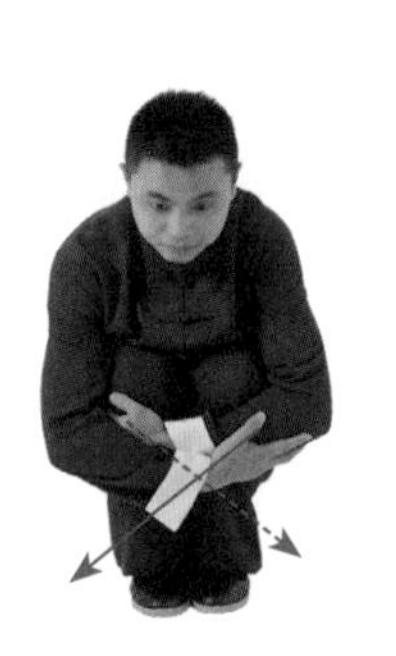

图4-155

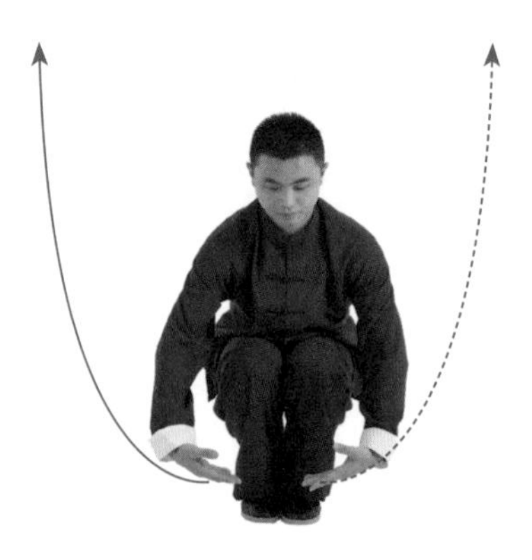

图4-156

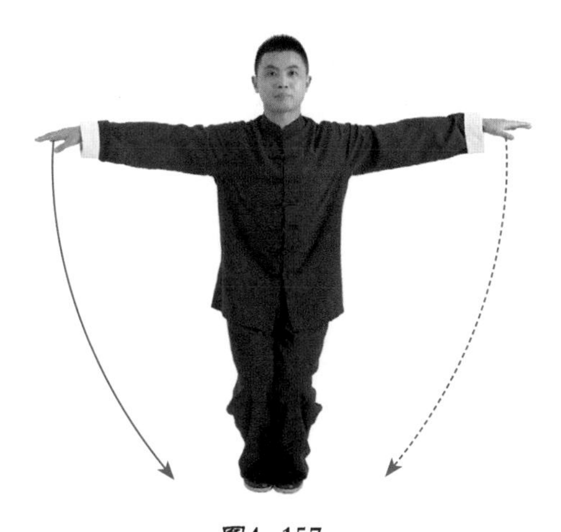

图4-157

动作十：屈膝下蹲，低头，两手下落至接近地面，随即手掌环抱两膝（图4-158、图4-159）。

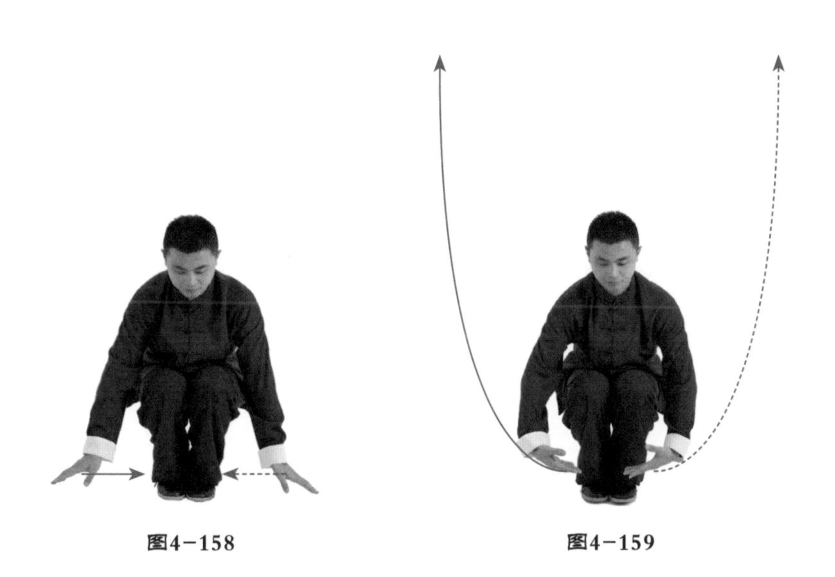

图4-158　　图4-159

动作十一：头部上仰，两臂随身体上提至与头顶同高，掌心向下，腿伸直（图4-160）。

动作十二：左脚开步，两手自然下落垂于体侧（图4-161）。

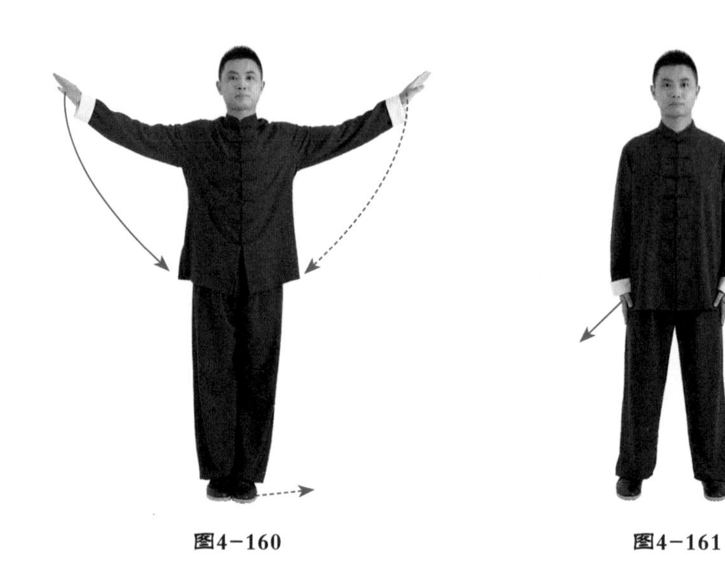

图4-160　　图4-161

【注意事项】

身体起立和下蹲时，手臂应同时摆动，俯身不宜过低。起身时，收腰阔胸，呼吸自然。

【功理作用】

①蝶化可帮助脊柱蠕动，提高身体的灵活性。

②屈膝下蹲可提高下肢的协调性和平衡。

收势

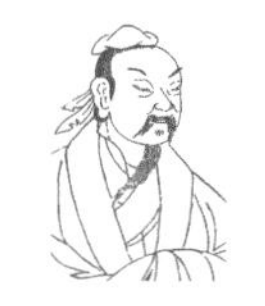

【动作要领】

动作一：两手向体侧展开平举，掌心向上；两掌继续上举立于头顶上方，掌心相对（图4–162～图4–164）。

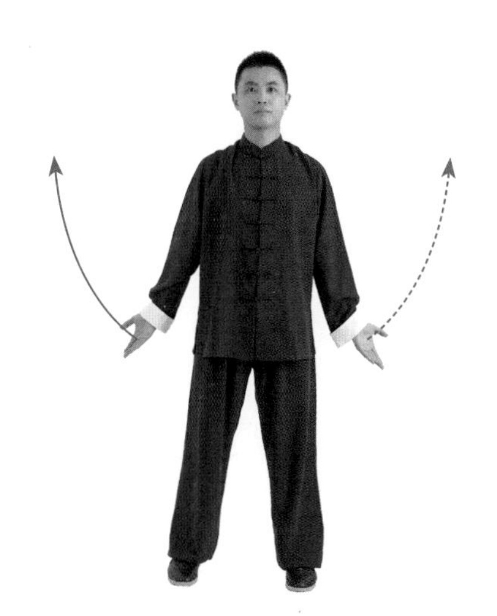

图4–162

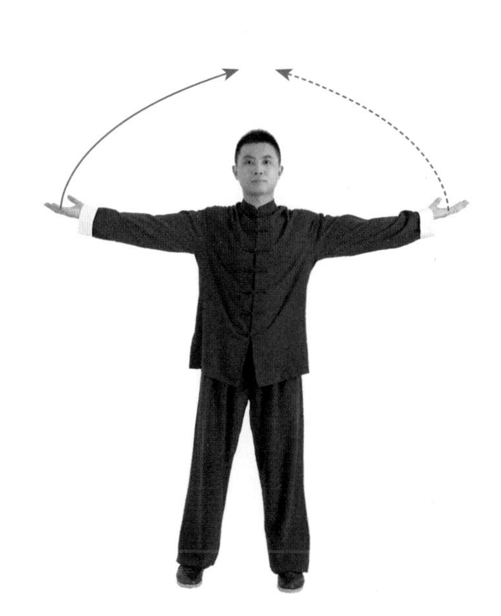

图4–163

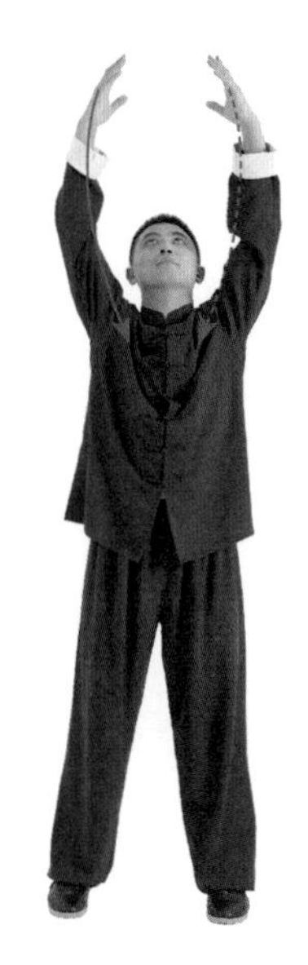

图4-164

动作二：两掌从体前落至腹前，两掌指相对，掌心向内；掌从腹前上提至胸前，掌心向上（图4-165～图4-167）。

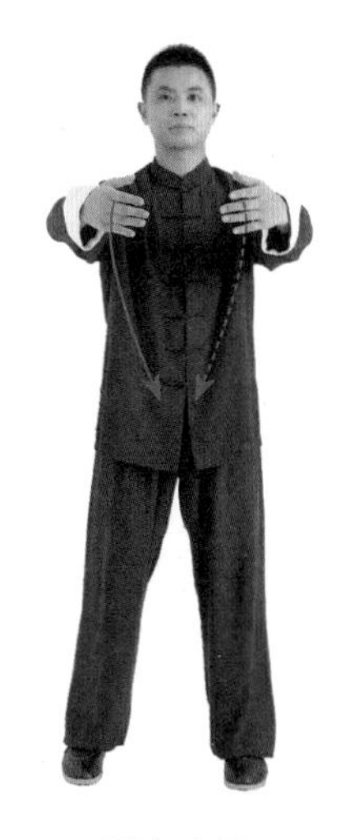

图4-165

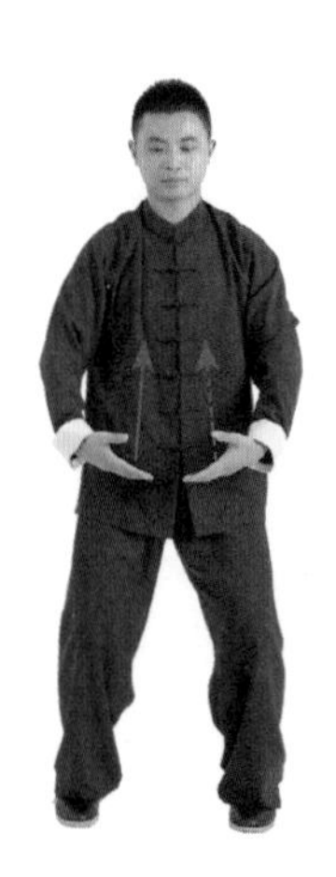

图4-166

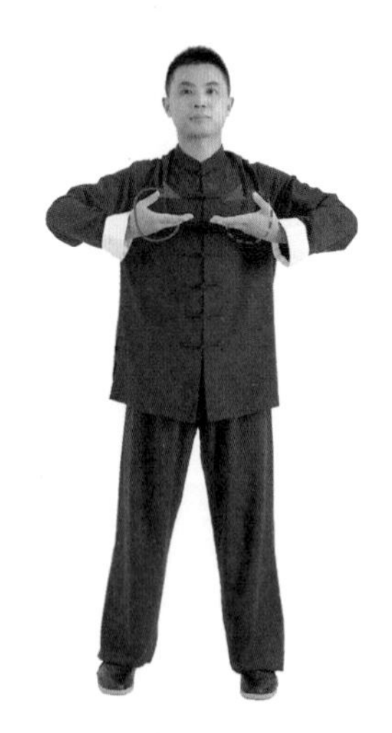

图4-167

动作三：两掌翻掌向下，外旋下按至腹前，掌指向前（图4-168、图4-169）。

动作四：两手自然落至体侧，并步站立（图4-170）。

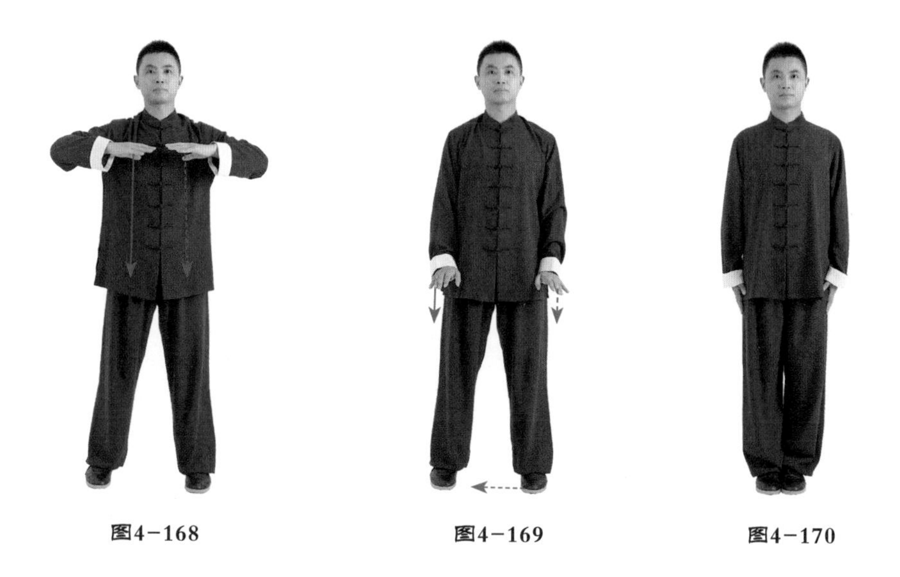

图4-168　　图4-169　　图4-170

【注意事项】

两手向两侧展开时，意想气息上行至百会穴，下按抱气应落于丹田。

【功理作用】

①通过上肢的引气、抱气动作，可促使气体留存于丹田。

②调节全身肌肉和关节，使全身得到放松。

教学视频

演练视频

演示视频

第五章

庄子导引法

第一节　功法基础

一、手型

1. 猿钩

五指指腹捏拢，屈腕[①]（图5-1、图5-1附图）。

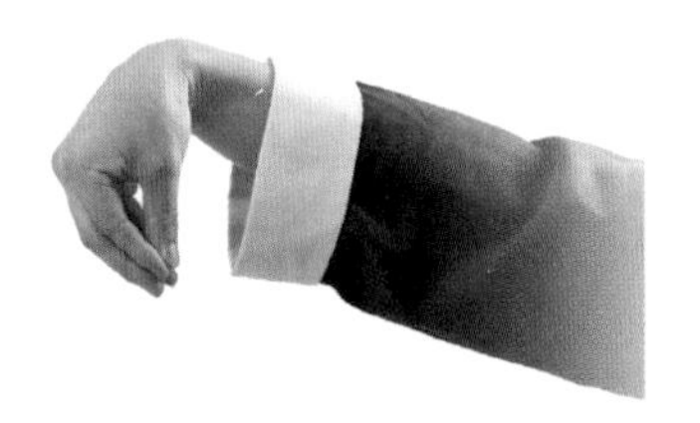

图5-1

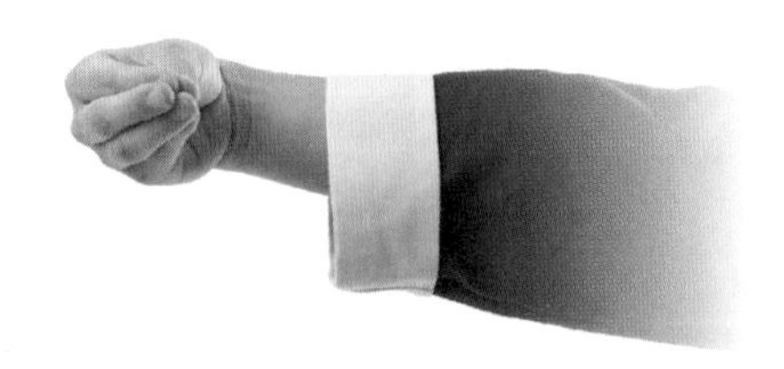

图5-1附图

①国家体育总局健身气功管理中心. 健身气功·五禽戏［M］. 北京：人民体育出版社，2018：38.

2. 鹰爪

五指外展，第一指节内扣，第二、三指节伸直①（图5-2、图5-2附图）。

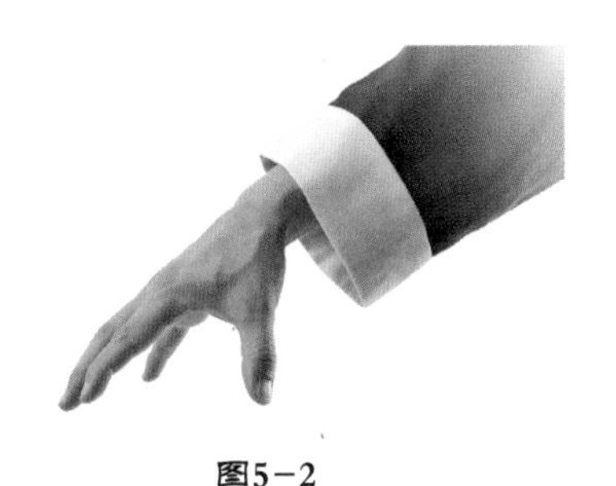

图5-2

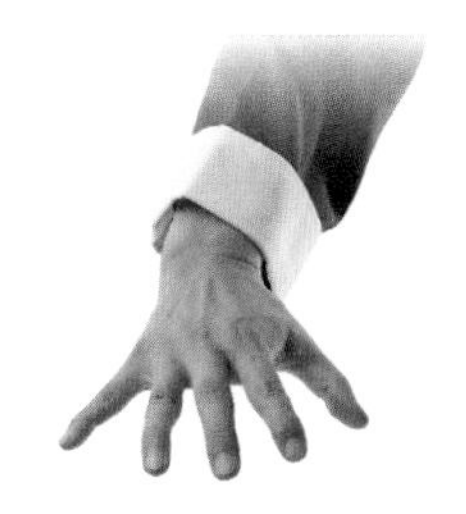

图5-2附图

3. 握固

拇指抵掐无名指根节内侧，其余四指屈拢收于掌心②（图5-3、图5-3附图）。

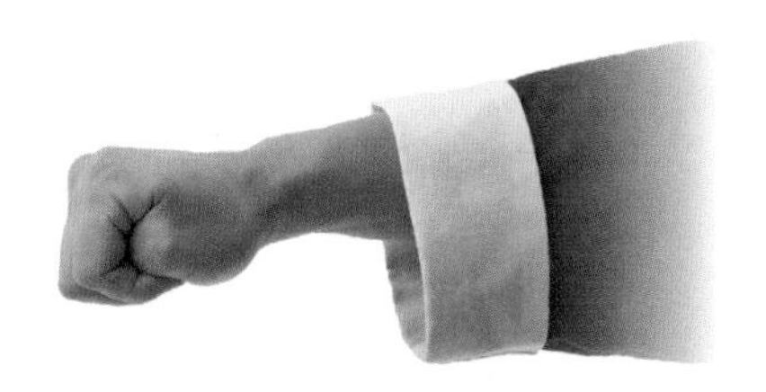

图5-3

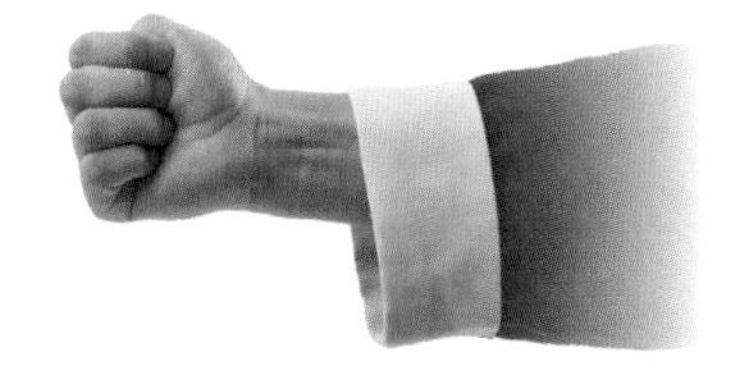

图5-3附图

①吴兆祥. 体育百科大全19：武术运动［M］. 合肥：安徽人民出版社，2010：226.

②国家体育总局健身气功管理中心. 健身气功·五禽戏［M］. 北京：人民体育出版社，2018：39.

4. 螳螂钩

五指分开，侧屈腕，手型呈锯齿状[①]（图5-4、图5-4附图）。

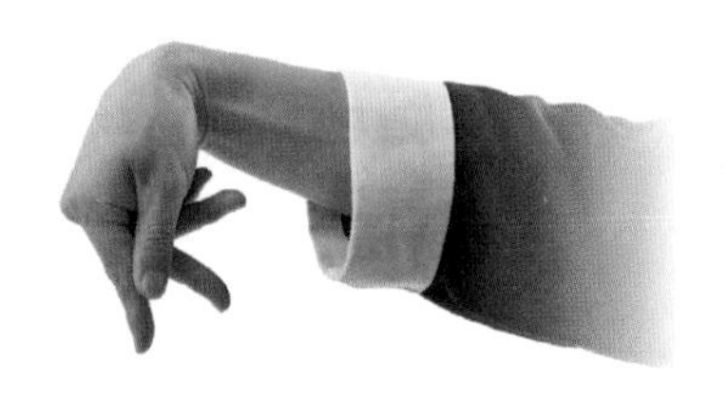

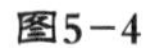
图5－4

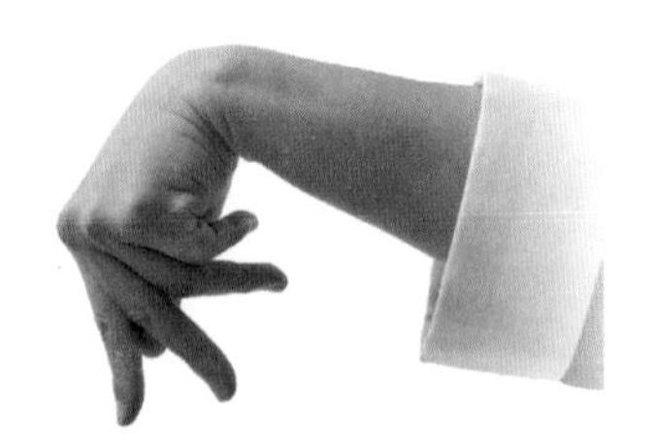

图5－4附图

5. 叠手

左手握拳，右手四指放于小鱼际处，右手拇指放于左手拇指的指根部，右手虎口紧贴于左手腕上方（图5-5、图5-5附图）。

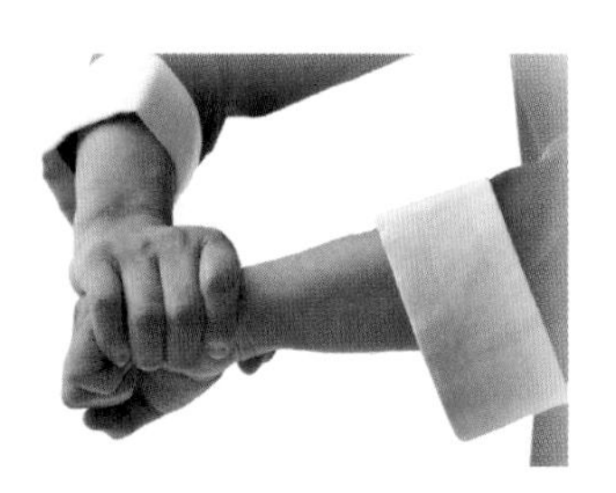

图5－5

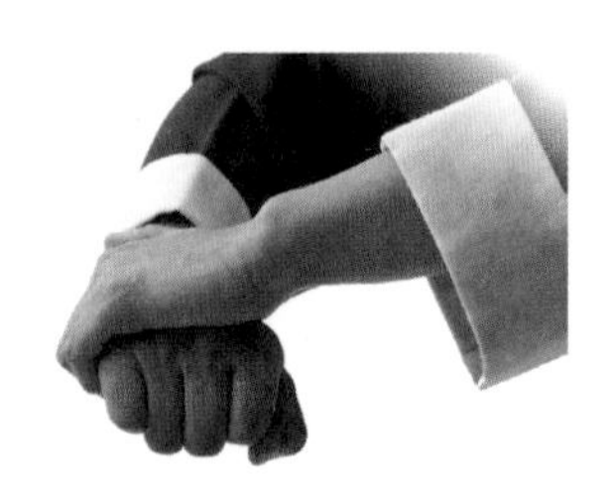

图5－5附图

①国家体育总局武术研究院. 螳螂拳［M］. 北京：高等教育出版社，2011：8.

6. 鹏翅

五指并拢，掌指内扣，掌心呈凹状（图5-6、图5-6附图）。

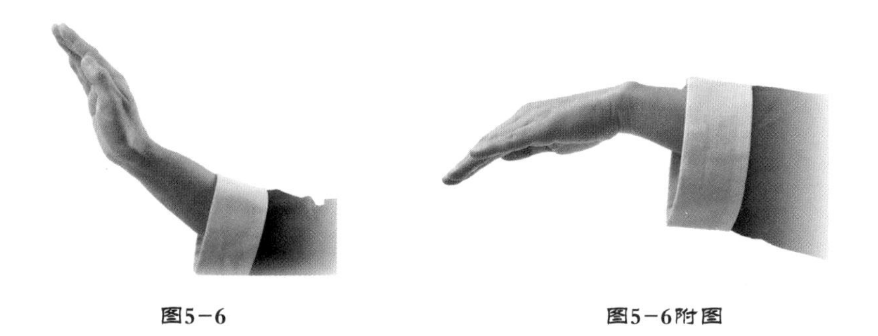

图5-6　　图5-6附图

二、步型

1. 歇步

一腿向另一腿后侧方交叉，两腿屈膝全蹲，臀部坐在后脚跟上（图5-7、图5-7附图）。

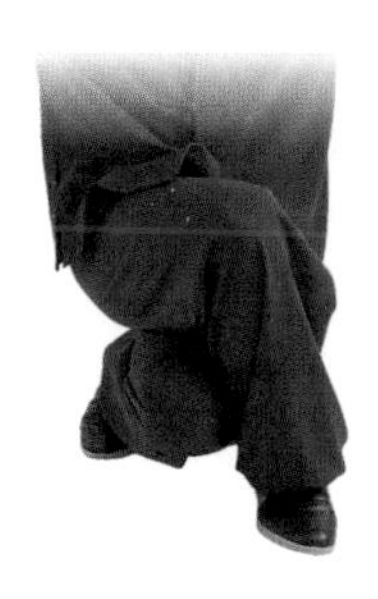

图5-7

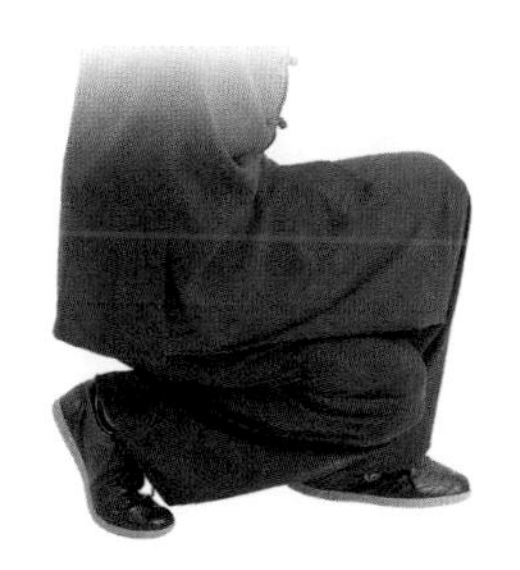

图5-7附图

2. 后点步

一脚向前迈出，膝关节自然伸直，全脚掌着地；身体重心置于前腿，后腿自然伸直，脚面绷紧，脚尖点地[①]（图5–8、图5–8附图）。

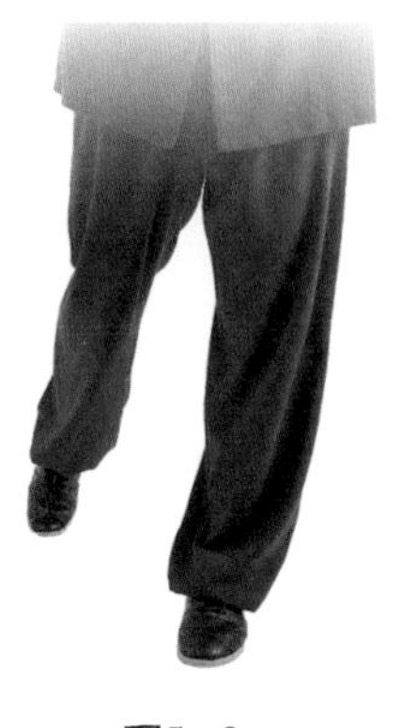
图5-8

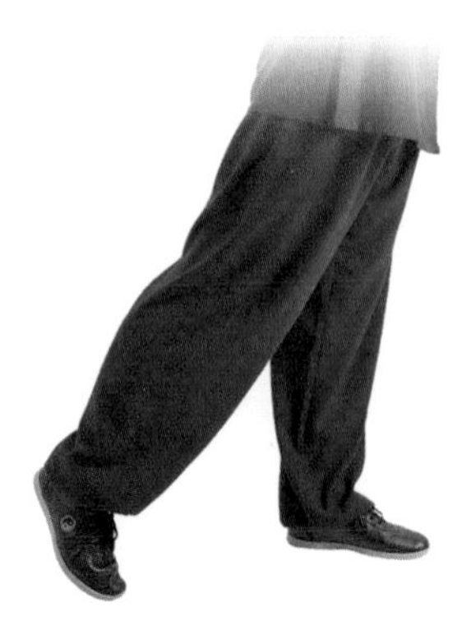
图5-8附图

3. 四正步

后脚尖垂直于前脚跟，呈现“口”字状（图5–9、图5–9附图）。

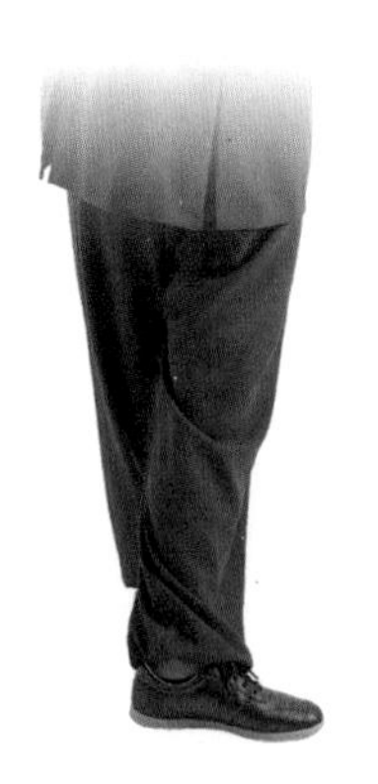
图5-9

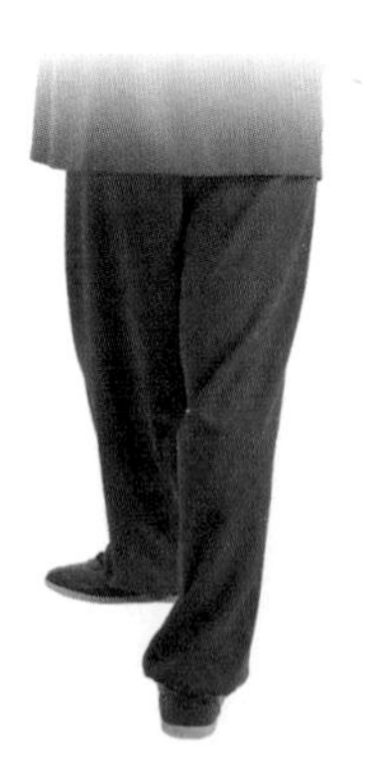
图5-9附图

①国家体育总局健身气功管理中心. 健身气功·五禽戏［M］. 北京：人民体育出版社，2018：40.

4. 四六步

两脚前后开立，前脚略内扣，后脚外展约45°，两脚跟之间约两脚距离，重心为前四后六（图5–10、图5–10附图）。

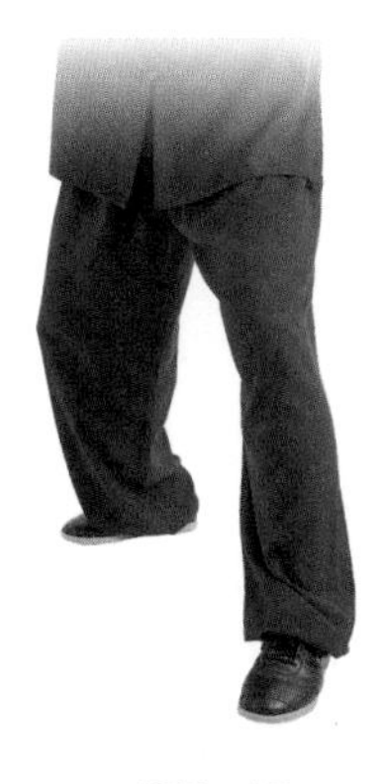
图5-10

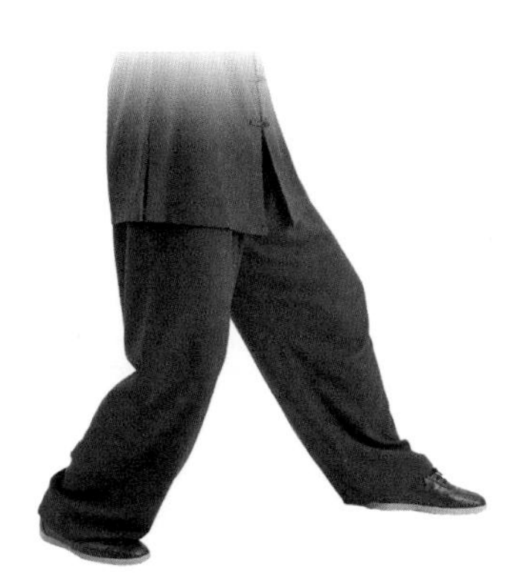
图5-10附图

5. 盘根步

两腿交叉相靠全蹲，前脚外摆，后脚前侧旋转着地，臀部落于两腿之间（图5–11、图5–12）。

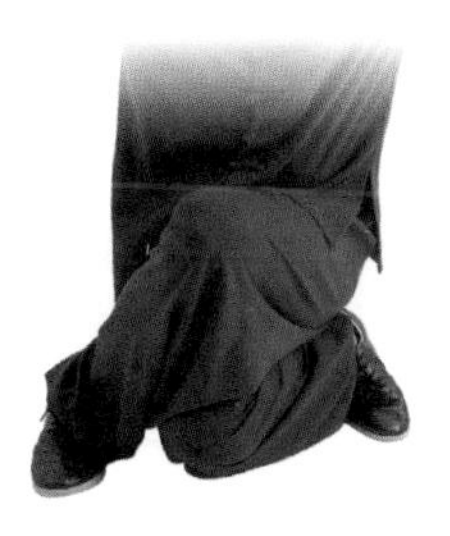
图5-11

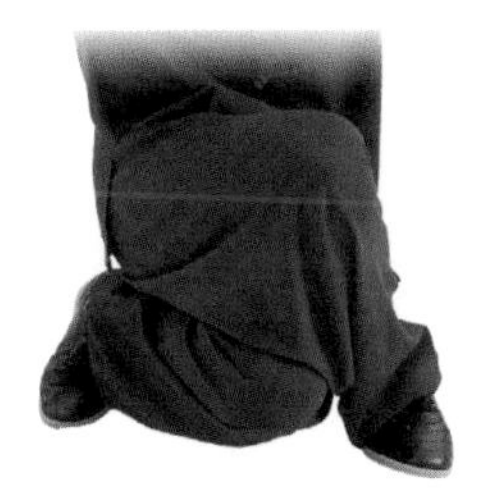
图5-12

三、平衡

1. 提膝平衡

支撑腿直立站稳，非支撑腿在体前屈膝上提，小腿自然下垂，脚尖向下（图5-13、图5-14）。

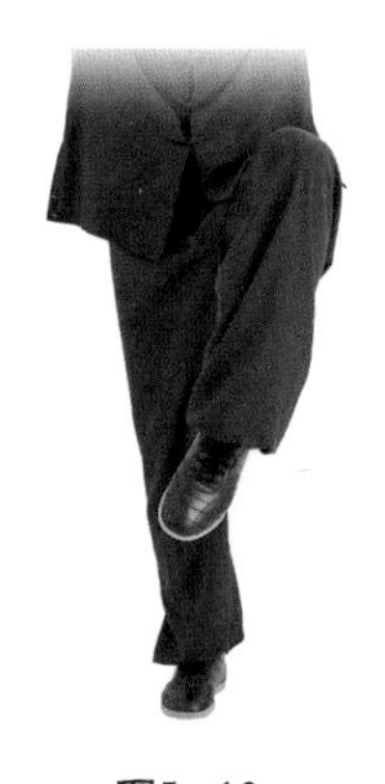

图5-13

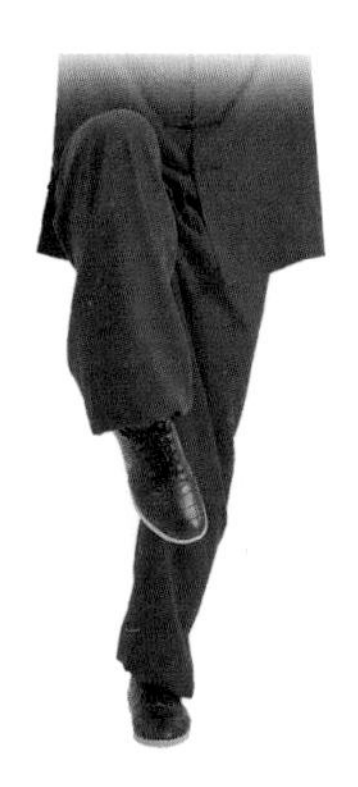

图5-14

2. 前提足平衡

支撑腿微屈下蹲，非支撑腿微屈向前上方提起，前脚尖朝向斜下方（图5-15、图5-15附图）。

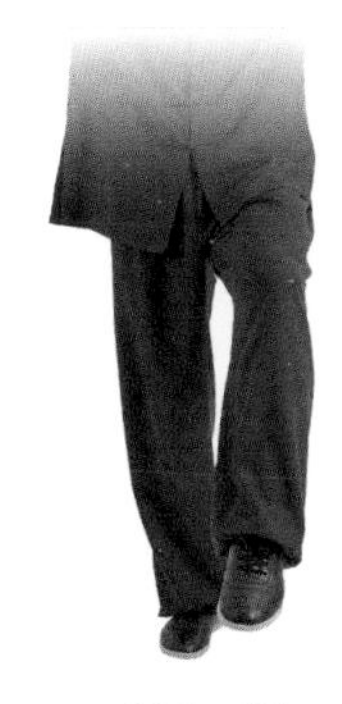

图5-15

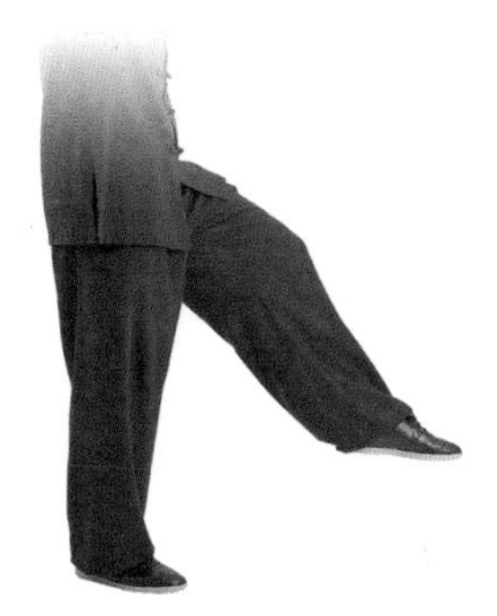

图5-15附图

3. 盘腿平衡

支撑腿屈膝半蹲，非支撑腿屈膝将脚提起放于支撑腿的大腿上，脚面绷平，脚尖向外（图5-16、图5-17）。

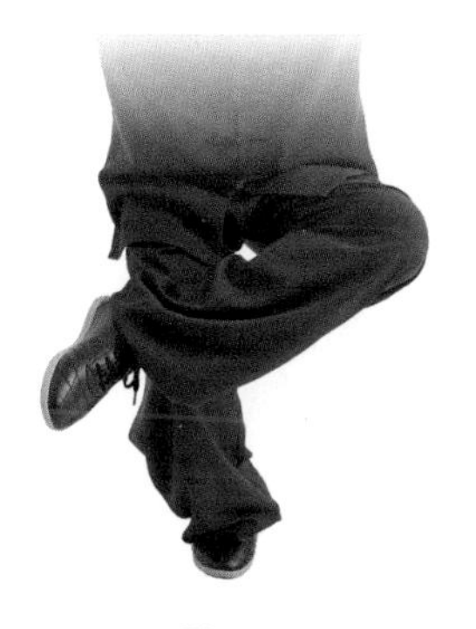

图5-16

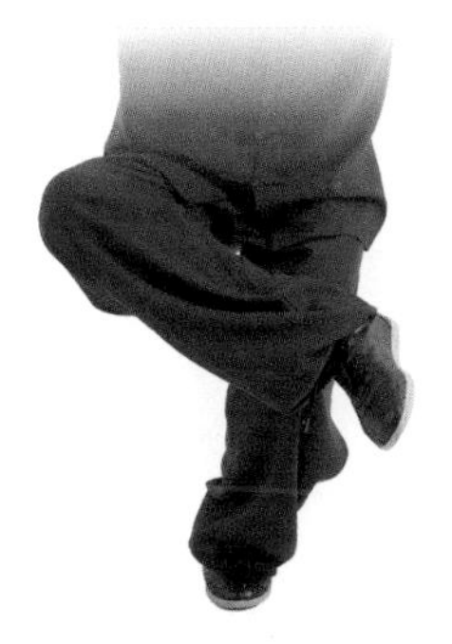

图5-17

第二节　功法操作

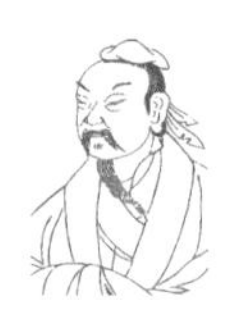

起势

【动作要领】

动作一：左脚分开，松静站立（图5–18、图5–19）。

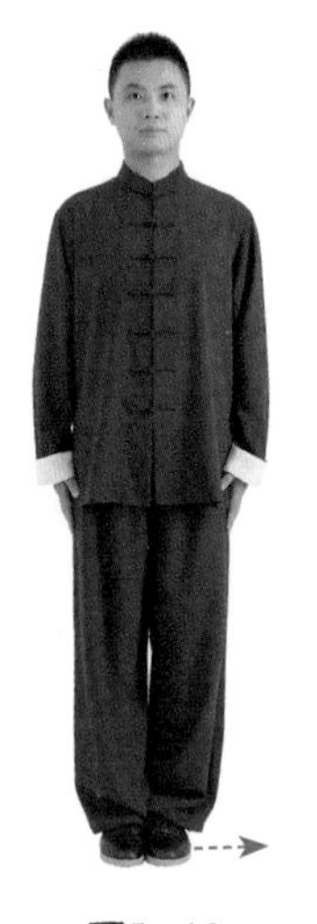

图5–18

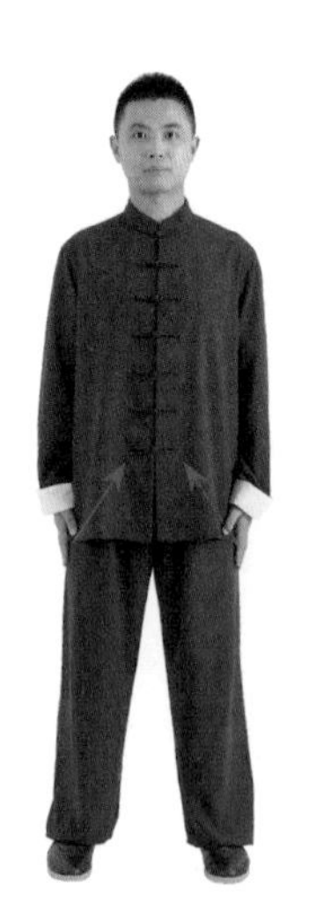

图5–19

动作二：两臂自然上提至与肩同宽、同高，掌指前伸，掌心向下，掌指外旋，两臂向外划弧；屈膝下蹲，两掌内侧相对（图5-20～图5-23）。

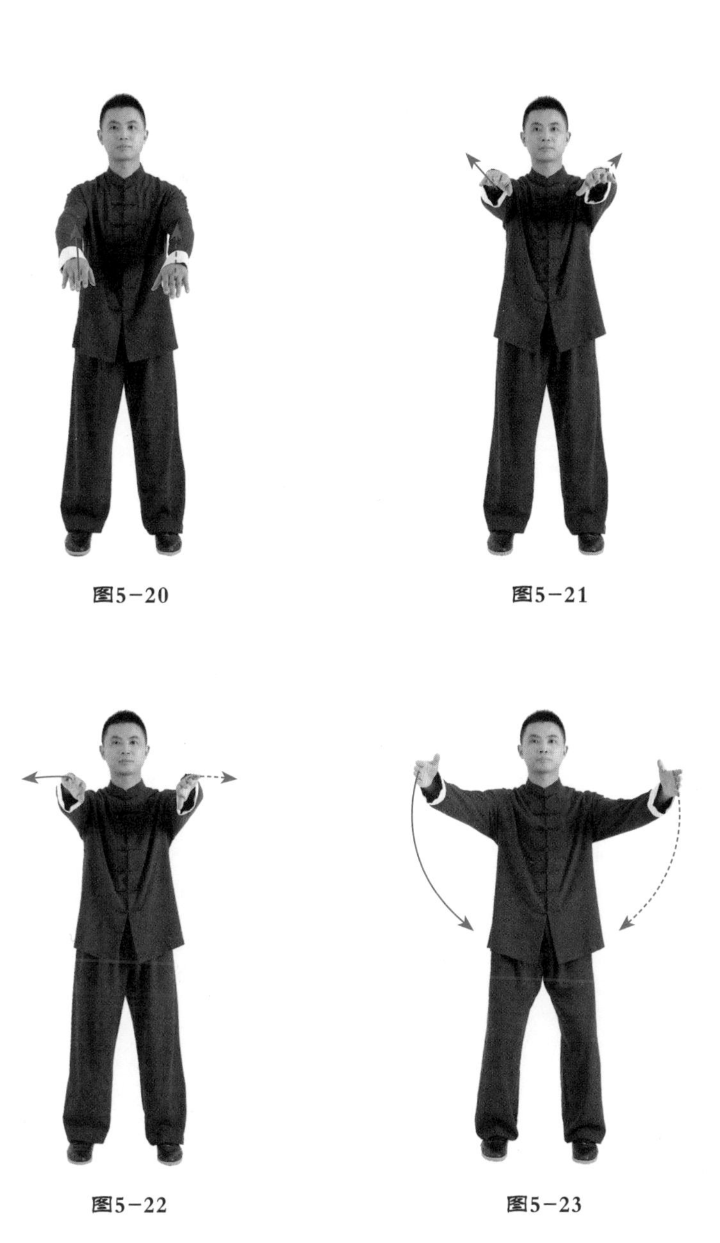

图5－20　图5－21

图5－22　图5－23

动作三：两掌相对向下划弧落至腰部两侧；两掌心向上，两臂上抬至胸前，翻腕，掌心向下（图5-24 ~ 图5-26）。

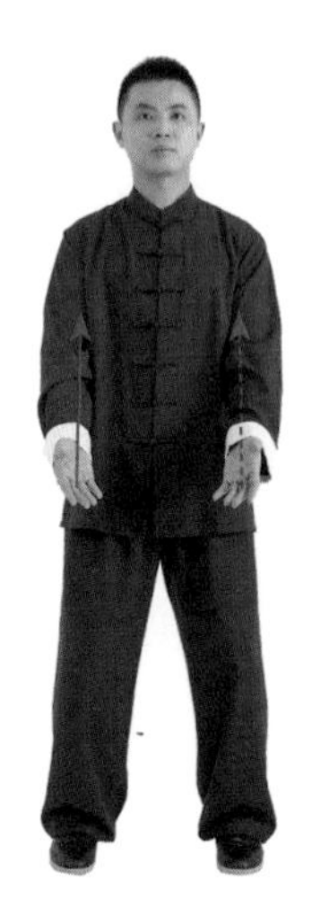

图5-24

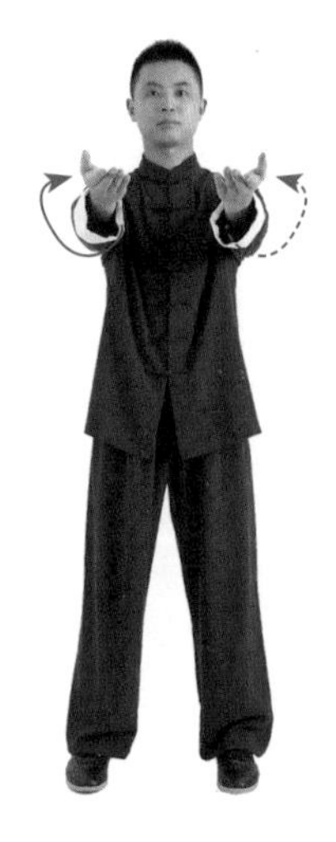

图5-25

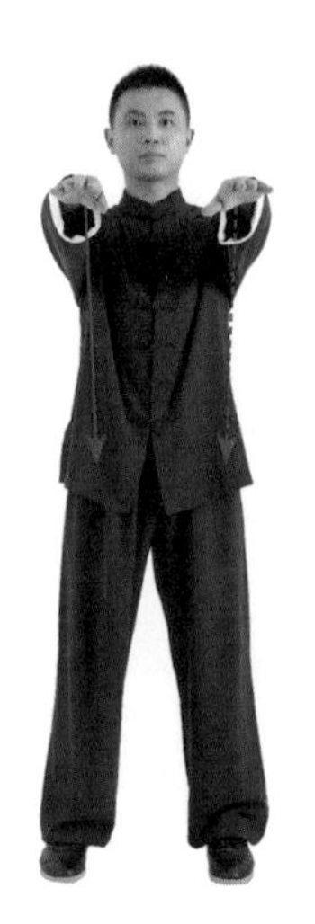

图5-26

动作四：两掌下按于腹前，两手自然下落垂于体侧，两腿自然站立（图5–27、图5–28）。

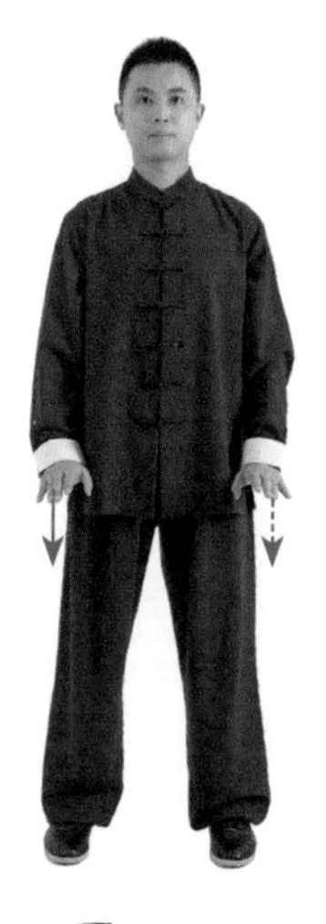

图5-27

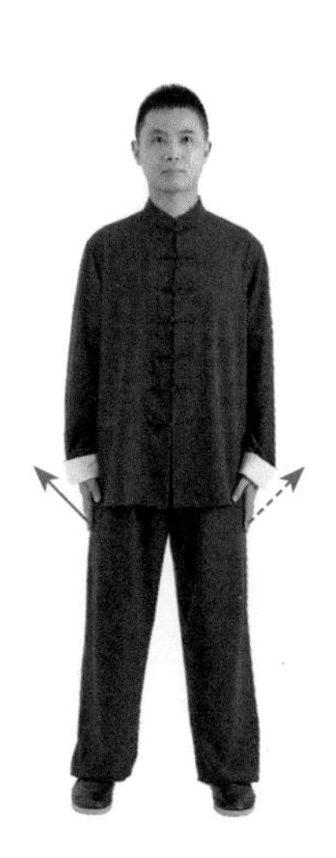

图5-28

【注意事项】

两手上抬时勿高于胸，翻掌下按时掌指相对，按至腹前时掌指前伸向前。

【功理作用】

协调四肢，端正身型，调整呼吸，安定心神。

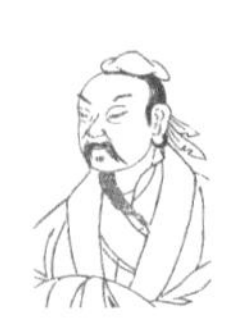

第一式　熊经鸟伸

【技术源流】

“熊经鸟伸”出自《庄子·刻意》，曰：“吹呴呼吸，吐故纳新，熊经鸟申（伸），为寿而已矣。此道引之士，养形之人，彭祖寿考者之所好也。”即“调养呼吸，吐故纳新，像熊那样悬挂于树枝，像鸟那样伸缩其脖颈，为了延年益寿而已。这是导气引体之士，养身之人，像彭祖那样的高寿者所喜好的”，经是指挂于织机上的纵线，引申为悬挂，申通伸[①]。“熊经鸟伸”技术动作编创即源自庄子对“熊经鸟申”的描述。

【动作要领】

动作一：重心右移，两臂从体侧上提，与腰同高，掌心向后（图5-29）。

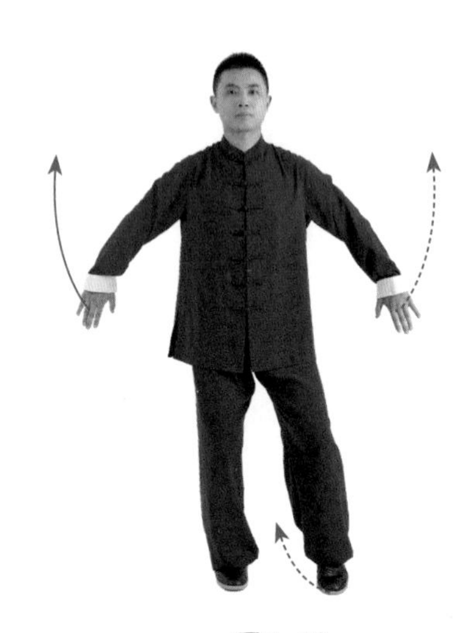

图5-29

①庄子［M］. 方勇，译注. 北京：中华书局，2015：246-251.

动作二：两手从腰侧向身体正前方拢抱，左手与腹平，右手与胸平，两掌斜向对，掌心向内；同时左腿提膝，脚尖向下（图5-30、图5-31）。

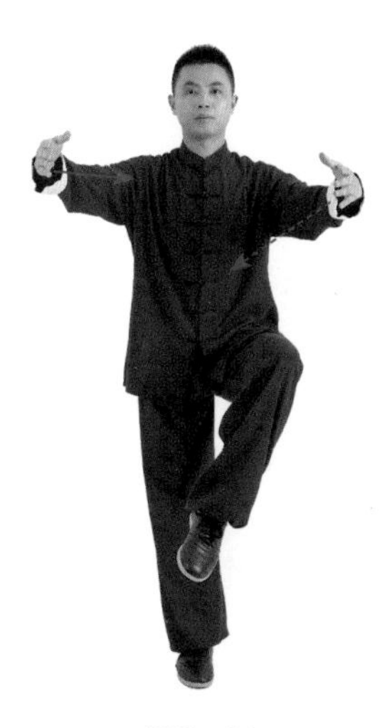

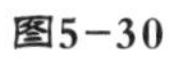
图5-30

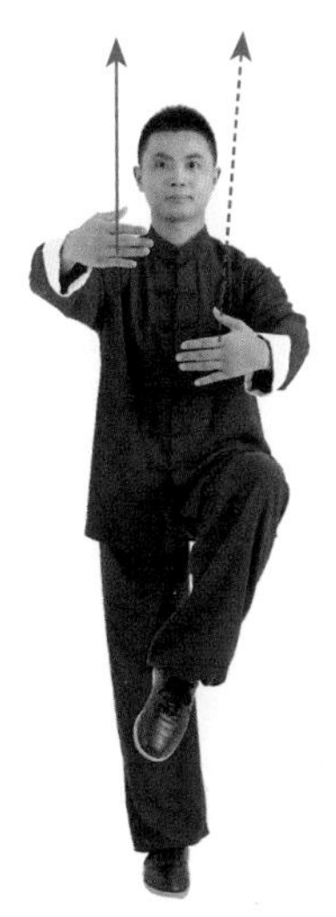

图5-31

动作三：左腿提膝保持不变，两手变熊爪向上伸举，目视熊爪方向（图5-32）。

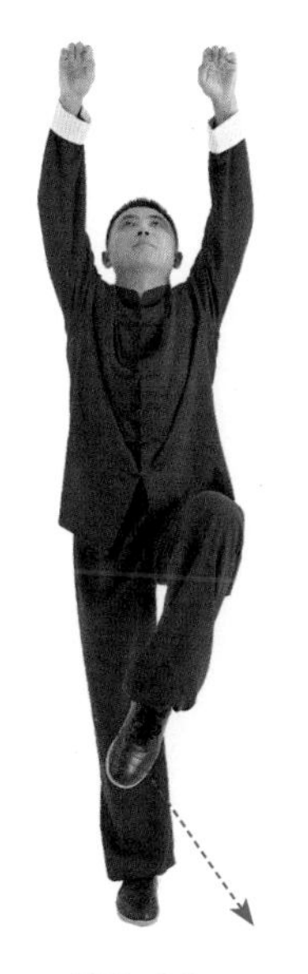

图5-32

动作四：左脚落地，两腿逐渐伸直；两爪变鸟翅自头顶经胸前下落至体侧（图5-33～图5-36）。

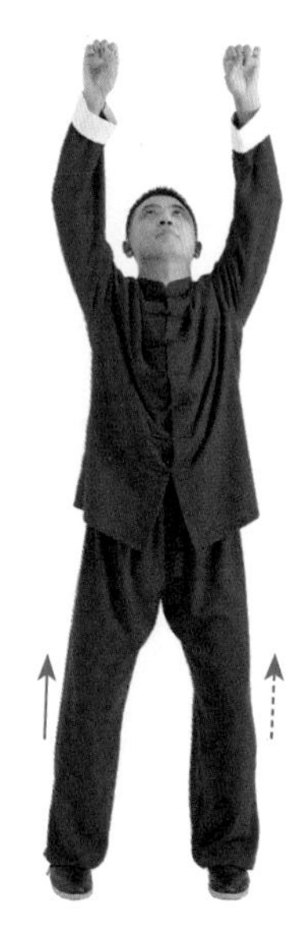

图5-33

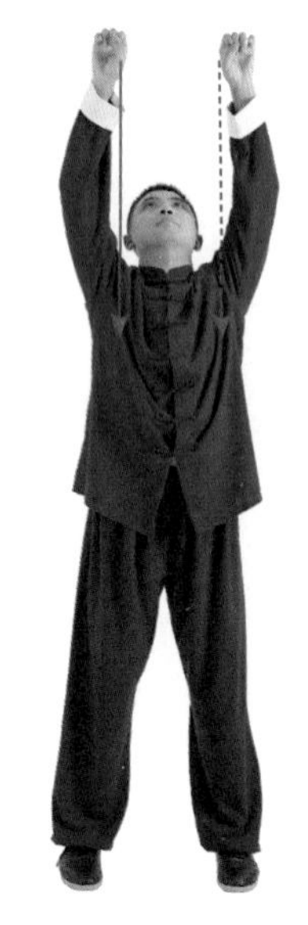

图5-34

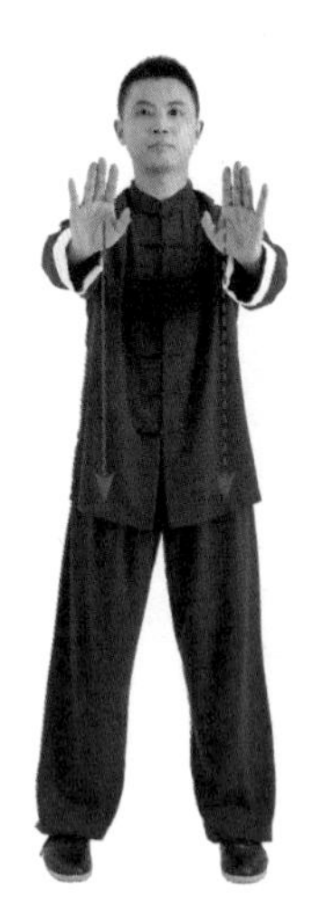

图5-35

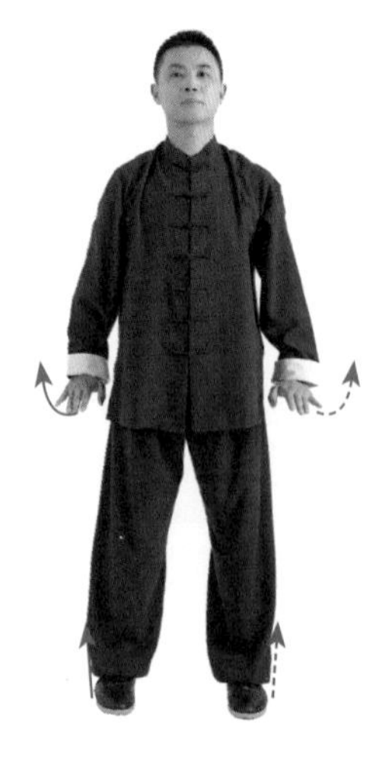

图5-36

动作五：提踵，头部上仰，肩部外展后撑，目视斜上方（图5–37）。

动作六：脚跟下落，全脚掌着地，两手向前垂于体侧，自然站立，目视前方（图5–38）。

动作七：重心左移，两臂从体侧上提，与腰同高，掌心向后（图5–39）。

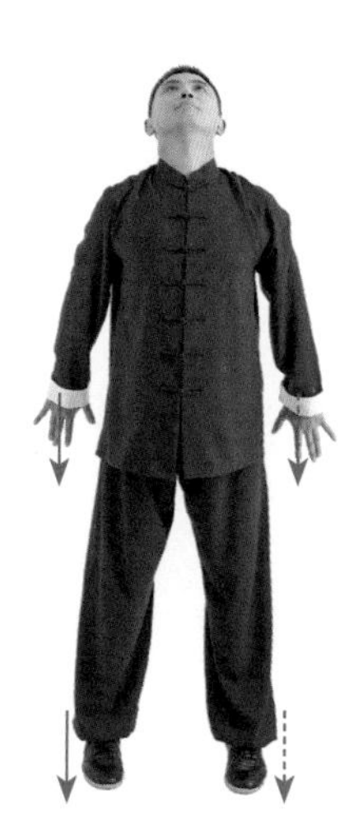

图5－37

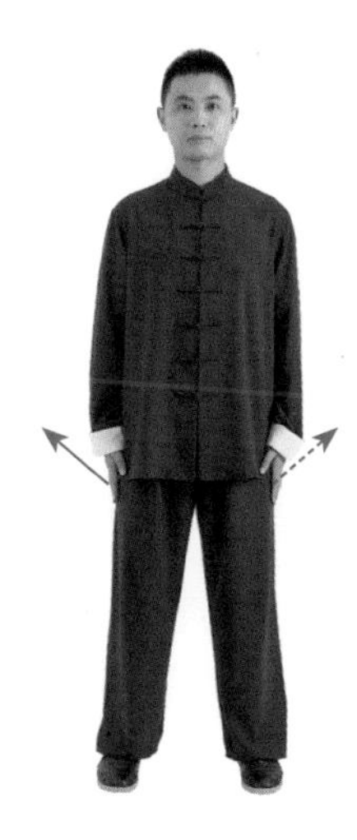

图5－38

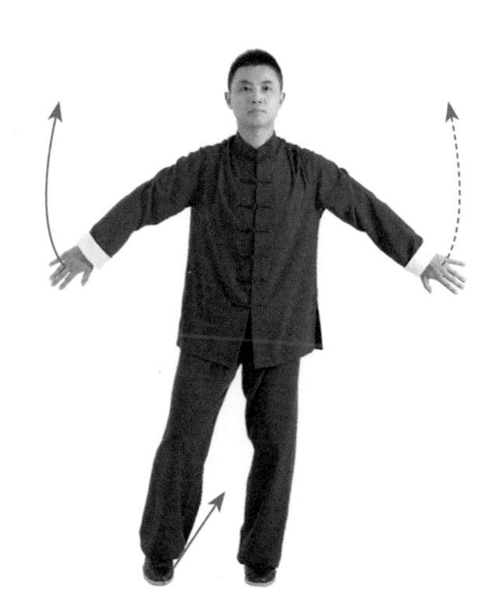

图5－39

动作八：两手从腰侧向身体正前方拢抱，右手与腹平，左手与胸平，两掌斜向对，掌心向内；同时，右腿提膝，脚尖向下（图5-40、图5-41）。

动作九：右腿提膝保持不变，两手变熊爪向上伸举，目视熊爪方向（图5-42）。

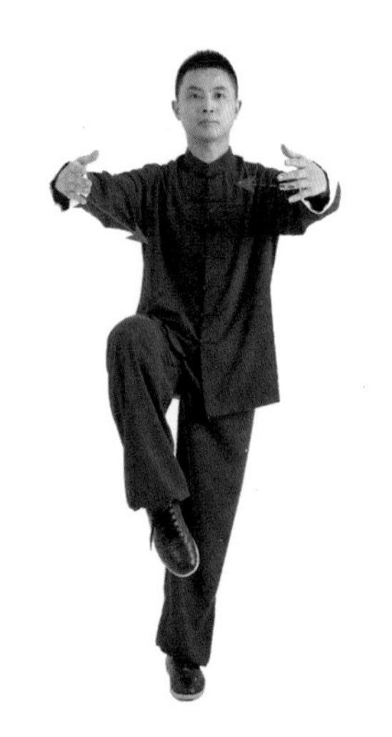

图5-40

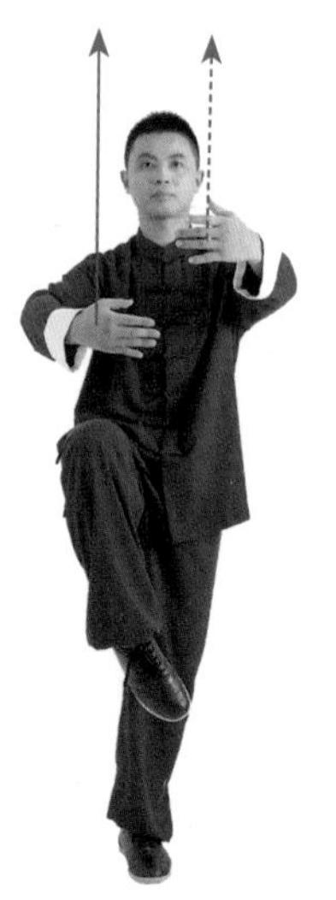

图5-41

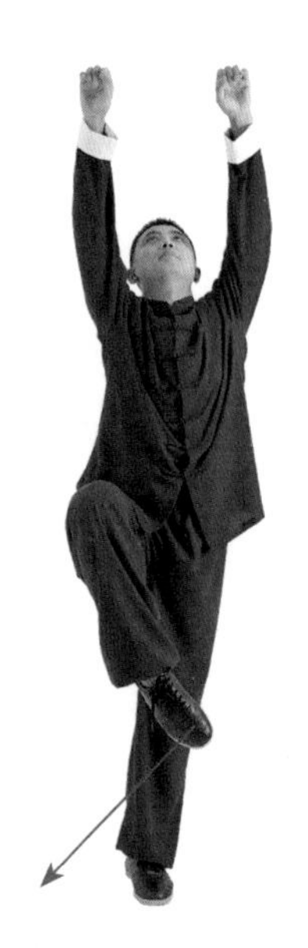

图5-42

动作十：右脚落地，两腿逐渐伸直；两爪变鸟翅自头顶经胸前下落至体侧（图5-43～图5-46）。

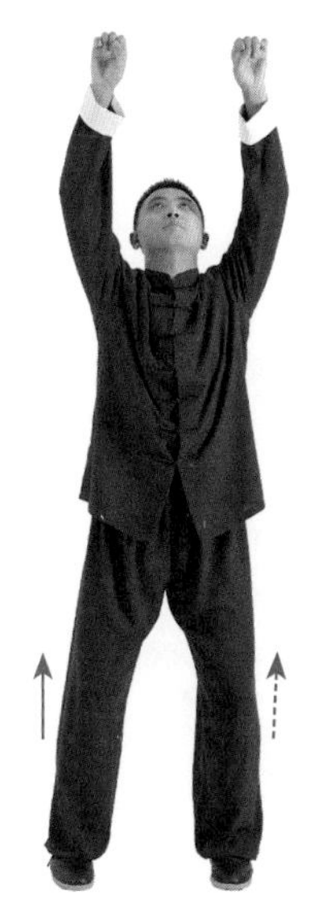
图5-43

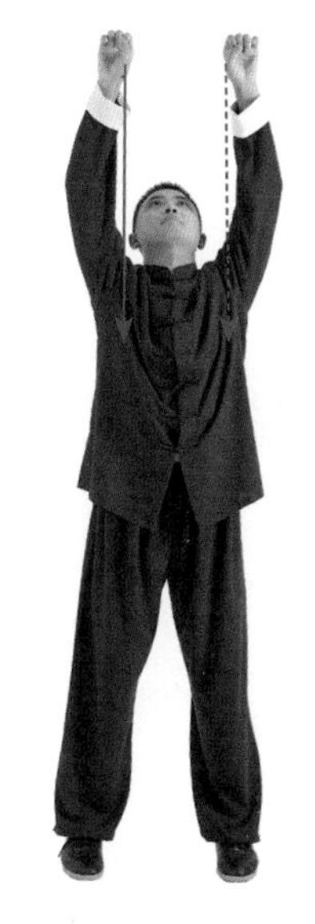
图5-44

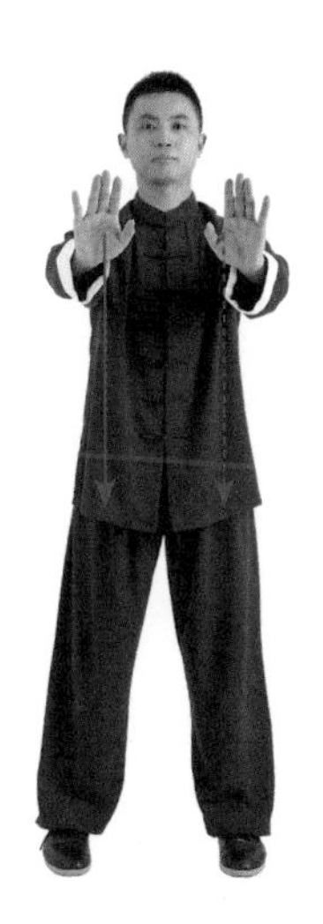
图5-45

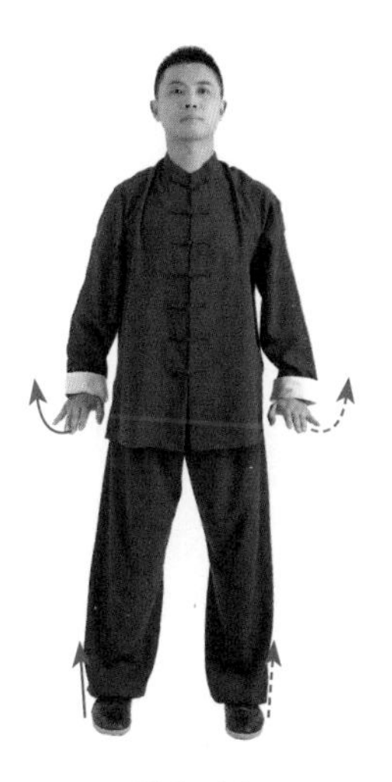
图5-46

动作十一：提踵，头部上仰，肩部外展后撑，目视斜上方（图5–47）。

动作十二：脚跟下落，全脚掌着地，两手向前垂于体侧，自然站立，目视前方（图5–48）。

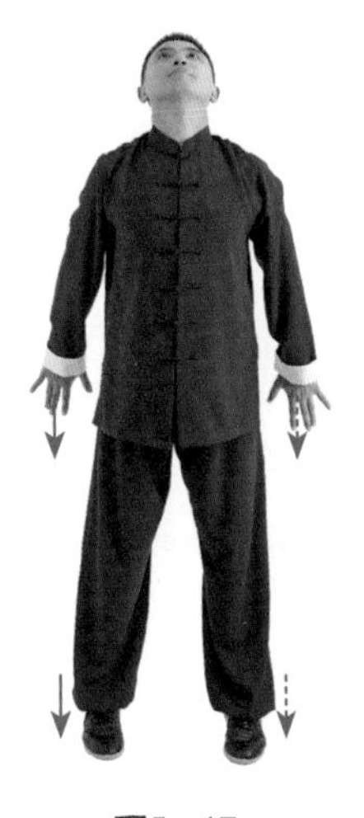

图5–47

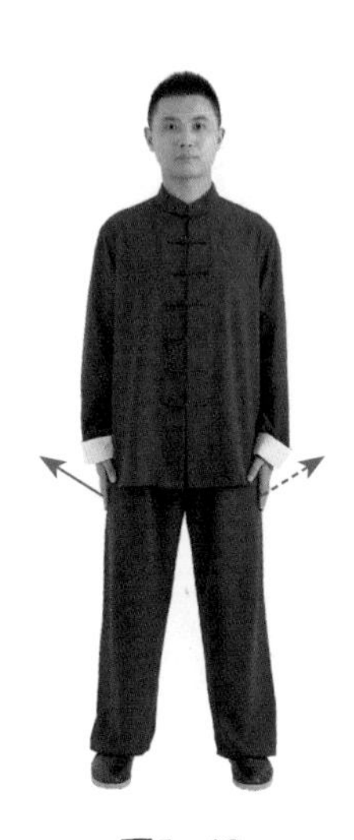

图5–48

【注意事项】

提膝合拢时，注意松肩沉肘，命门后撑。

【功理作用】

①单腿提膝，有助于锻炼下肢的力量与平衡能力。

②肩部后展，有利于缓解肩颈部紧张所带来的不适症状。

第二式　一龙一蛇

【技术源流】

"一龙一蛇"出自《庄子·山木》，曰："若夫乘道德而浮游则不然。无誉无訾，一龙一蛇，与时俱化，而无肯专为；一上一下，以和为量，浮游乎万物之祖，物物而不物于物，则胡可得而累邪！此神农、黄帝之法则也"，即"如果能顺应其自然而游于至虚之间，就不是这样了。既不会博得世人的称赞，也不会招来世人的诽谤，屈伸不定，随时隐现变化，不偏执于一端；上天下潜，以顺应自然为原则，遨游于至虚之间，把外物看做是物而不被它所役使，那又怎么会受到牵累呢！这就是神农、黄帝的处世法则"①。"一龙一蛇"技术动作编创即源自于对庄子一龙一蛇"屈伸不定，随时隐现变化"内涵的理解，进行了功法技术动作编创。

【动作要领】

动作一：两手向体侧展开，左脚向斜后方撤步，两手变龙爪向两侧抬至与肩同高（图5-49、图5-50）。

①庄子［M］. 方勇，译注. 北京：中华书局，2015：317-320.

动作二：左脚全脚掌着地，右腿屈膝前弓成弓步；两爪从体侧平行移至身体正前方，龙爪朝向前方（图5–51）。

动作三：左脚向右脚内侧上步成并步；两爪变掌合拢，掌指朝向前方（图5–52）。

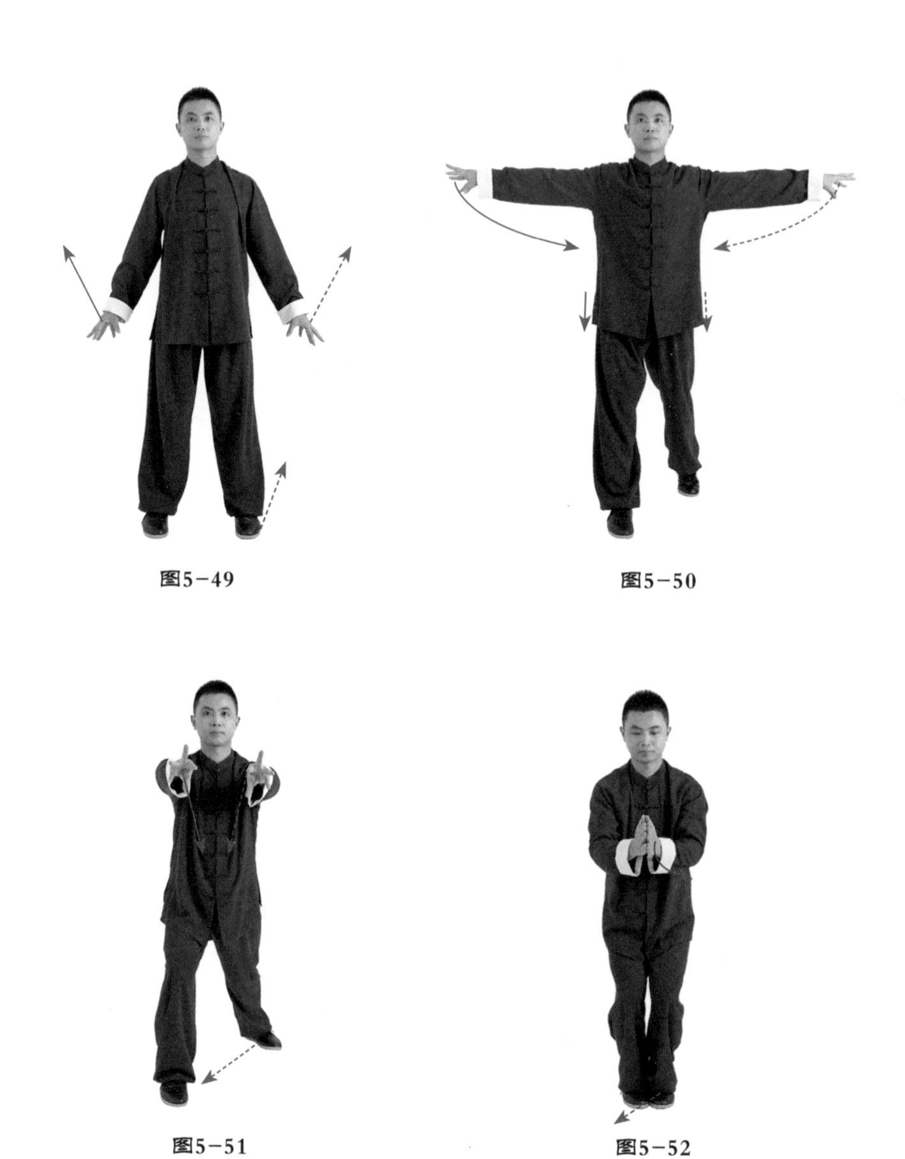

图5–49

图5–50

图5–51

图5–52

动作四：左脚向前上步并向左摆动；同时，两掌向身体左侧外摆，手指朝向左方，目视斜后方（图5–53）。

动作五：两脚不变，腰部向身体右侧转动，两掌随腰弧形转至身体右侧，手指朝向右方，目视斜后方（图5–54、图5–55）。

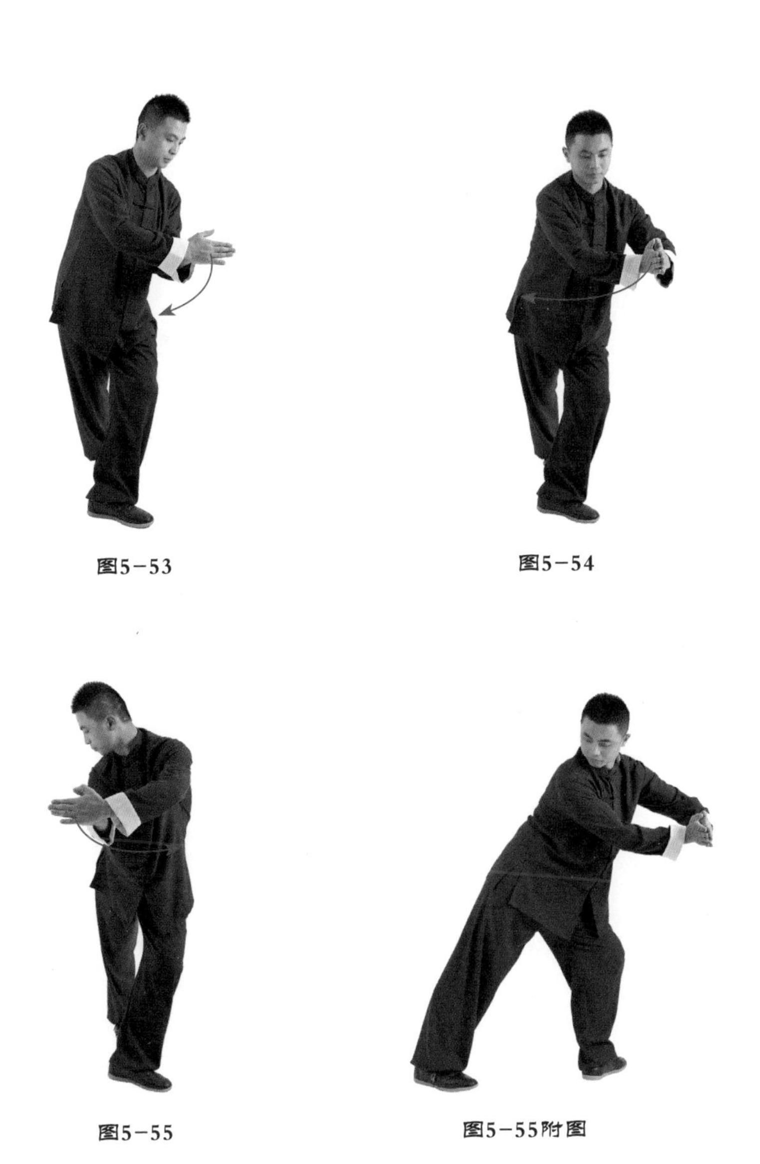

图5–53

图5–54

图5–55

图5–55附图

动作六：两掌原路返回，两掌收回至胸前；左脚撤步回到起始位置，两掌自然分开下落垂于体侧，两脚松静站立（图5-56~图5-59）。

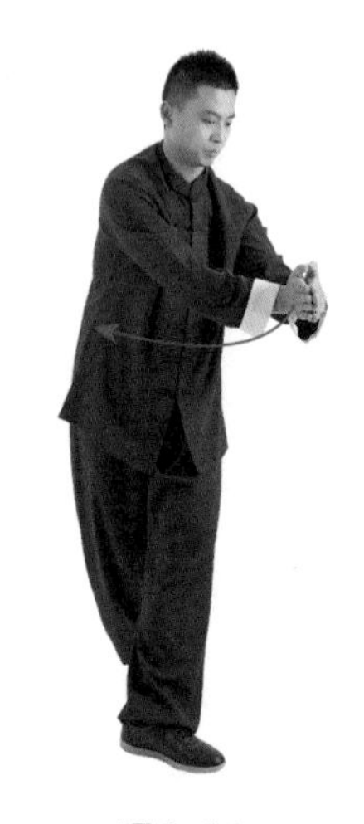
图5-56

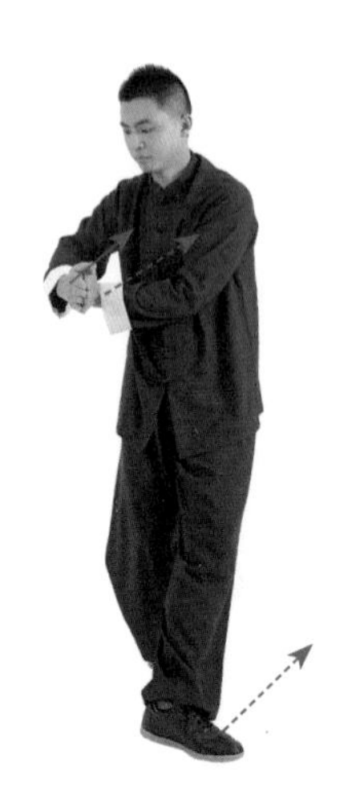
图5-57

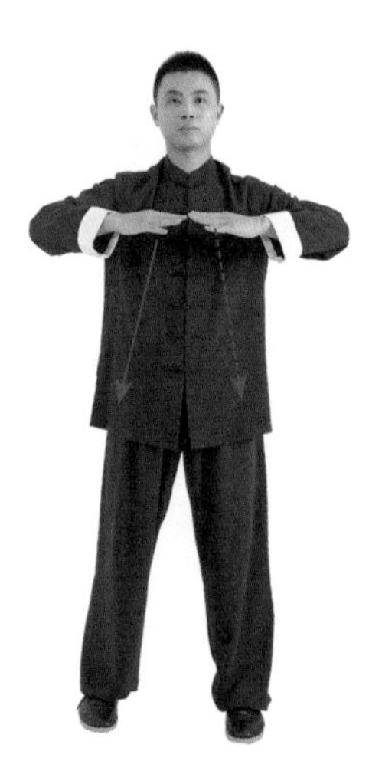
图5-58

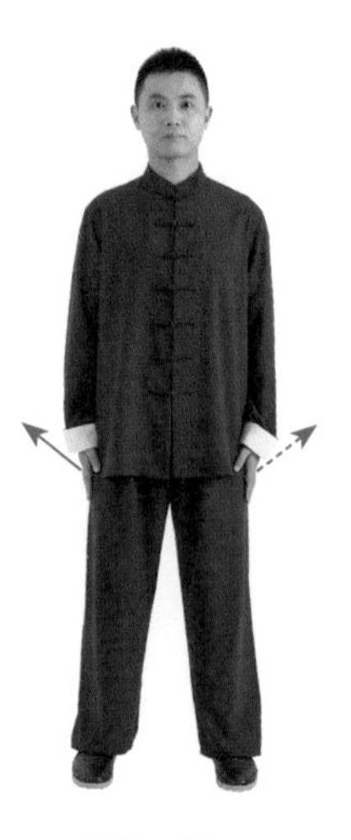
图5-59

动作七：两手向两侧展开，右脚向斜后方撤步，两手变龙爪向两侧抬至与肩同高（图5-60、图5-61）。

动作八：右脚全脚掌着地，左腿屈膝前弓成弓步；两爪从体侧平行移至身体正前方，龙爪朝向前方（图5-62）。

动作九：右脚向左脚内侧成并步；两爪变掌合拢，掌指朝向前方（图5-63）。

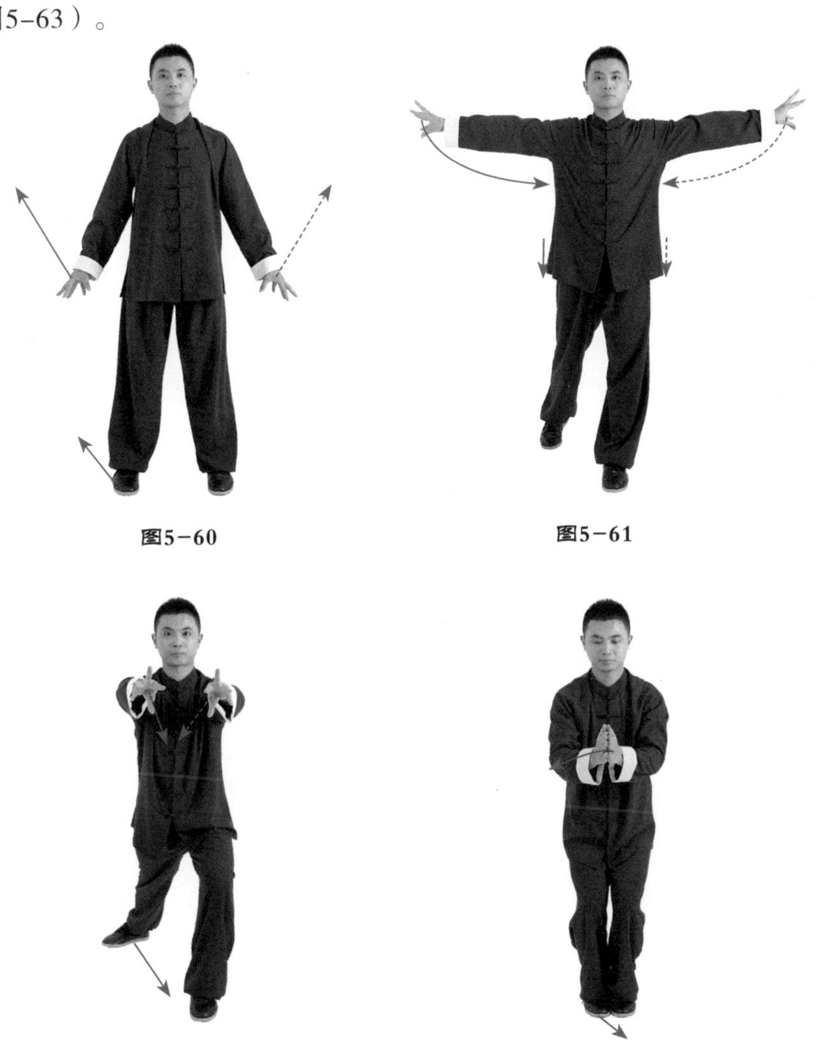

图5-60　图5-61

图5-62　图5-63

动作十：右脚向前上步并向右摆动；同时，两掌向身体右侧外摆，手指朝向右方，目视斜后方（图5-64）。

动作十一：两脚不变，腰部向身体左侧转动，两掌随腰弧形状转至身体左侧，手指朝向左方，目视斜后方（图5-65、图5-66）。

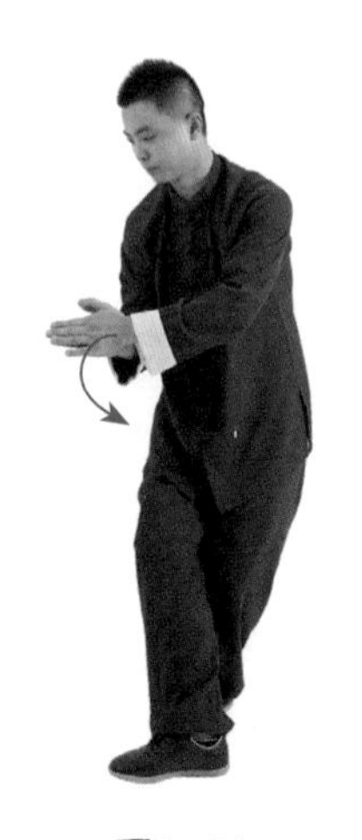

图5-64

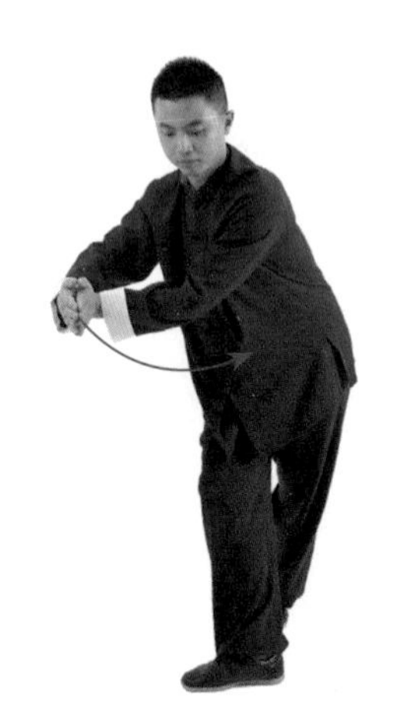

图5-65

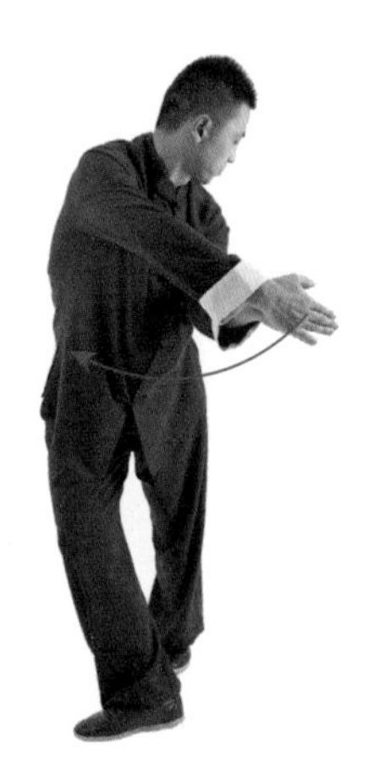

图5-66

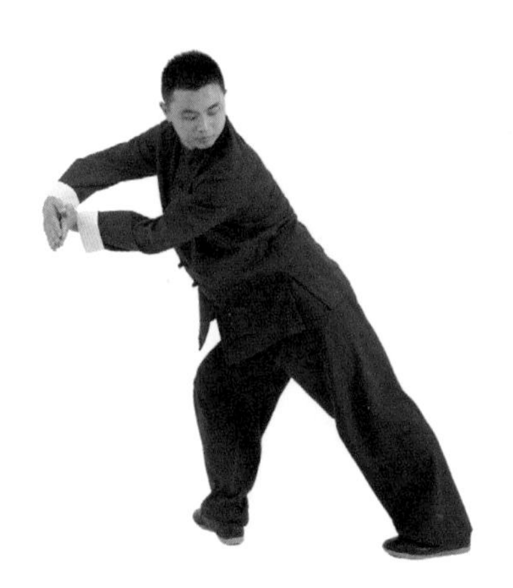

图5-66附图

动作十二：两掌原路返回，两掌收回至胸前；右脚撤回到起始位置，两掌自然分开下落垂于体侧，两脚松静站立（图5-67～图5-70）。

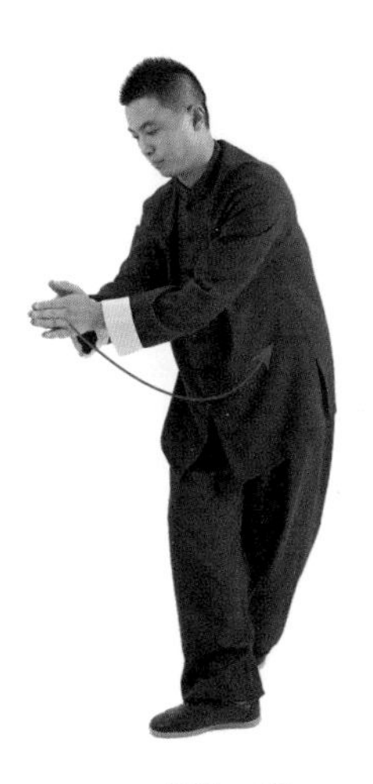

图5-67

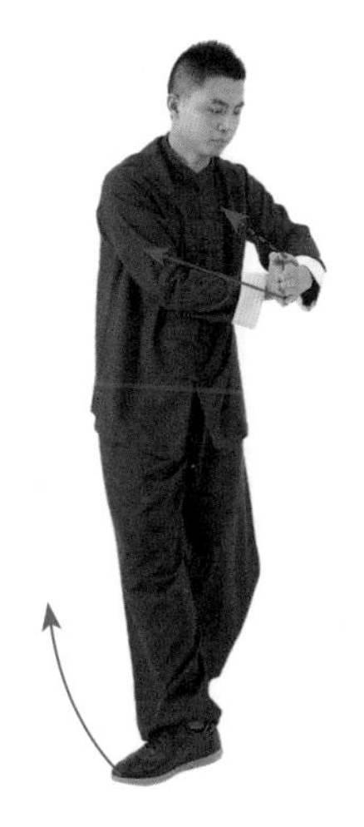

图5-68

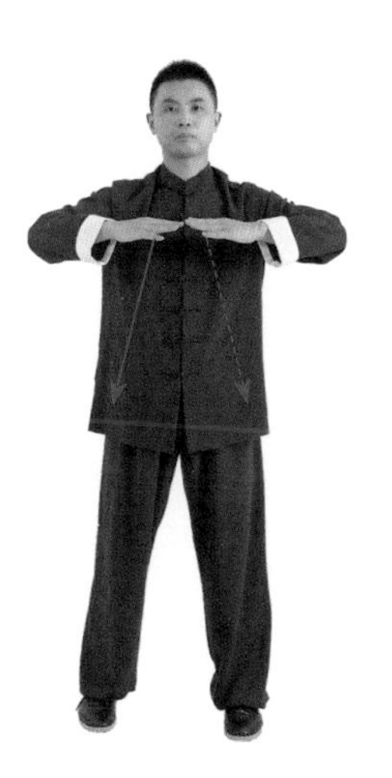

图5-69

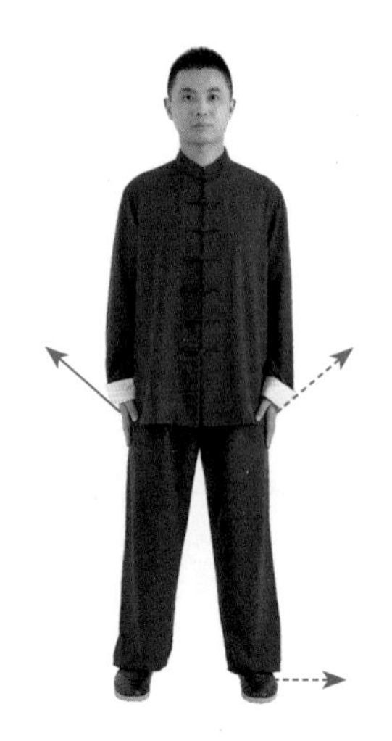

图5-70

【注意事项】

①向后撤步时，需两肩外撑，精神集中，意守命门。

②向前上步扭转时，转腰幅度不宜过大，以胯关节灵活转动。

【功理作用】

①通过转颈旋腰，有助于缓解肩部腰部紧张等不适症状，锻炼下肢协调性与稳定性。

②意守命门和脚跟侧蹬，有助于滋阴补肾。

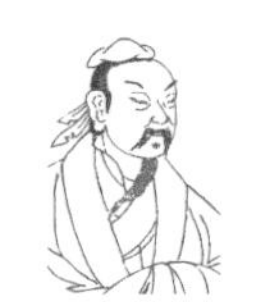

第三式　丰狐文豹

【技术源流】

“丰狐文豹”出自《庄子·山木》，曰：“夫丰狐文豹，栖于山林，伏于岩穴，静也；夜行昼居，戒也；虽饥渴隐约，犹旦胥疏于江湖之上而求食焉，定也。然且不免于罔罗机辟之患。是何罪之有哉？其皮为之灾也。”即“大狐和身上长有斑纹的豹子，栖息在山林中，隐伏在岩洞里，这是宁静；夜里出行白天隐居，这是警戒；虽然饥渴困乏，但还是远行到人迹不至的江湖上去觅食，这是心神安定。然而还是免不了遭受网罗机辟的祸害。它们有什么过错吗？因为有美丽的皮毛而招来灾祸”，“丰狐文豹”寓言旨在告知世人要清净内心，去掉欲望，遨游于至虚之境[①]。“丰狐文豹”技术动作编创则取自“狐”与“豹”隐居与觅食时“宁静、警戒与安定”的核心主旨。

---

①庄子［M］. 方勇，译注. 北京：中华书局，2015：320-323.

【动作要领】

动作一：两手向两侧平举，左脚尖点地，右脚向左后方插步；两手顺势抱拢，左手在上扶臂，右手在下托肘，上半身朝向左侧（图5–71 ~ 图5–73）。

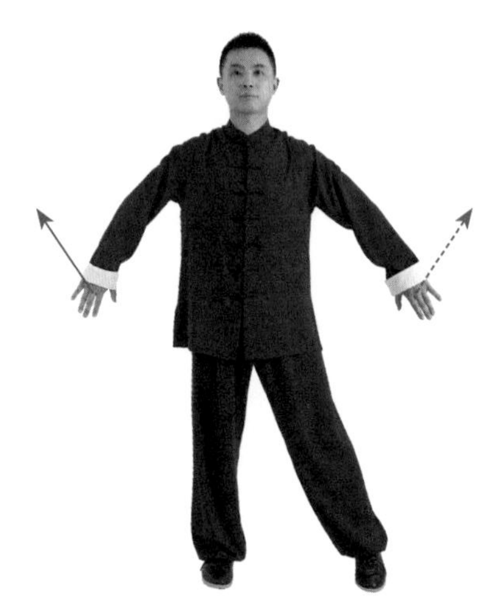

图5－71

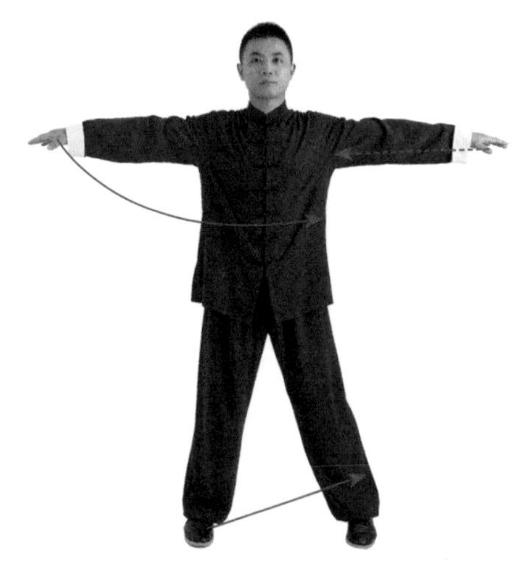

图5－72

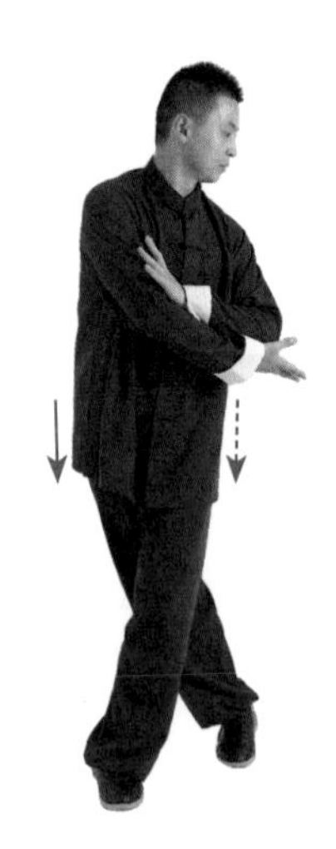

图5－73

动作二：两腿屈膝下蹲呈歇步，上半身环抱继续向左侧转动，将右肘置于左膝左上方，目视左后方（图5–74）。

动作三：起身，左手自右向左划弧，右手自左向右划弧；右脚收回至原位，两手划弧至肩平，掌心向下成侧平举（图5–75、图5–76）。

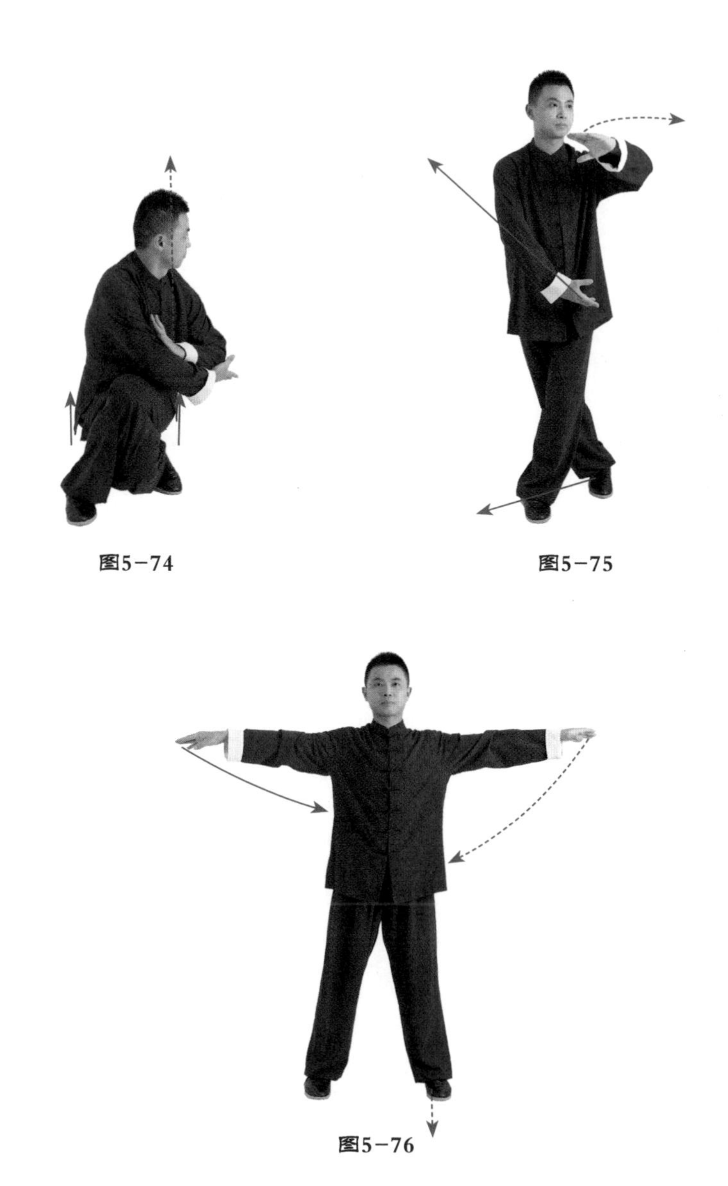

图5－74

图5－75

图5－76

动作四：两手变豹爪，左爪向斜下方后撑，右爪前探；同时，左脚向前上步，前脚掌着地，重心在右腿，屈膝下蹲，呈豹行走之势（图5-77、图5-78）。

动作五：起立，重心上移，左脚收回至原位，两爪变掌自然下落，垂于体侧，开步站立（图5-79）。

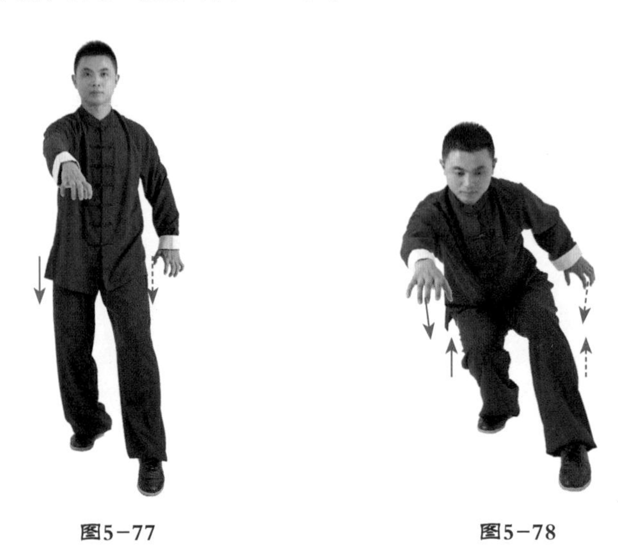

图5-77　　图5-78

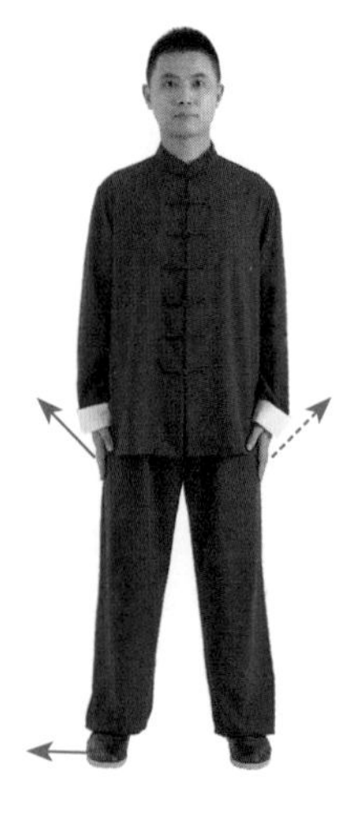

图5-79

动作六：两手侧平举，右脚尖点地，左脚向右后方插步，两手顺势抱拢，右手在上扶臂，左手在下托肘，上半身朝向右侧（图5-80～图5-82）。

动作七：两腿屈膝下蹲成歇步，上半身环抱继续向右侧转动，将左肘置于右膝右上方，目视右后方（图5-83）。

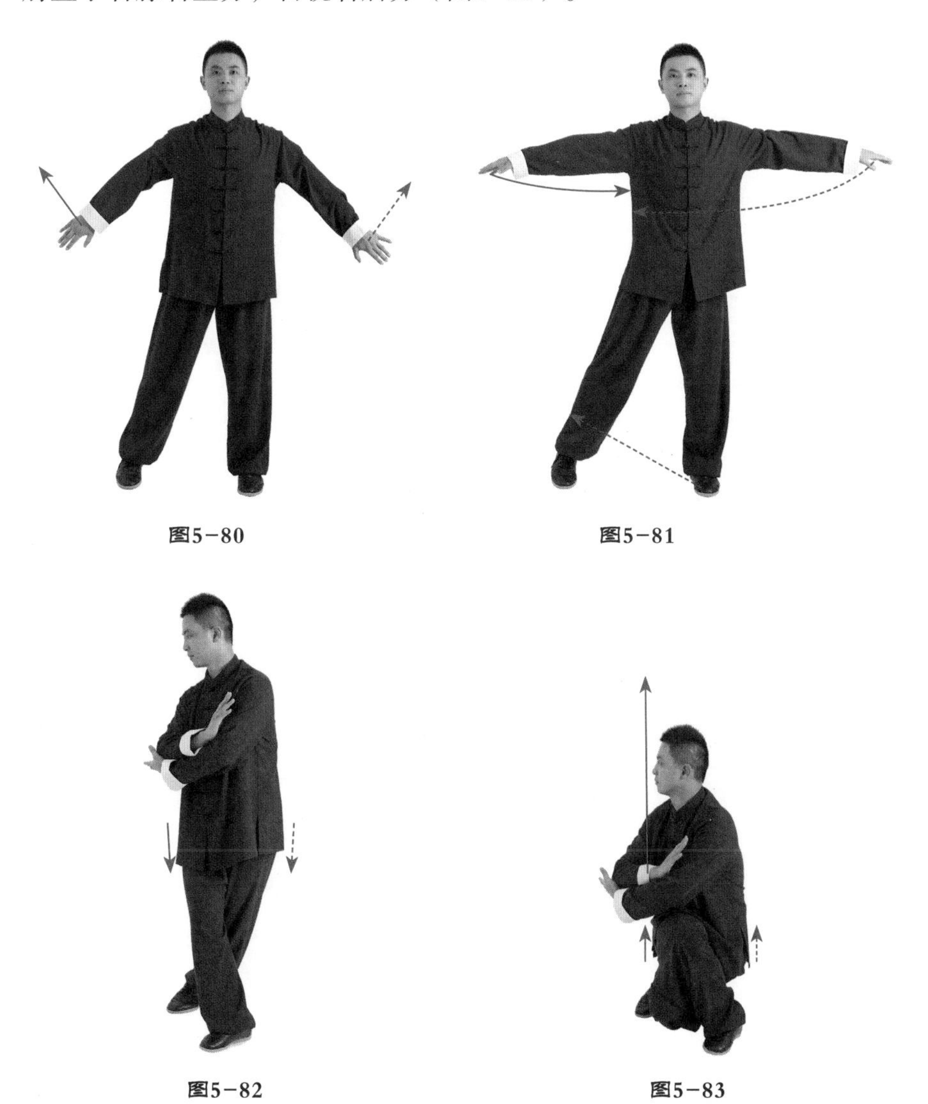

图5-80　图5-81

图5-82　图5-83

动作八：起身，左手自右向左划弧，右手自左向右划弧；左脚收回至原位，两手划弧至肩平，掌心向下成侧平举（图5-84、图5-85）。

动作九：两手变豹爪，右爪向斜下方后撑，左爪前探；同时，右脚向前上步，前脚掌着地，重心在左腿，屈膝下蹲，呈豹行走之势（图5-86、图5-87）。

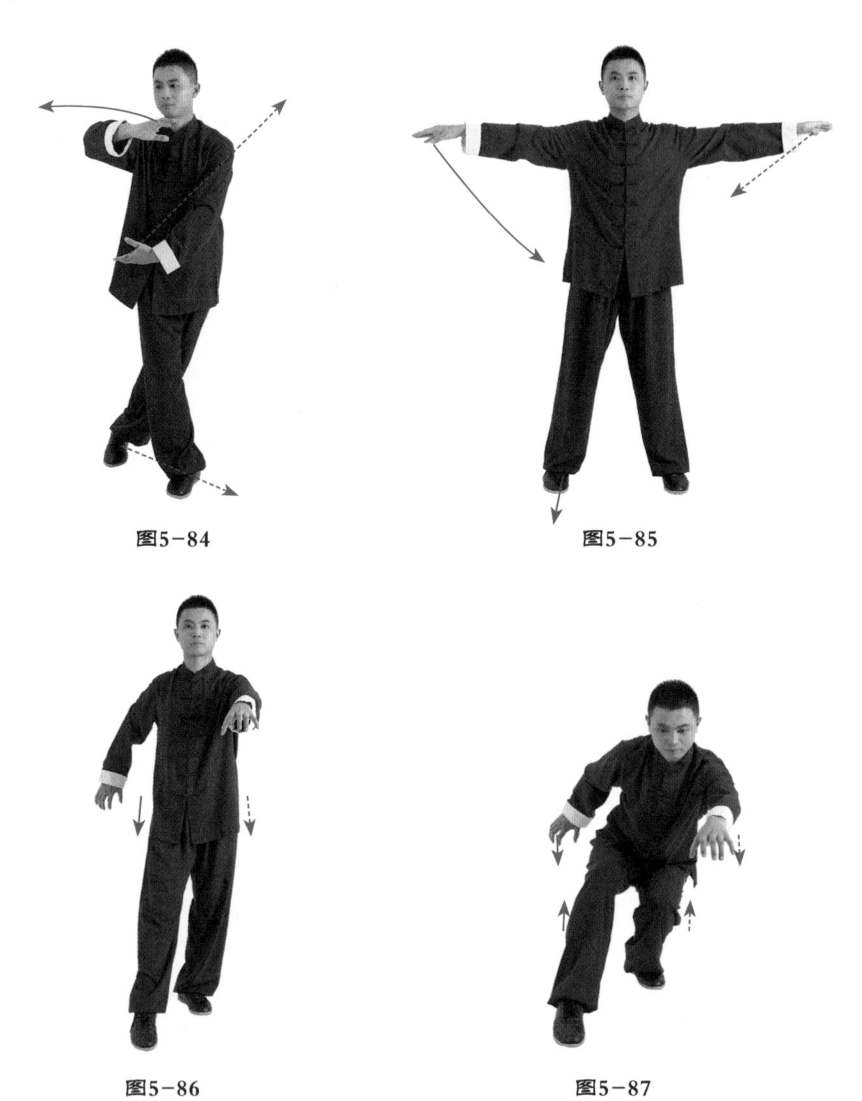

图5-84

图5-85

图5-86

图5-87

动作十：起立，重心上移，右脚收回至原位，两爪变掌自然下落，垂于体侧，开步站立（图5-88）。

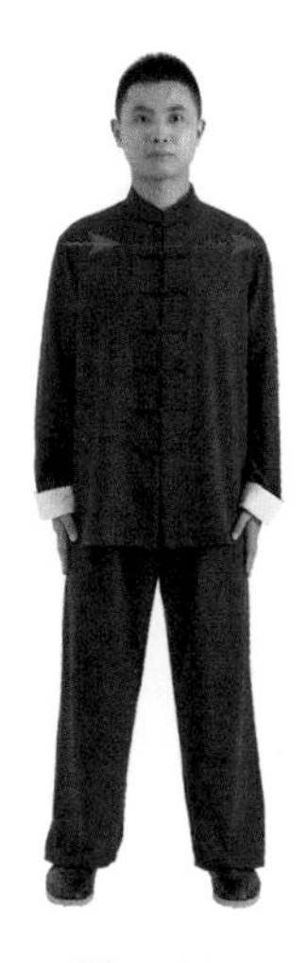

图5-88

【注意事项】

①在卷身动作时，两手与两腿相互呼应，保证手脚同时到位，同时百会穴上领。

②下蹲时，习练者根据自身素质选择适合的高度进行练习，因人而异，循序渐进。

【功理作用】

①卷身时，有助于练习身体协调性与柔韧性。

②虚步有助于加强腿部力量，提高平衡能力，对减少小腿痉挛有一定效果。

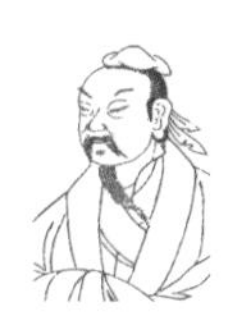

第四式　腾猿处势

【技术源流】

“腾猿处势”出自《庄子·山木》，曰：“王独不见夫腾猿乎？其得楠梓豫章也，揽蔓其枝而王长其间，虽羿、逢蒙不能眄睨也。及其得柘棘枳枸之间也，危行侧视，振动悼栗。此筋骨非有加急而不柔也，处势不便，未足以逞其能也。”即“您难道没有见过腾跃的猿猴吗？他们在楠、梓、豫章之类高大的树林中，攀扯牵引树枝而称王成长于其间，即使是善射的羿和逢蒙也无法加害于它们。可是到了柘、棘、枳、枸之类带刺的灌木丛中，便小心行走，不敢正视两边，内心恐惧战栗。这并不是它们筋骨紧缩而不灵活了，而是所处的情势不利，无法施展它们的本领罢了。[①]”“腾猿处势”寓言是指才能的发挥受处于环境的影响而不同，“腾猿处势”技术动作则主要依据腾跃的猿猴在灌木丛中小心翼翼迈步的样子进行编创。

①庄子［M］. 方勇，译注. 北京：中华书局，2015：329-330.

【动作要领】

动作一：身体左转约45°，两膝微屈，两手变猿钩，右猿钩钩心向下、向右前方抬起与肩高，左猿钩钩心向上、向左后方牵引；同时，左脚向左前方提起（图5-89、图5-90）。

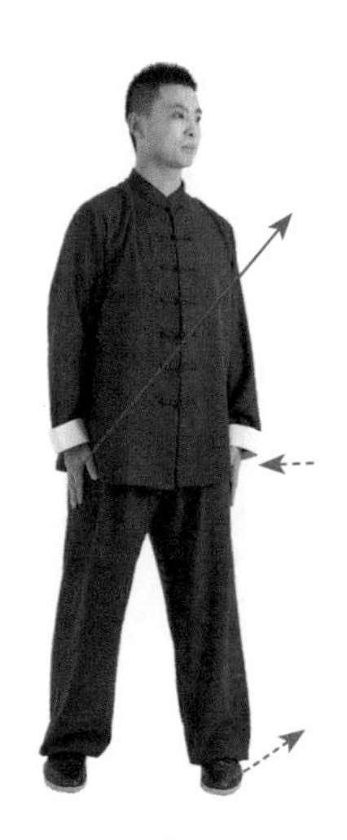

图5-89

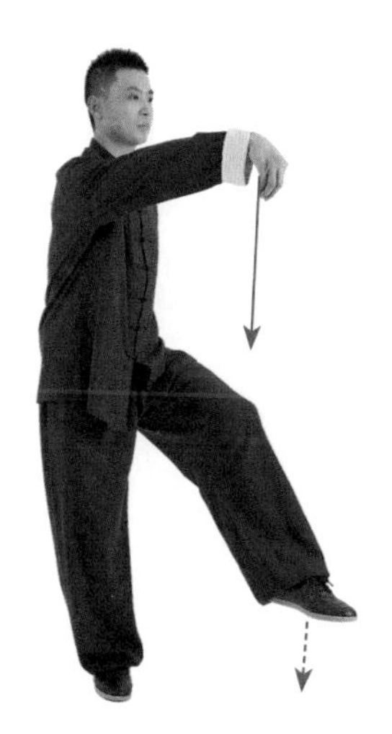

图5-90

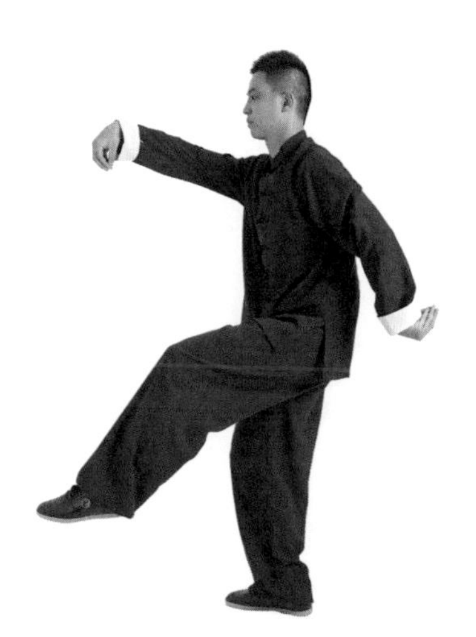

图5-90附图

动作二：左脚落地，身体前倾，右脚向右后方抬起成后举腿；同时，两手前后互换，左钩钩尖向下、向左上方抬起，右钩钩尖向上、向右后方牵引，左手可略高于头部，目视左钩方向（图5-91～图5-93）。

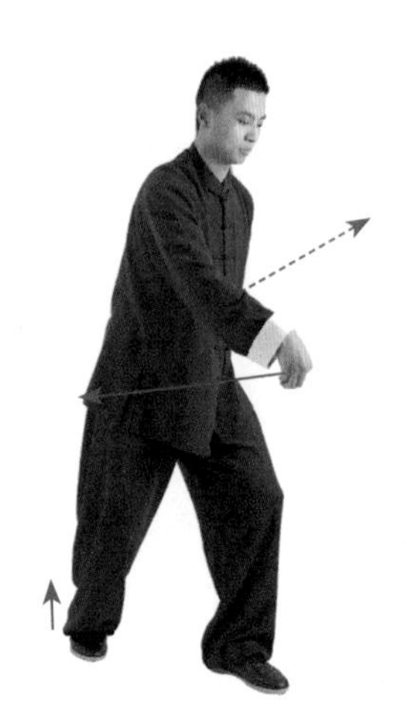

图5-91

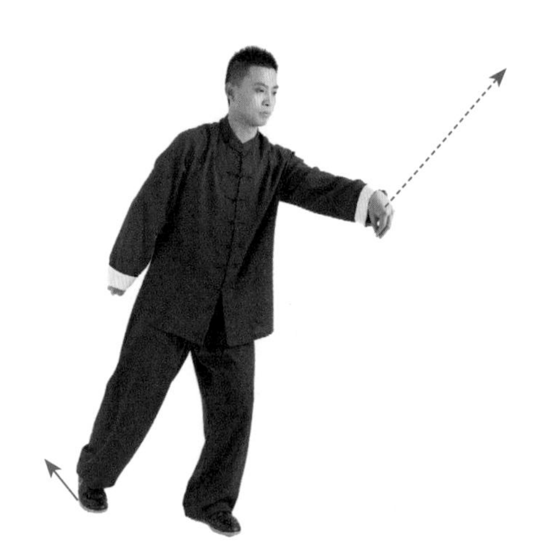

图5-92

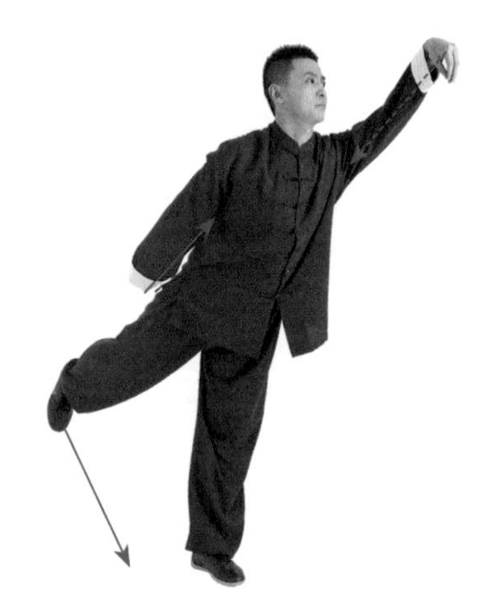

图5-93

动作三：右脚落回原位，左右钩变掌自体侧向前收回与肩平，掌心向下（图5–94、图5–95）。

动作四：两手缓缓下落垂于体侧，松静站立（图5–96）。

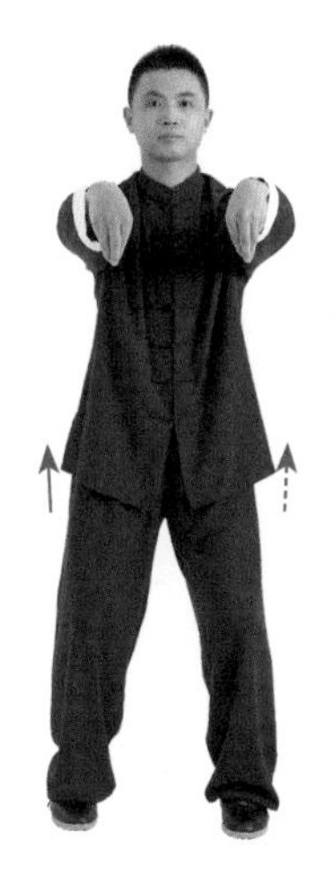

图5–94

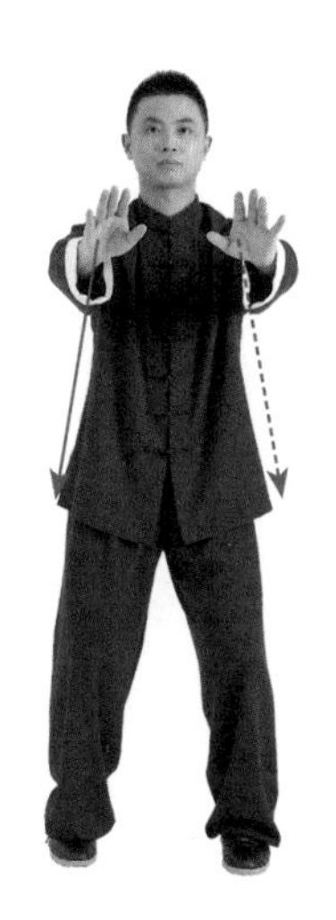

图5–95

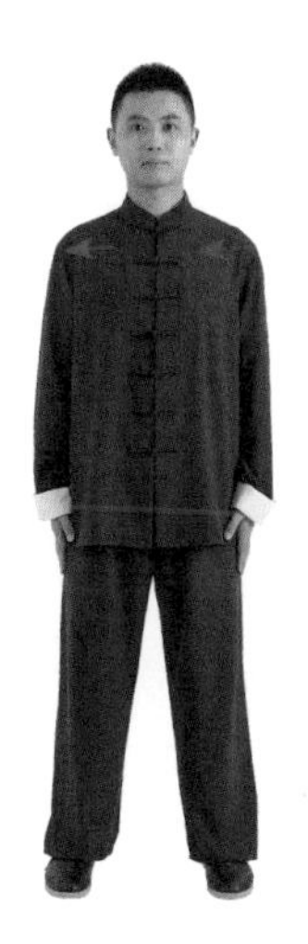

图5–96

动作五：身体右转约45°，两膝微屈，两手变猿钩，左猿钩钩心向下、向左前方抬起与肩高，右猿钩钩心向上、向右后方牵引；同时，右脚向右前方提起（图5–97、图5–98）。

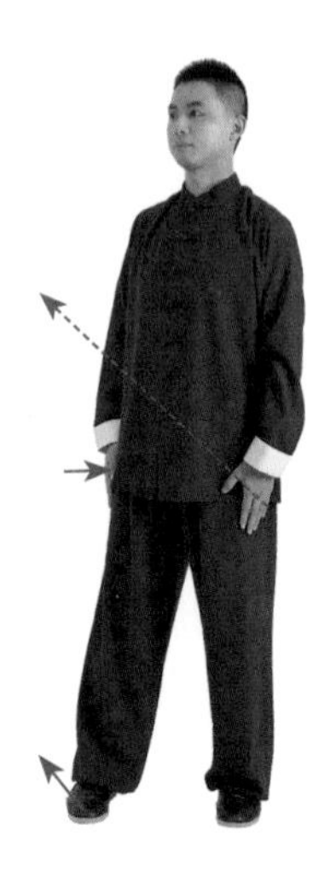

图5－97

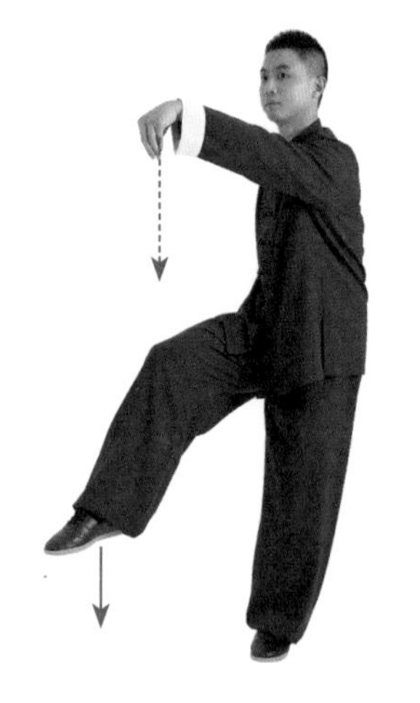

图5－98

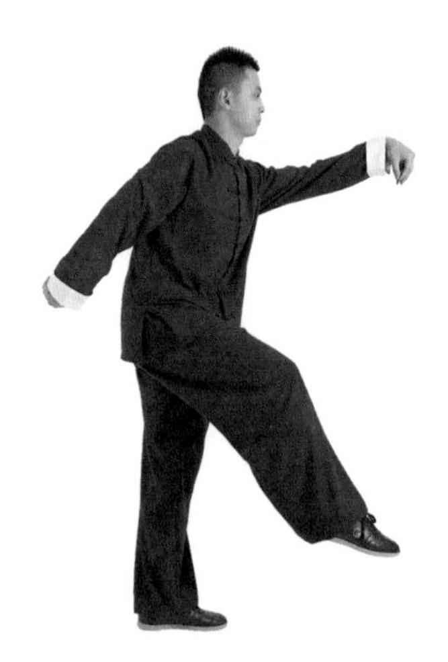

图5－98附图

动作六：右脚落地，身体前倾，左脚向左后方抬起成后举腿；同时，两手前后互换，右钩钩尖向下、向右上方抬起，左钩钩尖向上并向左后方牵引，右手可略高于头部，目视右钩方向（图5-99～图5-101）。

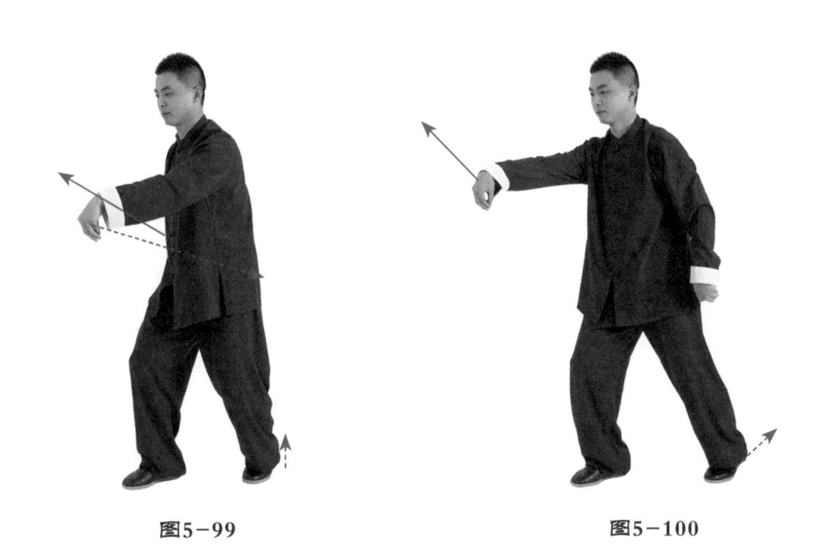

图5-99　图5-100

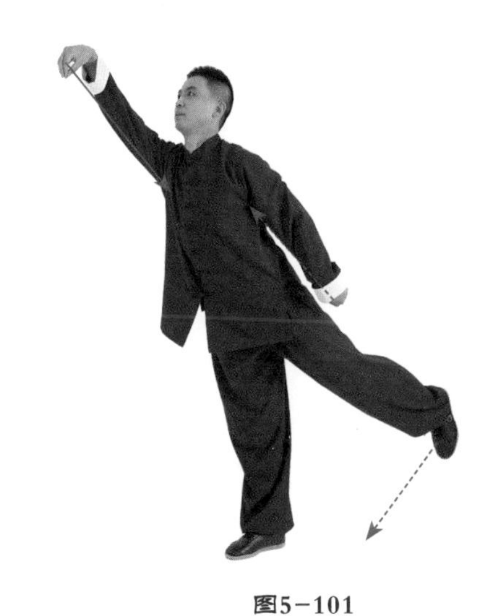

图5-101

动作七：左脚落回原位，左右钩变掌自体侧向前收回与肩平，掌心朝下（图5–102、图5–103）。

动作八：两手缓缓下落垂于体侧，松静站立（图5–104）。

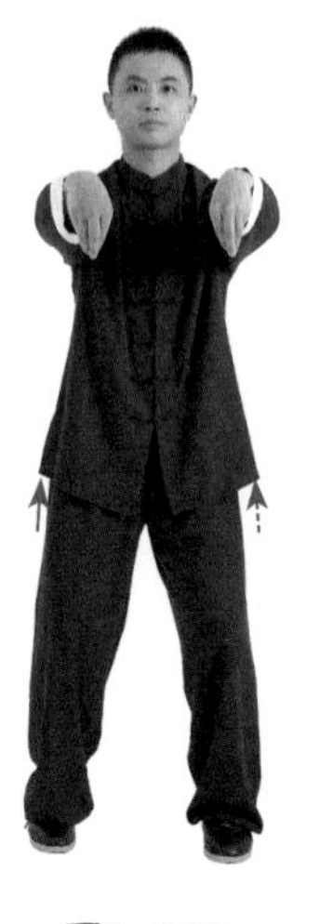

图5−102

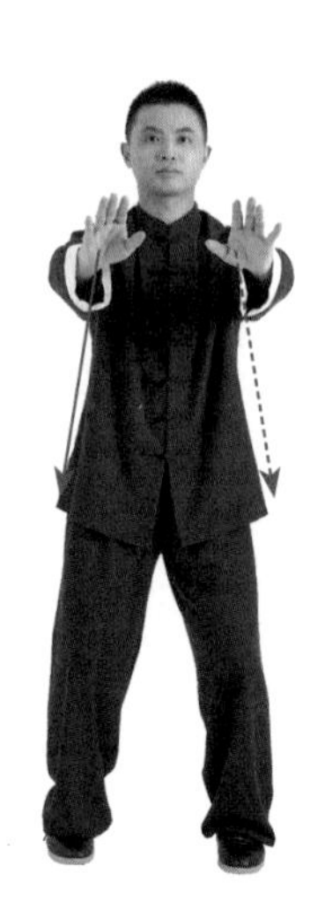

图5−103

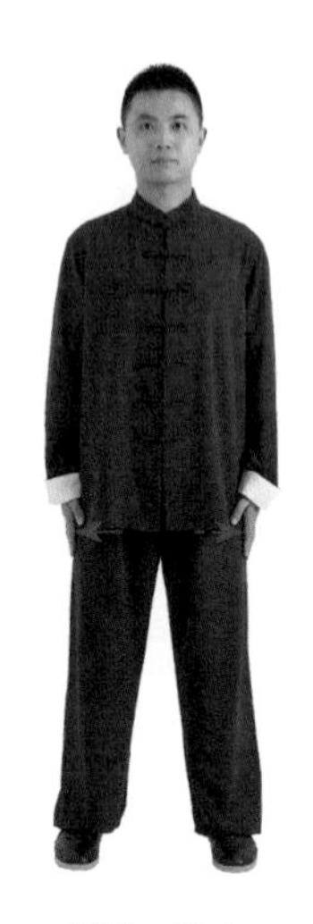

图5−104

【注意事项】

两手变猿爪时，动作要柔和、均匀、连贯，要将仿生之意融入到动作之中。

【功理作用】

左右转体、转头以及体前屈的抬头、塌腰，可以有效地刺激任督二脉和带脉，不断加强全身的气血循环，达到健身养生的目的。

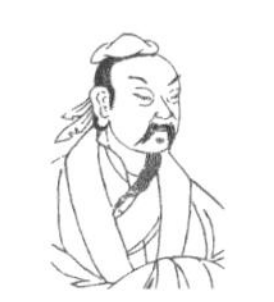

第五式　鸱吓鹓鶵

【技术源流】

“鸱吓鹓鶵”（chī hè yuān chú）出自《庄子·秋水》，曰：“南方有鸟，其名为鹓鶵，子知之乎？夫鹓鶵发于南海而飞于北海，非梧桐不止，非练实不食，非醴泉不饮。于是鸱得腐鼠，鹓鶵过之，仰而视之曰：‘吓！’”，即“南方有一种鸟，名字叫作鹓鶵，你知道吗？这种鸟从南海出发而飞到北海，不是梧桐树不栖息，不是竹子的果实不吃，不是甘美如澧的泉水不喝。在此时猫头鹰拾到一只臭老鼠，鹓鶵从它面前飞过，猫头鹰就仰起头，对着鹓鶵发出‘吓’的怒斥声”[①]。鹓鶵比喻志向高远之人，“鸱吓鹓鶵”寓言是告诫人们，每个人的志向和目标是不同的，不能以自己所思与所想而强加于人。“鸱吓鹓鶵”技术动作则依据鸱吓与鹓鶵飞翔的姿势进行编创。

①庄子［M］. 方勇，译注. 北京：中华书局，2015：279.

【动作要领】

动作一：两手掌心向上，自体前向上平举至与肩平（图5-105、图5-106）。

动作二：两手内旋，翻掌下按，至体侧时变成鹰爪后伸；抬头后仰，并发出“吓”（hè）的声音（图5-107 ~ 图5-109）。

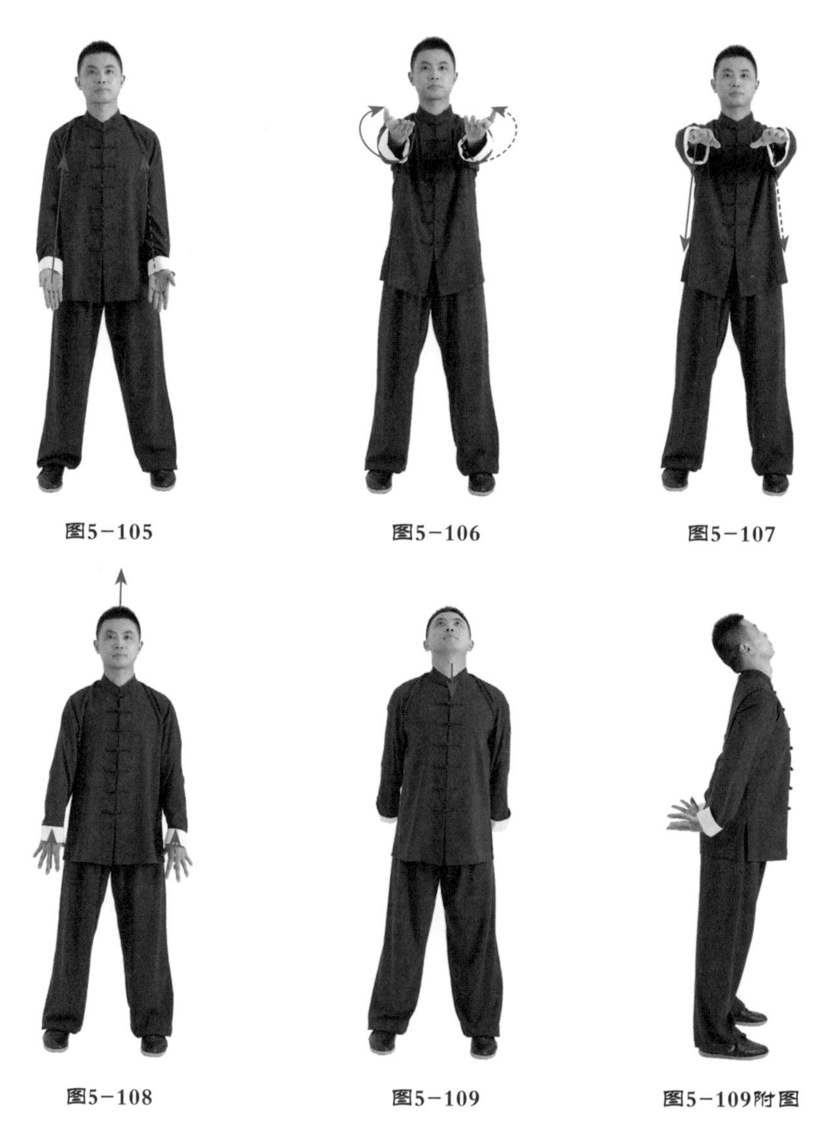

图5-105 图5-106 图5-107

图5-108 图5-109 图5-109附图

动作三：两鹰爪不变，低头下视（图5–110）。

动作四：身体左转，抬左脚向左拧转，两臂张开与肩同高（图5–111）。

动作五：左脚掌踏实，右腿屈膝下蹲，两手自肩部下落至髋关节处（图5–112、图5–112附图）。

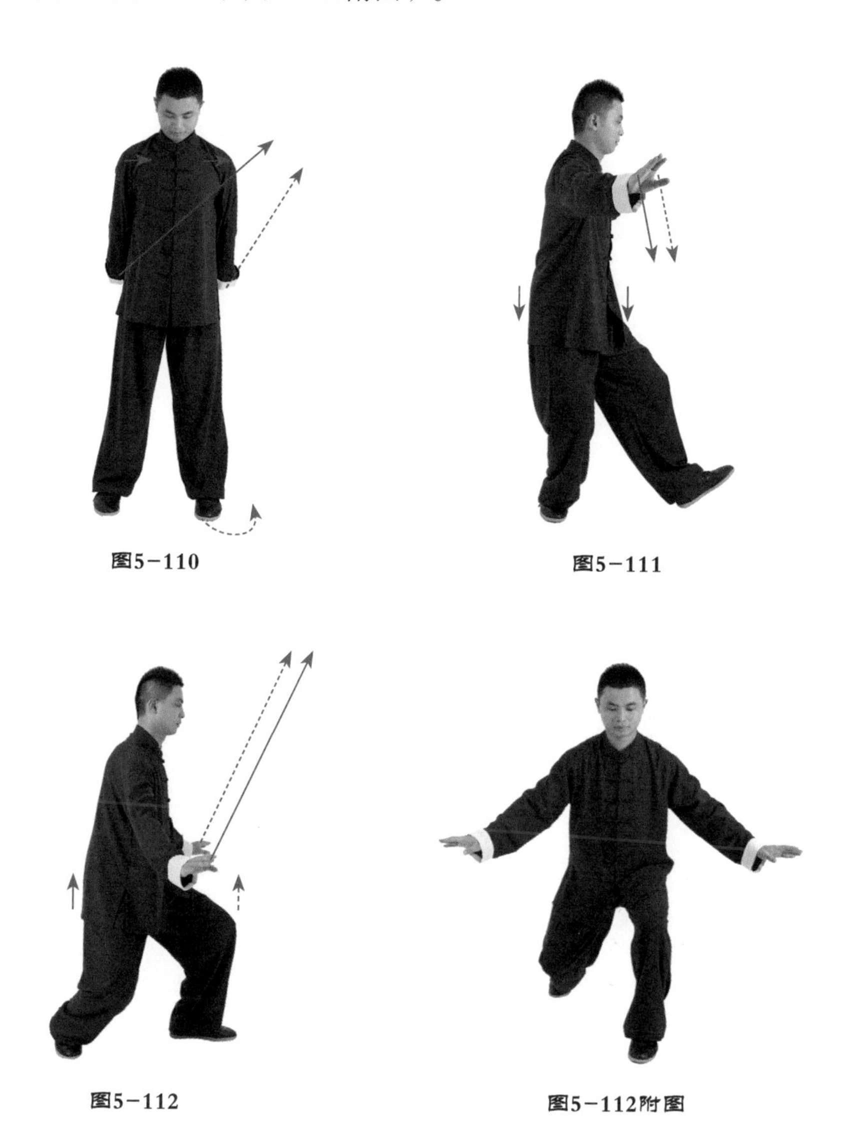

图5－110　图5－111

图5－112　图5－112附图

动作六：起身，身体前倾，两手上抬与头顶平，左腿伸直，右脚脚尖点地（图5–113、图5–113附图）。

动作七：身体右转，两臂下落与肩同高，两脚回到原位；两臂自然下落垂于体侧，松静站立（图5–114、图5–115）。

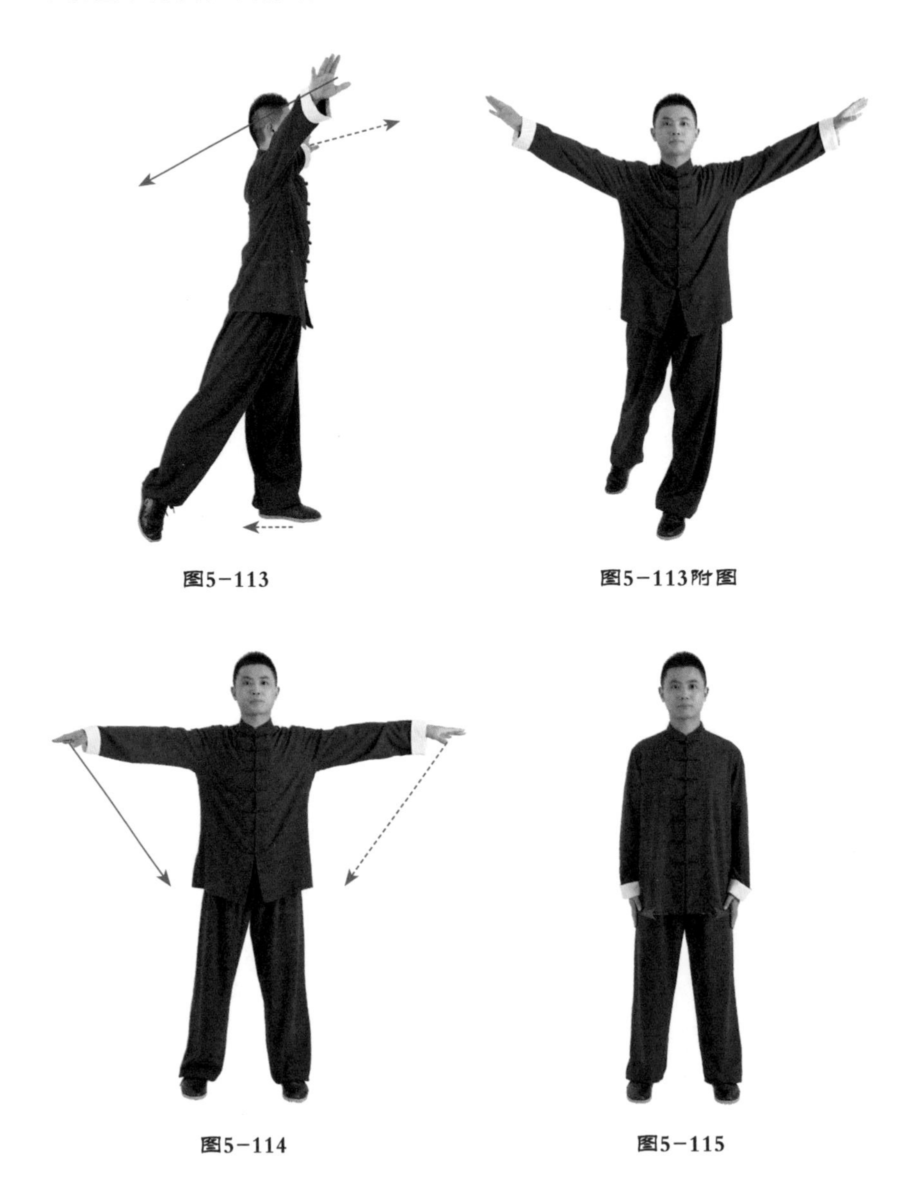

图5–113

图5–113附图

图5–114

图5–115

动作八：两手掌心向上，自体前向上举起，高与肩平（图5–116、图5–117）。

动作九：两手内旋，翻掌下按，至体侧时变成鹰爪后伸；抬头后仰并发出“吓”（hè）的声音（图5–118 ~ 图5–120）。

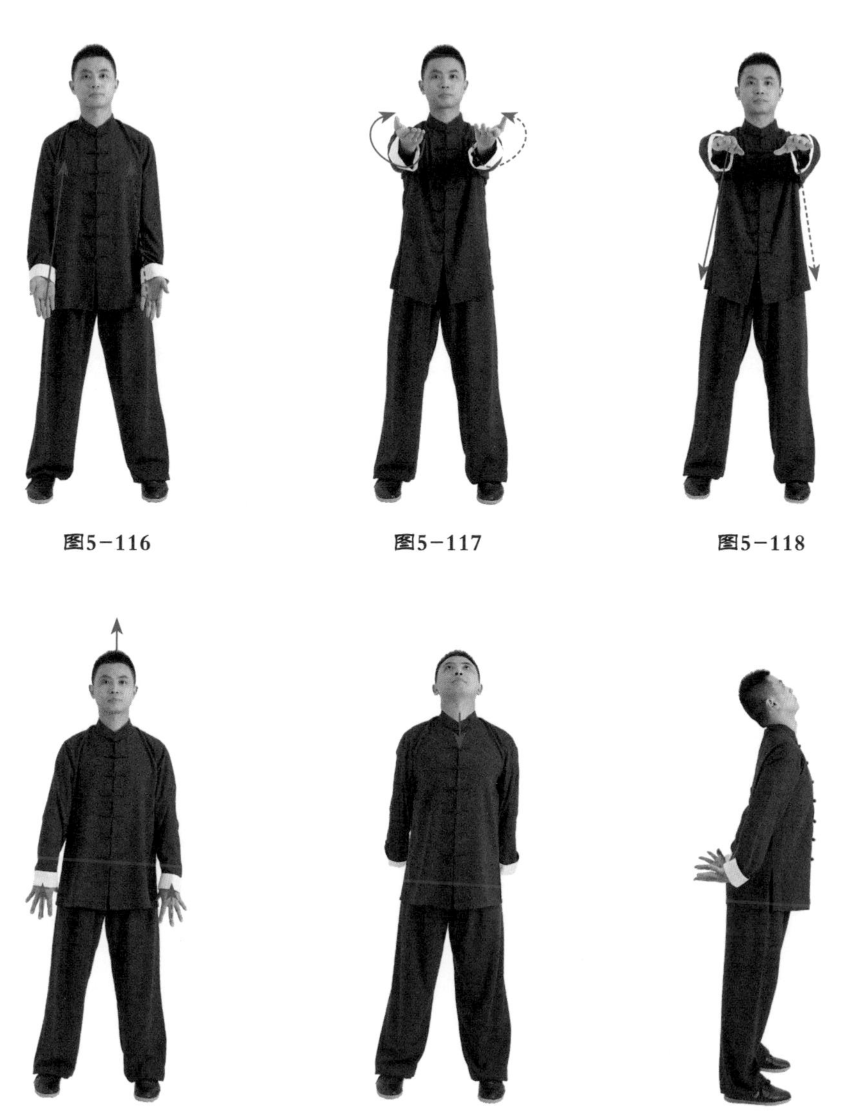

图5–116　图5–117　图5–118

图5–119　图5–120　图5–120附图

动作十：两鹰爪不变，低头下视（图5–121）。

动作十一：身体右转，抬右脚向右拧转，两臂张开与肩同高（图5–122）。

动作十二：右脚掌踏实，左腿屈膝下蹲，两手自肩部下落至髋关节处（图5–123、图5–123附图）。

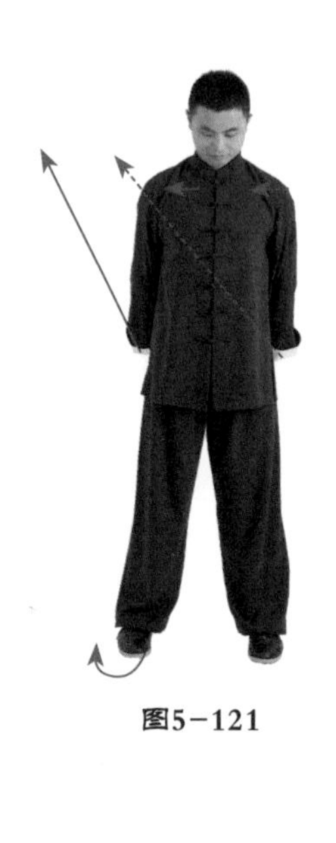

图5–121

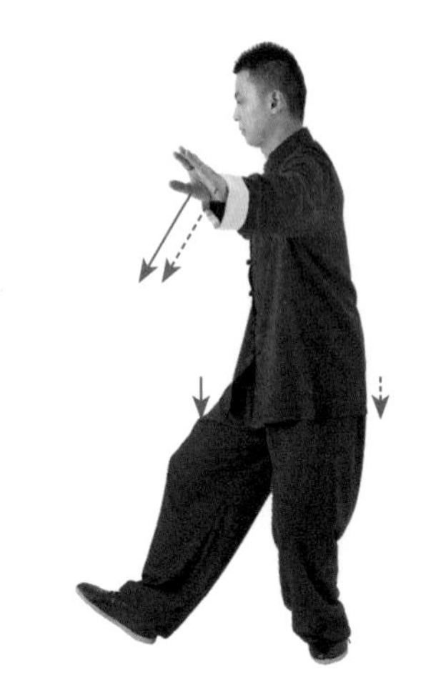

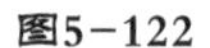

图5–122

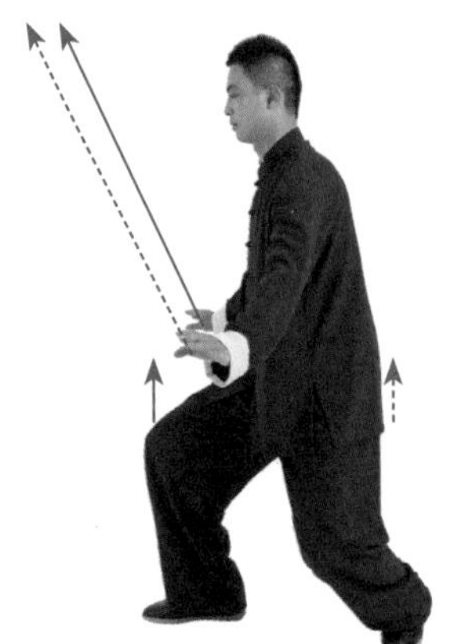

图5–123

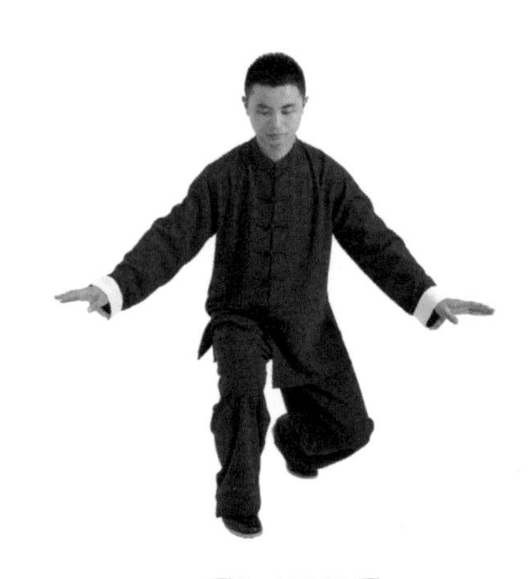

图5–123附图

动作十三：起身，身体前倾，两手上抬与头顶平，右腿伸直，左脚脚尖点地（图5-124、图5-124附图）。

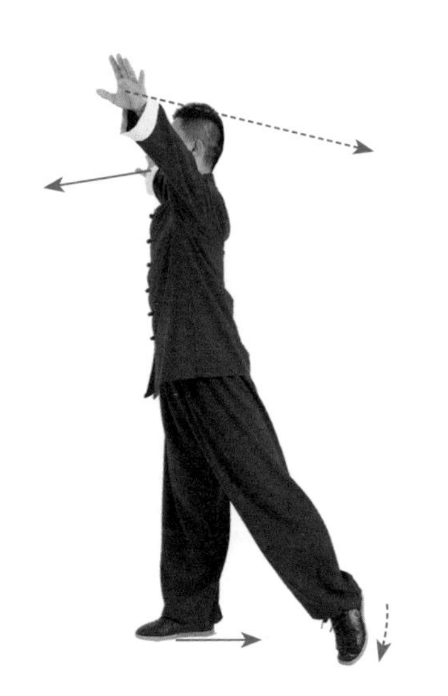

图5-124

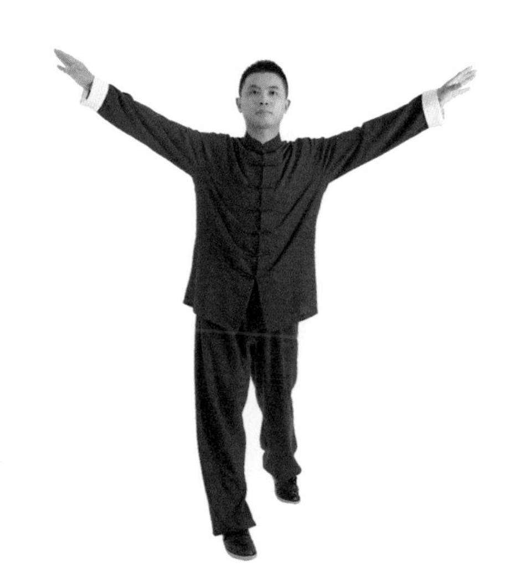

图5-124附图

动作十四：身体左转，两臂下落与肩同高，两脚回到原位；两臂自然下落垂于体侧，松静站立（图5-125、图5-126）。

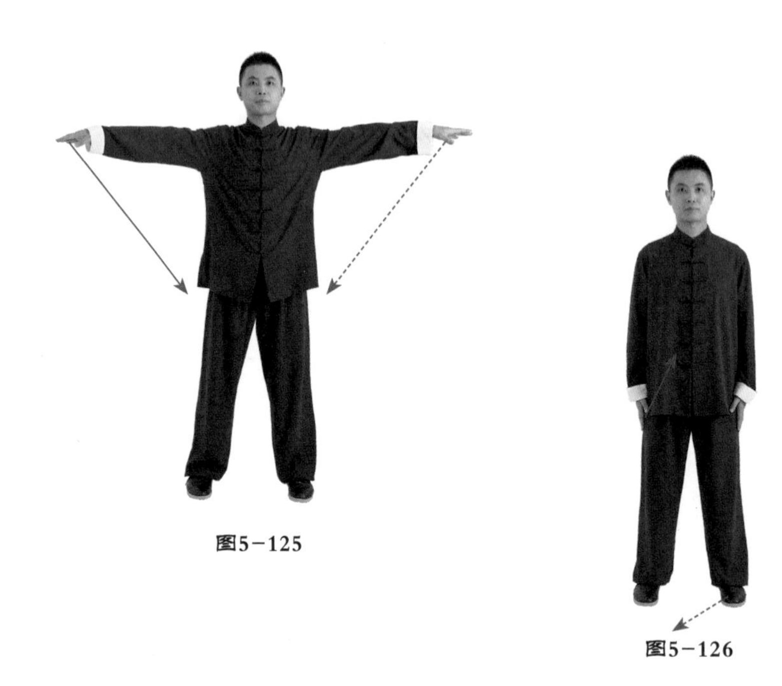

图5-125

图5-126

【注意事项】

①发声时，从丹田发力，保持声音洪亮。

②下蹲时不宜过低，上升时朝向斜上方。

【功理作用】

发声时可产生特定的气息，进而对内气与相应的脏腑功能产生影响。

第六式　呆若木鸡

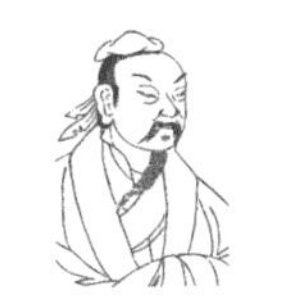

【技术源流】

“呆若木鸡”出自《庄子·达生》，曰：纪渻（shěng）子为王养斗鸡。十日而问：“鸡已乎？”曰：“未也，方虚憍（jiāo）而恃气。”十日又问，曰：“未也。犹应向景。”十日又问，曰：“未也。犹疾视而盛气。”十日又问，曰：“几矣。鸡虽有鸣者，已无变矣，望之似木鸡矣，其德全矣，异鸡无敢应者，反走矣。”即“纪渻子为齐王驯养斗鸡。前十天斗鸡还虚浮骄矜而自恃意气。过十天，听见其他鸡的声音，看到其他鸡的身影，仍能即刻引起心理反应。又过十天，还是顾视疾速，斗气旺盛。又过十天，虽然别的鸡鸣叫欲斗，它却不为所动，看上去好像是木鸡，它的自然德性完备了，别的鸡没有敢应战的，见到它就掉头逃跑了。[①]”“呆若木鸡”寓言追求的是一种大智若愚的大智慧，是不战而屈人之兵的大谋略。“呆若木鸡”技术动作则主要依据斗鸡由盛气凌人到傲视群雄、泰然处之的景象而进行编创。

①庄子［M］. 方勇，译注. 北京：中华书局，2015：307-308.

【动作要领】

动作一：两手变握固手，左脚向右脚正前方迈步，出右握固手；身体向左转，左脚外摆90°，左握固手向前摆动，右握固手向后摆动（图5-127、图5-128）。

动作二：右脚上步，右脚跟与左脚尖相垂直，左右握固手交替摆动，右手在前，左手在后，目视前方（图5-129、图5-129附图）。

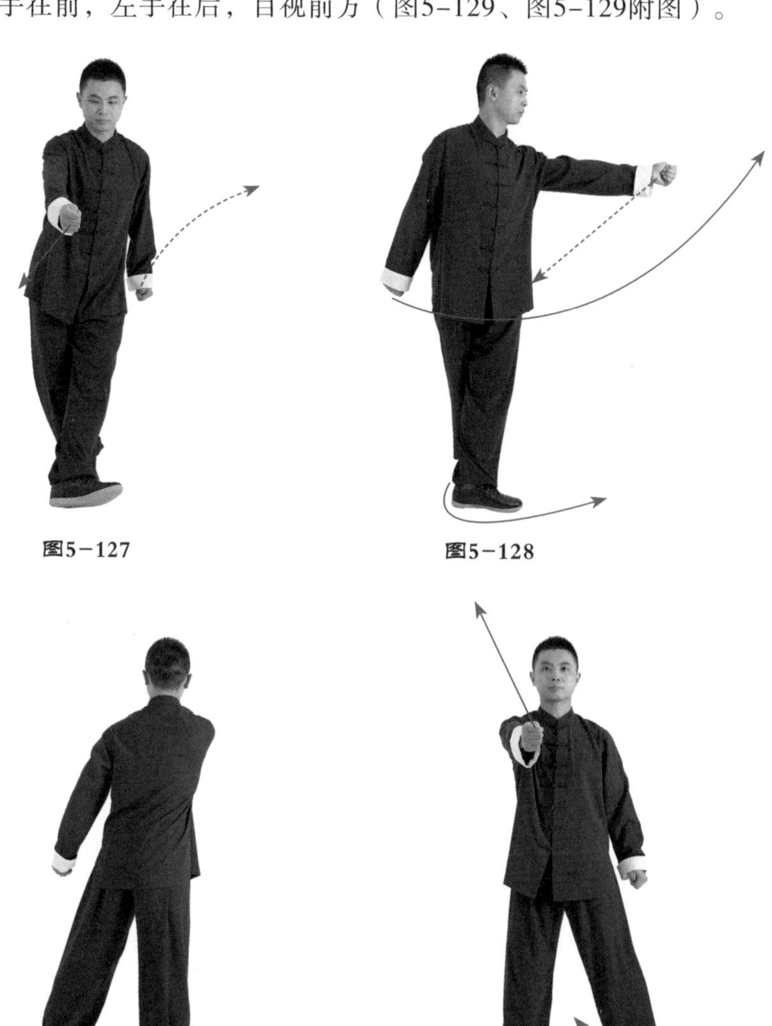

图5-127

图5-128

图5-129

图5-129附图

动作三：提左膝，右手心上翻放于额头上方，左手心下按放于左髋旁，目视身体左侧（图5–130、图5–130附图）。

动作四：左脚向前上步，脚尖外摆，右腿屈膝提起，左手心上翻放于额头上方，右手心下按放于右髋旁，目视身体右侧（图5–131、图5–132）。

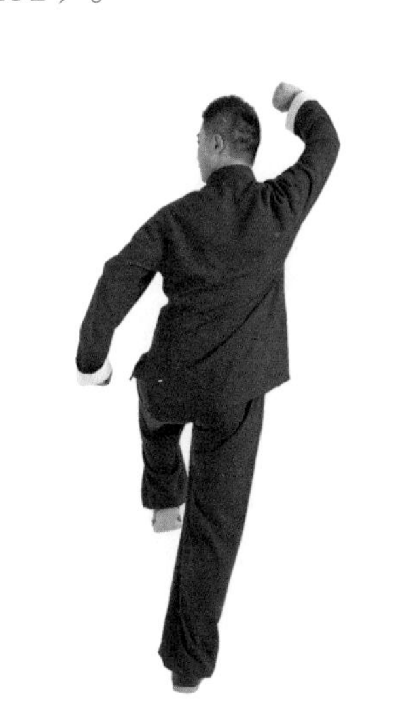
图5–130

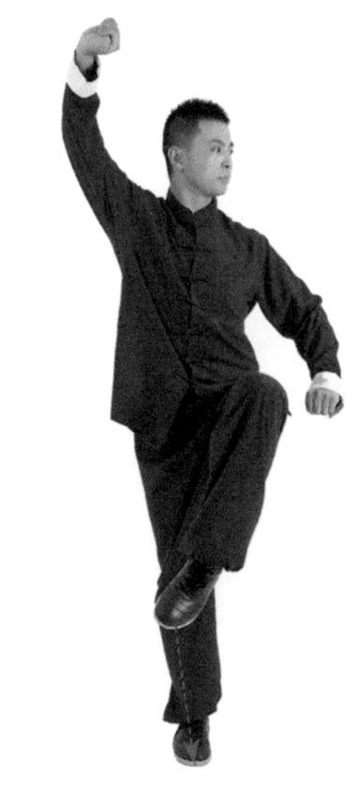
图5–130附图

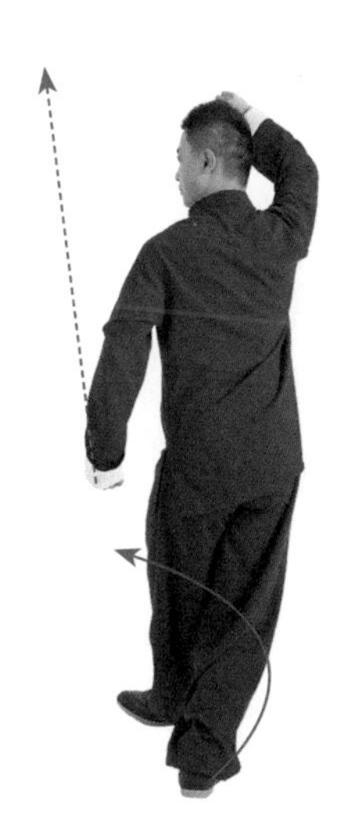
图5–131

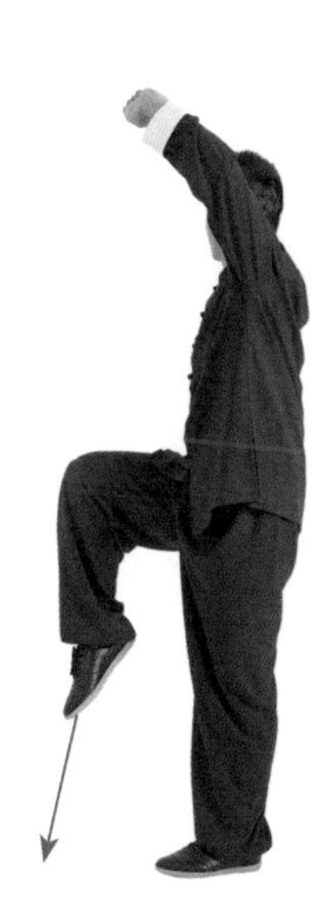
图5–132

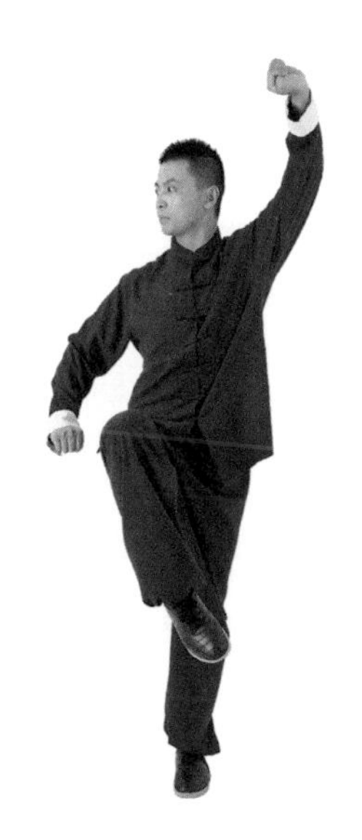
图5–132附图

动作五：右脚向左前上步回到原位，身体左转；左握固手下落，右握固手上抬，两手心向下成侧平举，左脚摆正（图5-133、图5-134）。

动作六：左右握固手变掌，掌心向下，两臂自然落下垂于体侧，松静站立（图5-135、图5-136）。

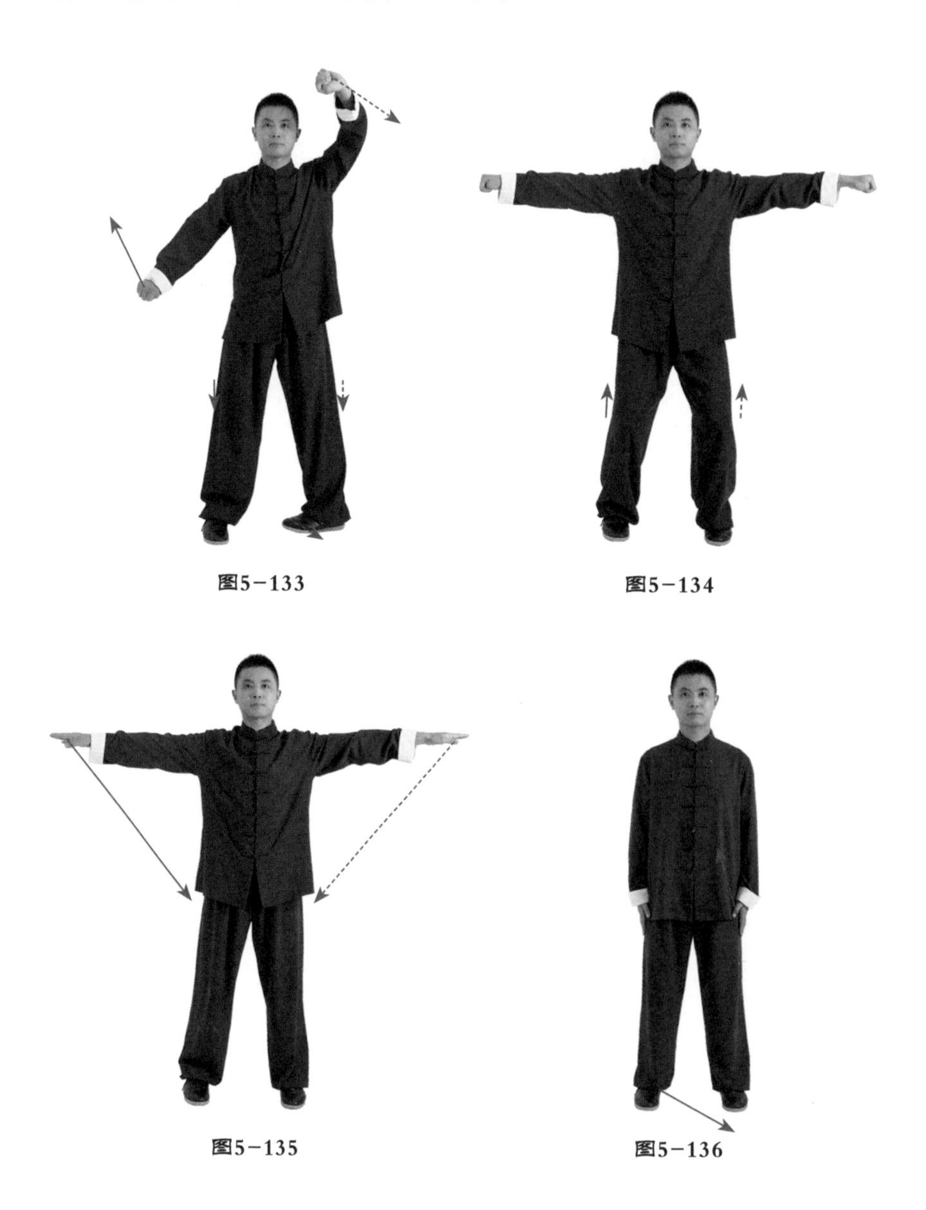

图5-133　图5-134　图5-135　图5-136

动作七：两手变握固手，右脚向左脚正前方上步；同时，出左握固手；身体向右转，右脚外摆90°，右握固手向前摆动，左握固手向后摆动（图5–137、图5–138）。

动作八：左脚经右脚向前上步，身体右转，左脚跟与右脚尖相垂直；左右握固手交替摆动，左手在前，右手在后，目视前方（图5–139、图5–139附图）。

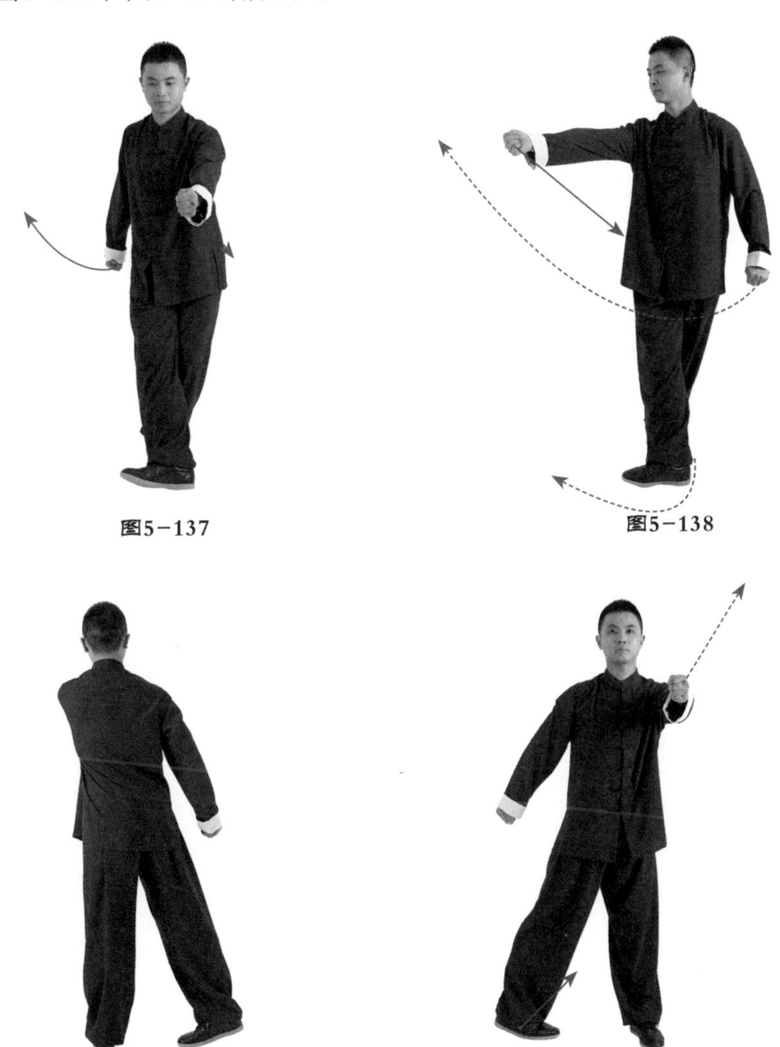

图5–137

图5–138

图5–139

图5–139附图

动作九：右腿屈膝提起，左手心上翻放于额头上方，右手心下按放于右髋旁，目视身体右侧（图5-140、图5-140附图）。

动作十：右脚向前上步，脚尖外摆，左腿屈膝提起，右手心上翻放于额头上方，左手心下按放于左髋旁，目视身体左侧（图5-141、图5-142）。

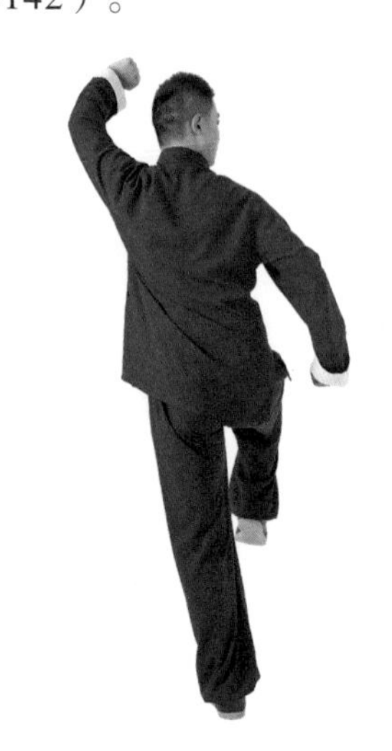
图5-140

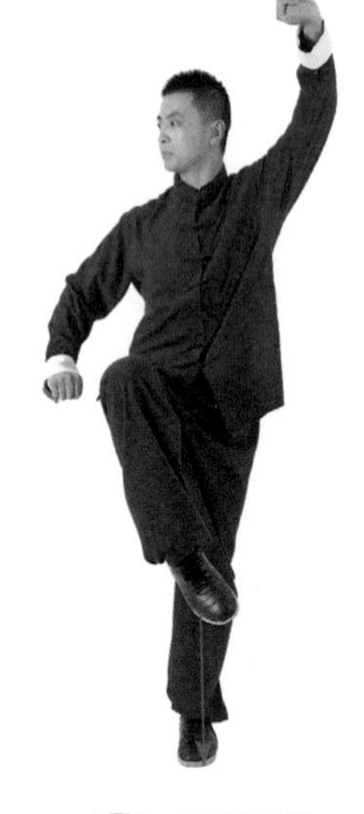
图5-140附图

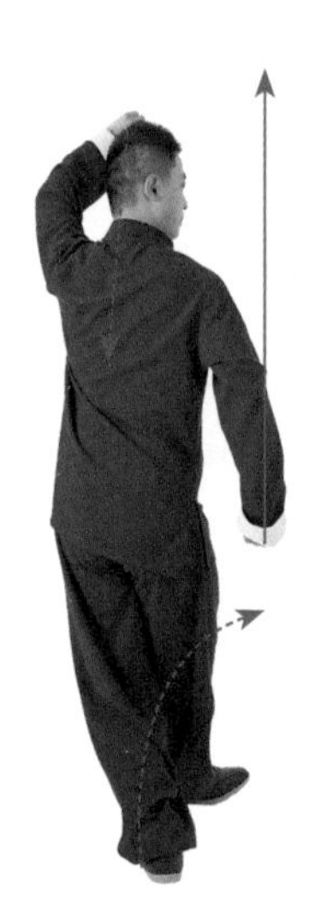
图5-141

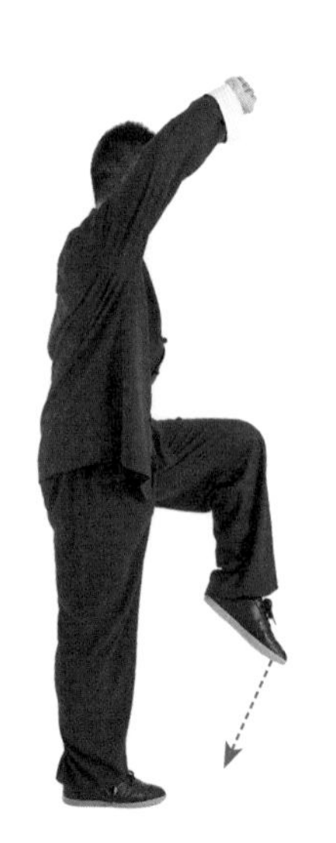
图5-142

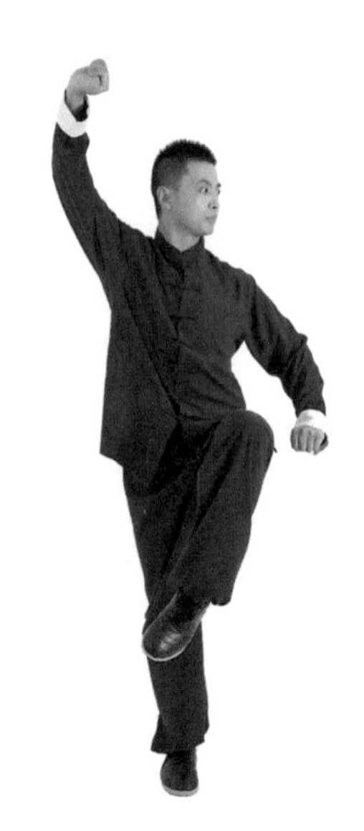
图5-142附图

动作十一：左脚向前上步，回到原位，身体右转；右握固手下落，左握固手上抬，两手心向下成侧平举，右脚摆正（图5-143、图5-144）。

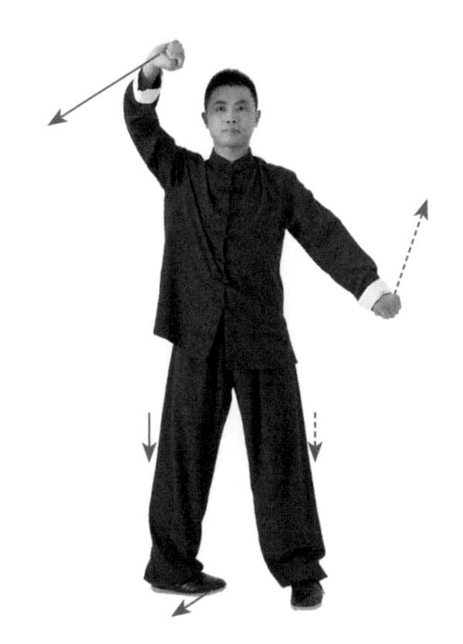

图5-143

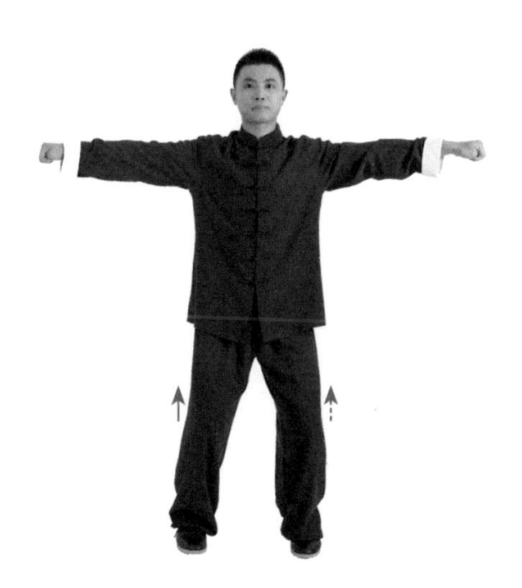

图5-144

动作十二：左右握固手变掌，掌心向下，两臂自然落下垂于体侧，松静站立（图5-145、图5-146）。

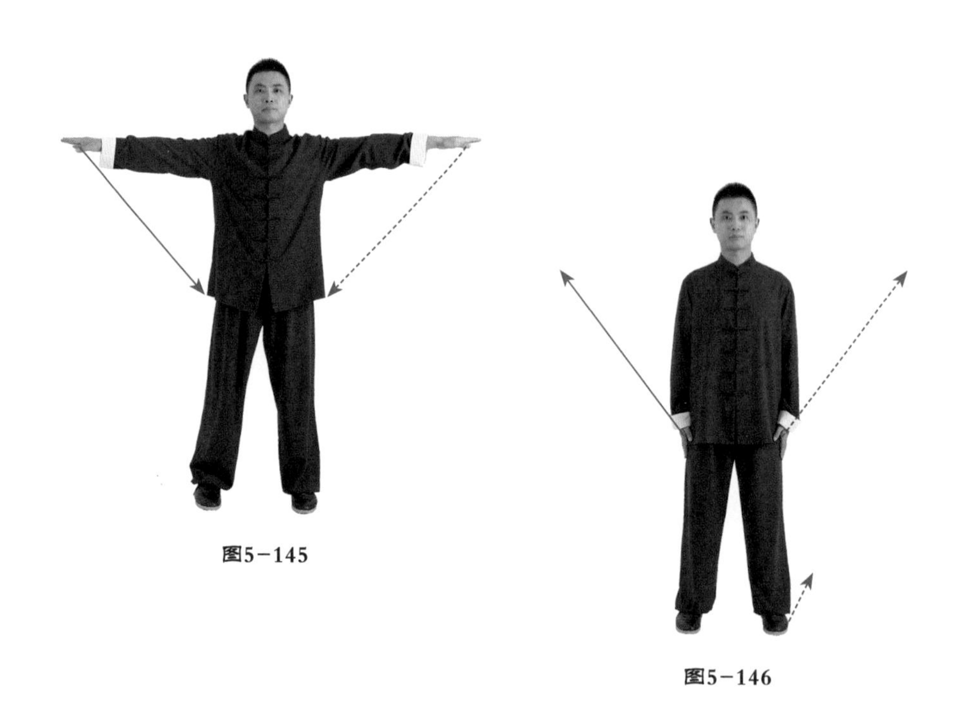

图5-145

图5-146

【注意事项】

①练习四正步时，前脚脚跟垂直于后脚脚尖，形成一个“口”字。

②旋转提膝时，髋关节应充分放松，以免重心不稳。

【功理作用】

①通过转颈旋腰，有助于放松颈项部和腰背。

②四正步有助于练习平衡能力，提膝有助于加强腿部力量。

第七式　螳螂捕蝉

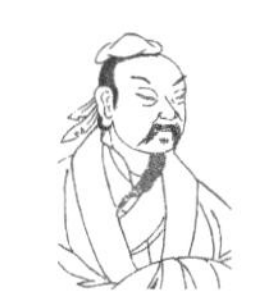

【技术源流】

“螳螂捕蝉”出自《庄子·山木》，曰：“睹一蝉方得美荫而忘其身。螳螂执翳（yì）而搏之，见得而忘形。异鹊从而利之，见利而忘其真。”即“一只蝉，正停在浓密的树荫下休息而忘记了自身的安全；一只螳螂躲在树叶后将要趁机捕杀蝉，它看见有所得而忘记了自己的形体；那只异常大的鹊鸟从而又以螳螂可食为利，看见了私利而忘记了自己的真性”[①]。“螳螂捕蝉”寓言告诫人们切勿只顾眼前利益，身处险境而不自知。“螳螂捕蝉”技术动作则主要模仿螳螂捕杀猎物时的神情与动作进行编创。

①庄子［M］. 方勇，译注. 北京：中华书局，2015：333-335.

【动作要领】

动作一：左脚向斜后方撤步，脚尖着地，右脚在前；两手从体侧抬起向前划弧，身体重心后移成四六步，右手在前，左手在后，右手略高于左手，两手屈腕成螳螂钩（图5–147 ~ 图5–149）。

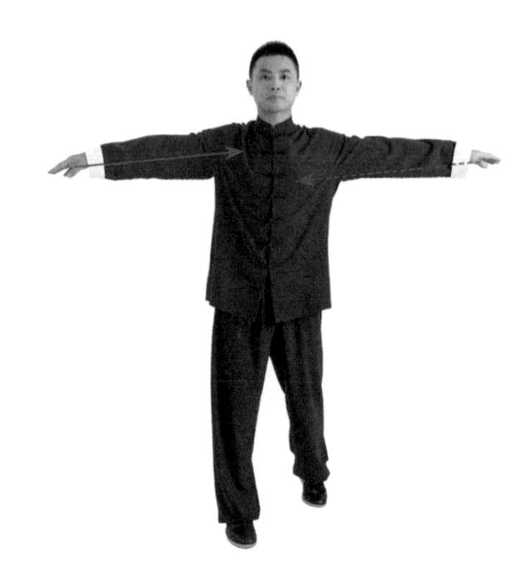

图5–147

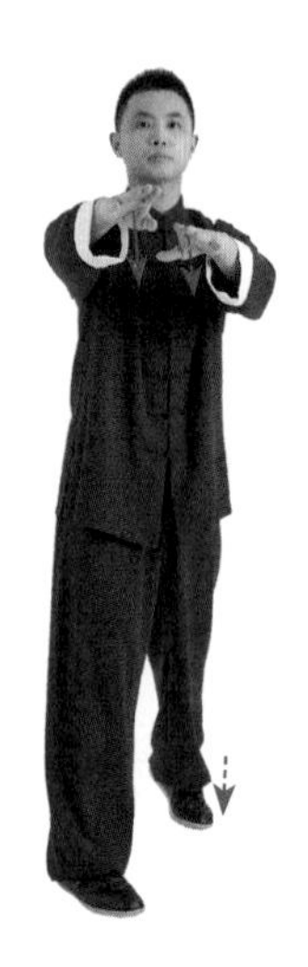

图5–148

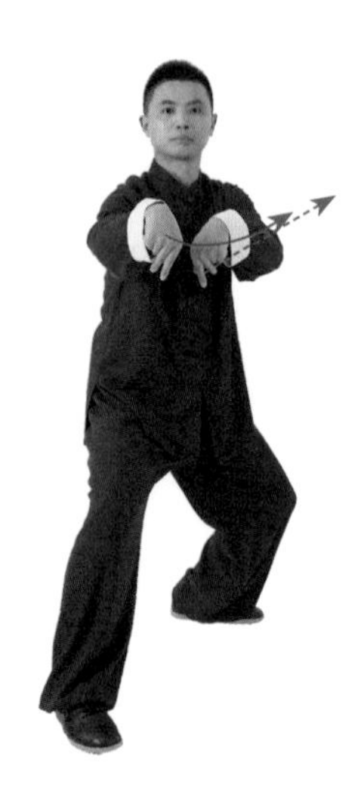

图5–149

动作二：腰部左转，左手随腰平行向左摆动，右手自右向左划半圆，左手略高于右手（图5-150）。

动作三：腰部右转，右手随腰平行向右摆动，左手自左向右划半圆，右手略高于左手（图5-151）。

动作四：腰部向左转正，身体重心后移成四六步；两手随腰平行向左摆正，右手在前，左手在后，右手略高于左手（图5-152）。

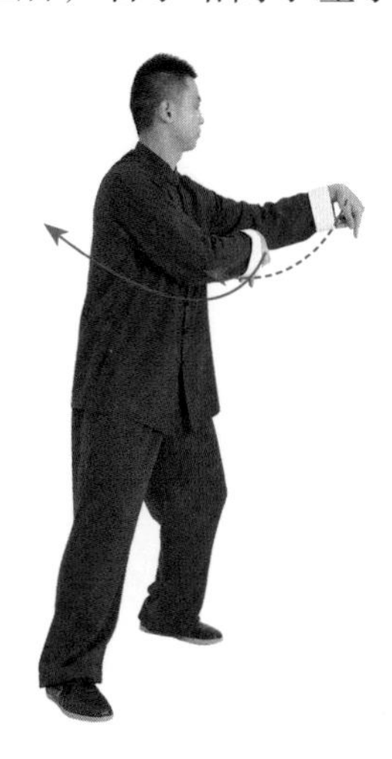

图5-150

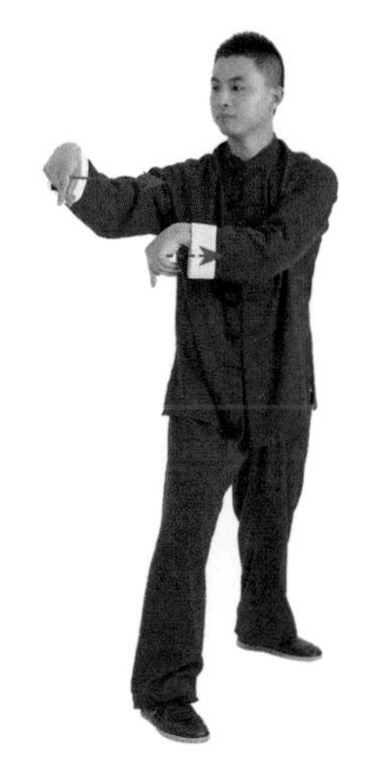

图5-151

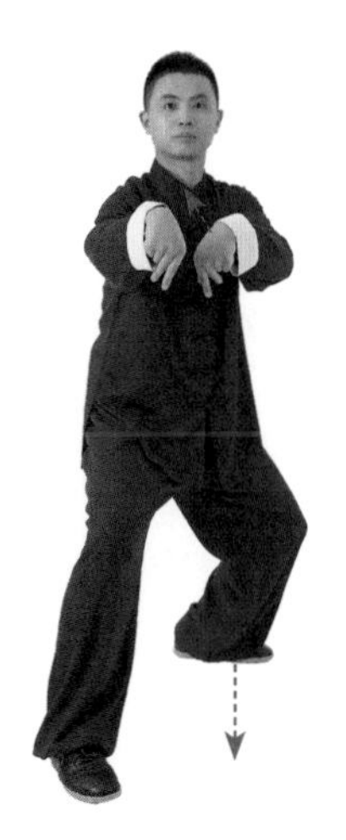

图5-152

动作五：左脚向前上步回到原位，身体挺直，左右钩变掌向前收回与肩平，掌心向下（图5–153、图5–154）。

动作六：两手缓缓下落垂于体侧，松静站立（图5–155）。

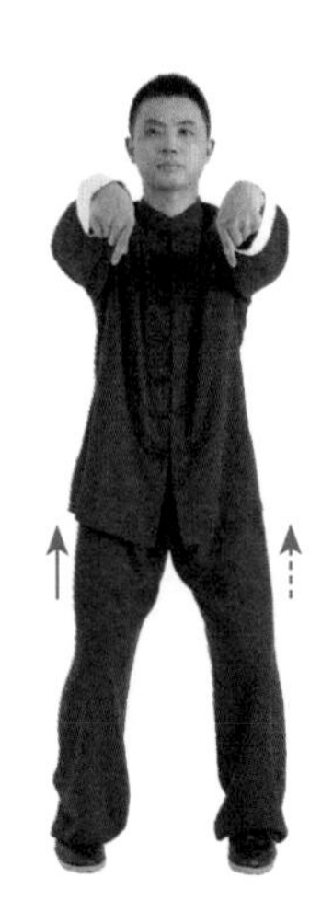

图5－153

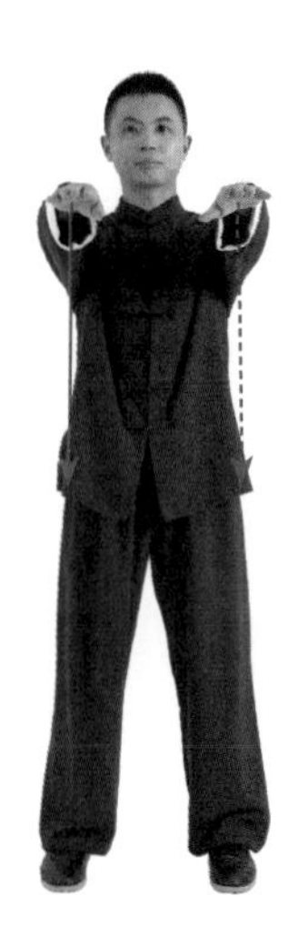

图5－154

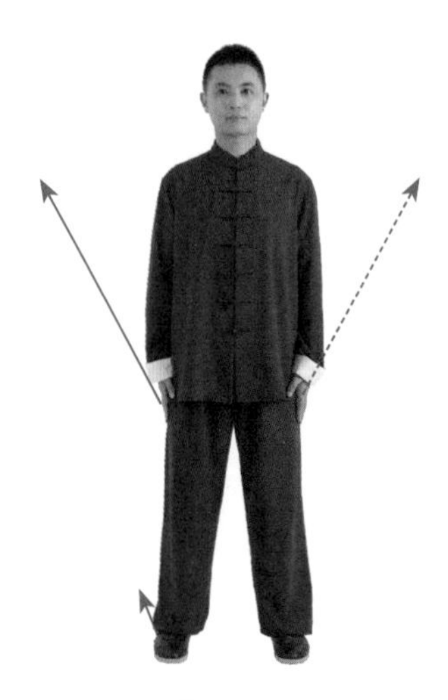

图5－155

动作七：右脚向斜后方撤步，右脚脚尖着地，左脚在前；两手从体侧抬起向前划弧，身体重心后移成四六步；左手在前，右手在后，左手略高于右手，两手屈腕成螳螂钩（图5–156 ~ 图5–158）。

动作八：腰部右转，右手随腰平行向右摆动，左手自左向右划半圆，右手略高于左手（图5–159）。

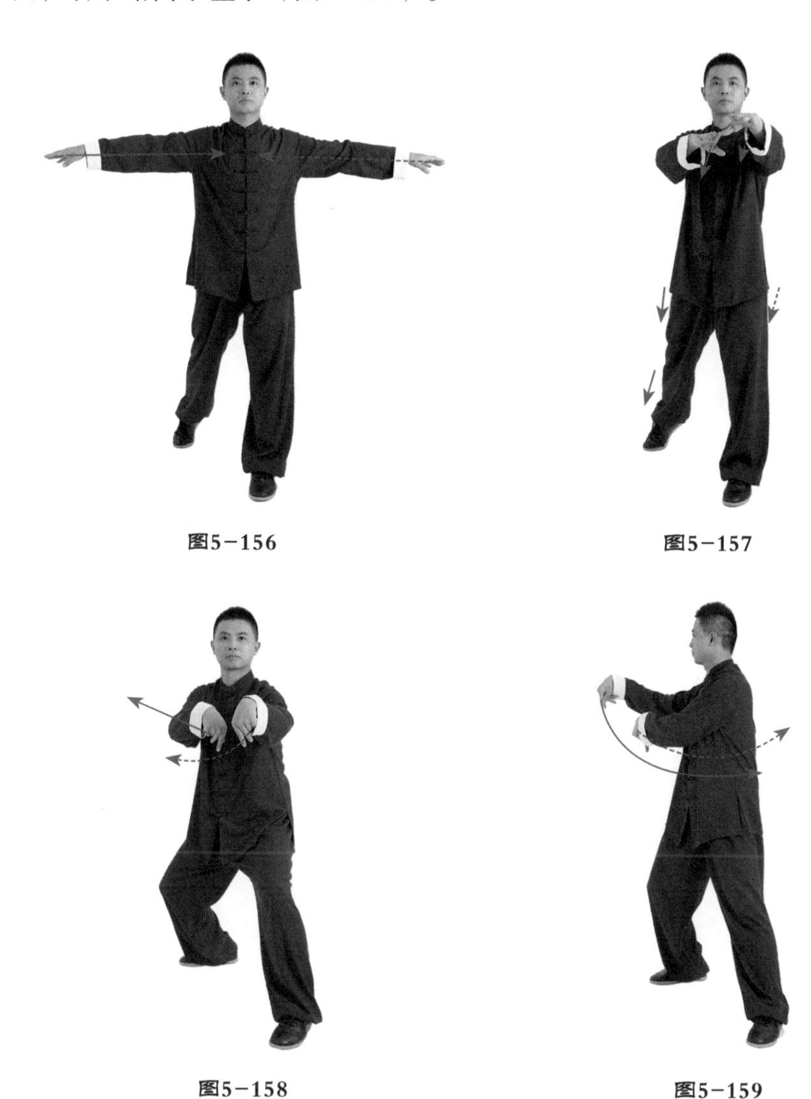

图5–156　图5–157

图5–158　图5–159

动作九：腰部左转，左手随腰平行向左摆动，右手自右向左划半圆，左手略高于右手（图5-160）。

动作十：腰部向右转正，身体重心后移成四六步；两手随腰平行向右摆正，左手在前，右手在后，左手略高于右手（图5-161）。

动作十一：右脚上步回到原位，左右钩变掌向前收回至与肩平，掌心向下（图5-162、图5-163）。

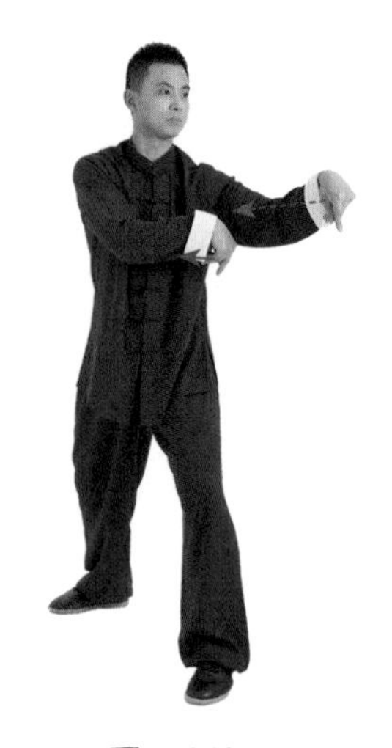

图5-160

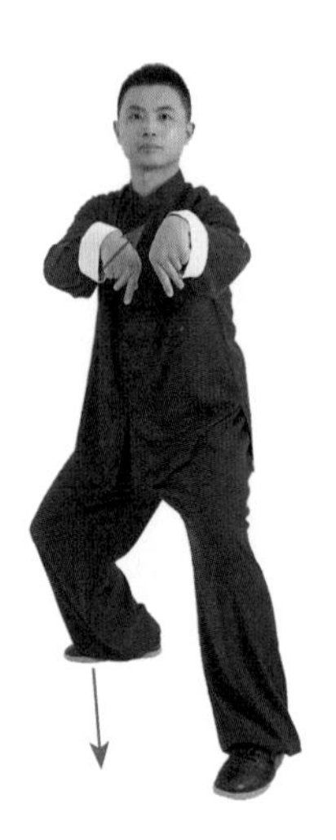

图5-161

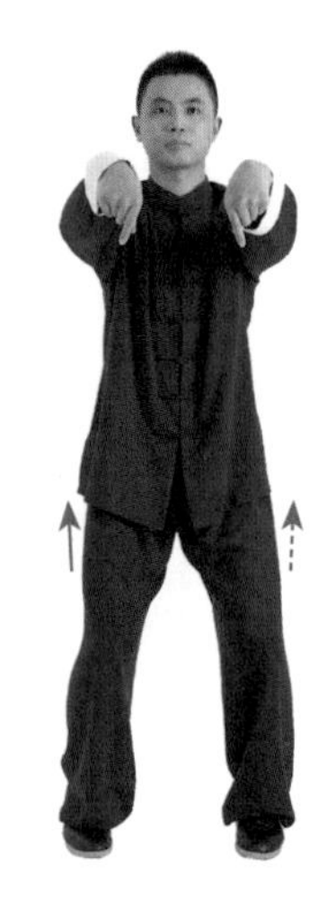

图5-162

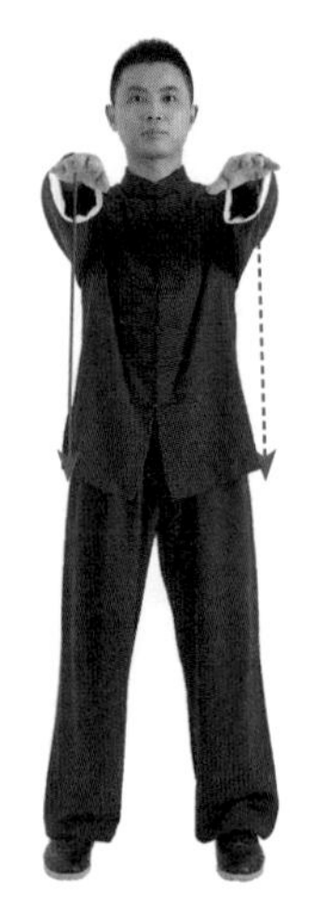

图5-163

动作十二：两手缓缓下落垂于体侧，松静站立（图5-164）。

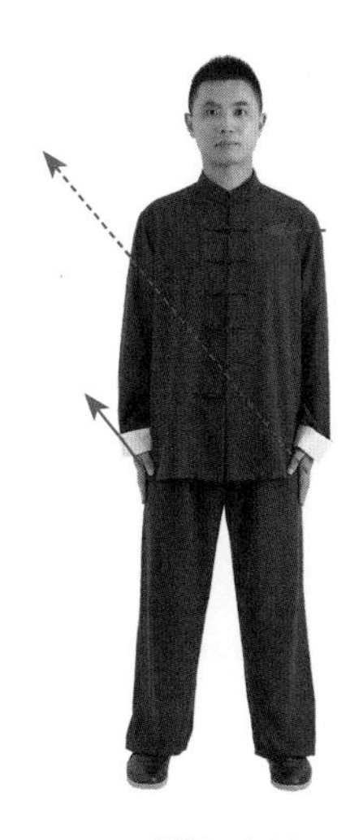

图5-164

【注意事项】

注意手型方向始终向下，两手始终一高一低。

【功理作用】

螳螂钩左右转换，有助于协调全身的灵活程度。

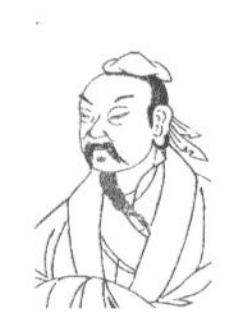

第八式　意怠免患

【技术源流】

“意怠免患”出自《庄子・山木》，曰：“东海有鸟焉，其名曰意怠。其为鸟也，翂（fēn）翂翐（zhì）翐，而似无能；引援而飞，迫胁而栖；进不敢为前，退不敢为后；食不敢先尝，必取其绪。是故其行列不斥，而外人卒不得害，是以免于患。”即“东海有一种鸟，名字叫意怠。这种鸟飞得又低又慢，好像没有一点本领；它一定要携朋呼友而飞，要挤在众鸟之中栖息；前进时不敢飞在前面，后退时不敢落在后面；吃东西不敢先尝，只吃剩余的食物。所以它不曾遭到众鸟的排挤，而外人也始终不能伤害它，因此能够免除祸患”[①]。“意怠免患”寓言强调了集体意识的重要性，“意怠免患”技术动作主要依据意怠鸟呼朋唤友的情景进行编创而成。

①庄子［M］. 方勇，译注. 北京：中华书局，2015：324-327.

【动作要领】

动作一：身体稍右转，右手放于腰间，左手自左侧抬起至右胸前，掌心向上。上身保持不动，左臂内收至胸前，掌心向内，然后翻掌下按，掌心向下（图5–165 ~ 图5–167）。

动作二：腰部左转，左手随腰摆动至身体左侧（图5–168）。

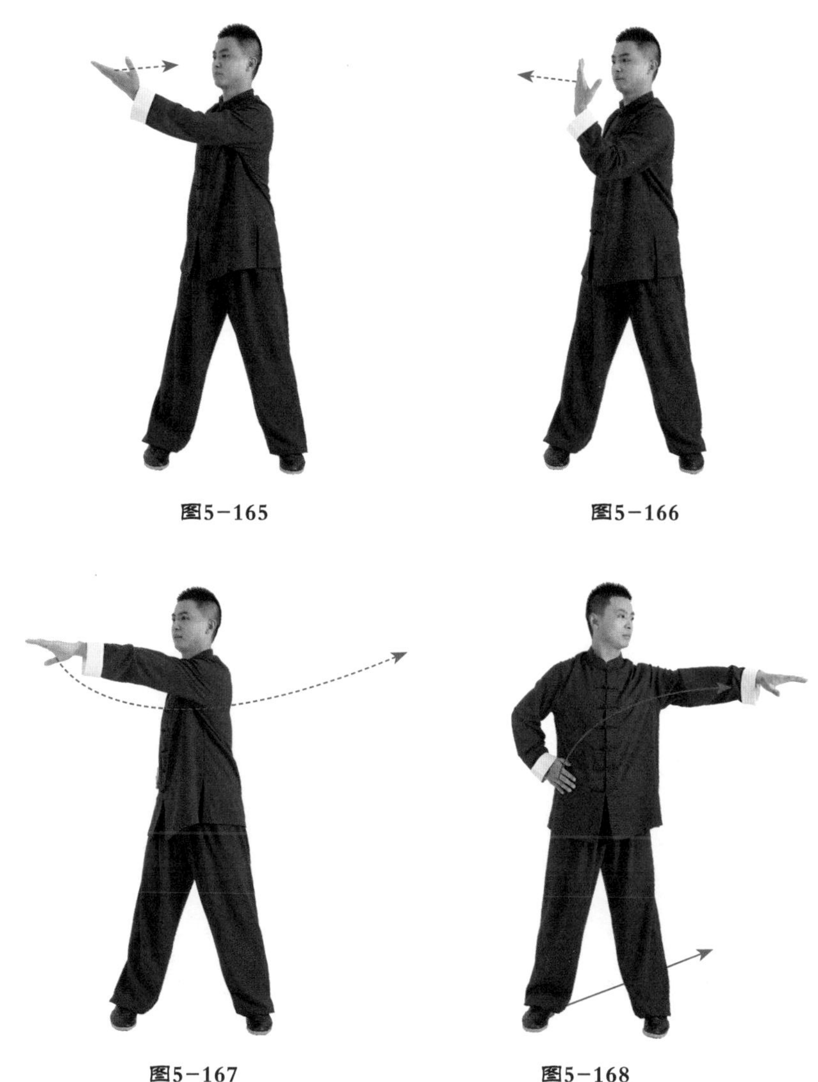

图5–165　图5–166

图5–167　图5–168

动作三：右脚向左脚斜后方向插步，左手向左摆动，右手随之摆动，双手呈抱球状；双腿屈膝下蹲成盘根步，两手保持不变（图5–169、图5–170）。

动作四：缓缓起立；同时，右手向上翻转，左右手呈抱球状不变，腰部向左侧挤压，头部后仰，身体右侧充分拉伸（图5–171）。

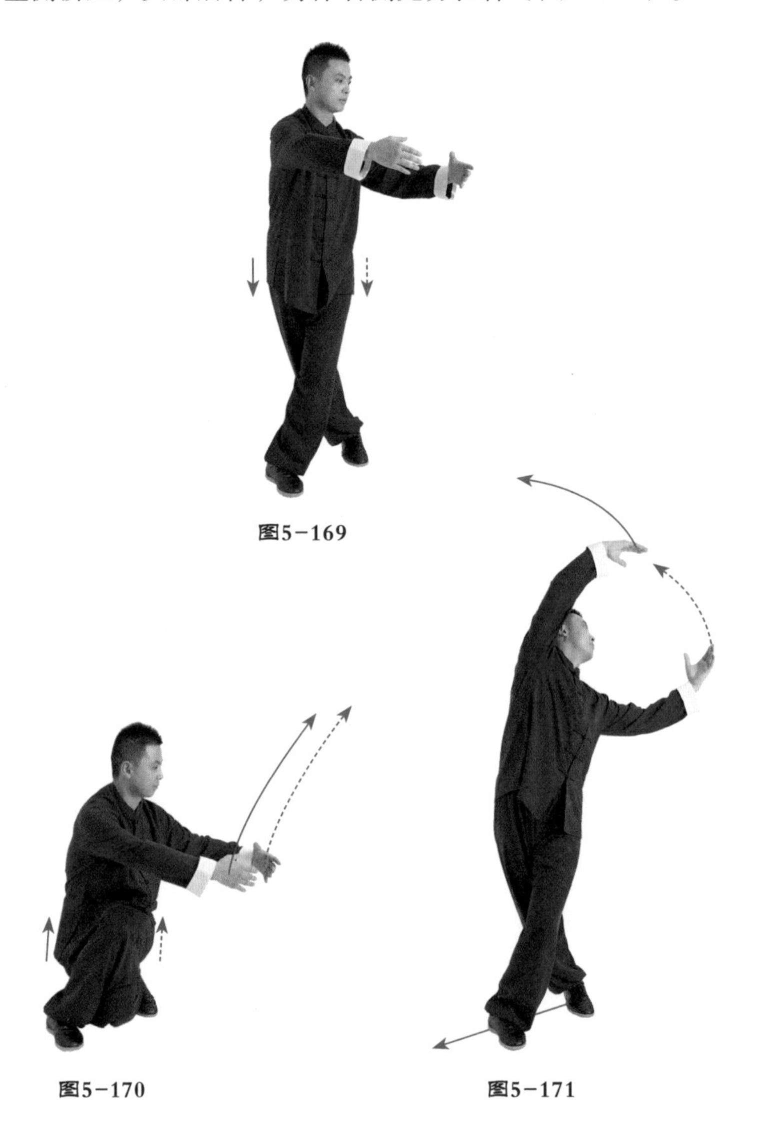

图5–169

图5–170

图5–171

动作五：右脚收回至原位，两脚平行站立，两臂呈抱球状自身体左侧摆动至头部正上方，头部上仰（图5-172）。

动作六：两掌指尖相对下落至胸前，两掌沿胸部、腹部缓缓下落，两臂自然落至体侧，松静站立（图5-173、图5-174）。

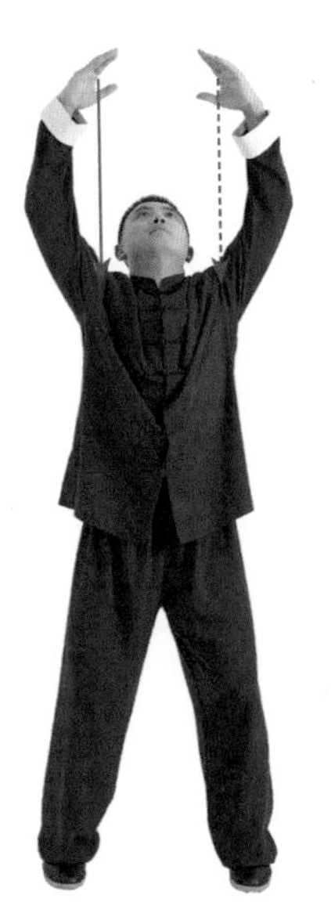

图5-172

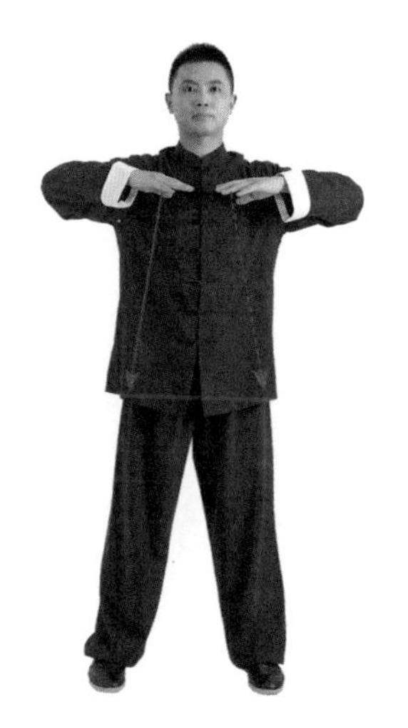

图5-173

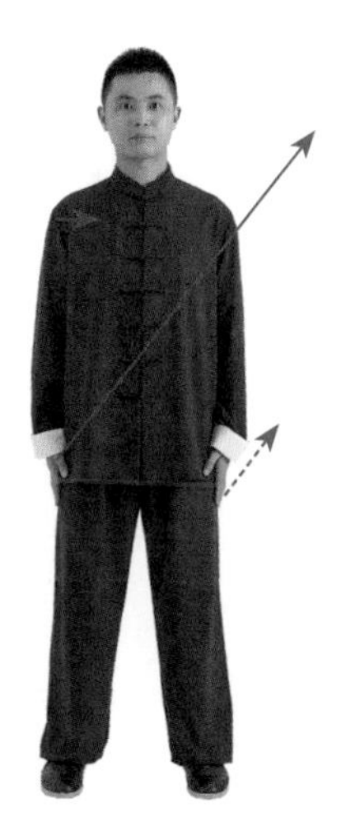

图5-174

动作七：身体稍左转，左手放于腰间，右手自右侧抬起至左胸前，掌心向上。上身保持不动，右臂内收至胸前，掌心向内，然后翻掌下按，掌心向下（图5–175～图5–177）。

动作八：腰部右转，右手随腰摆动至身体右侧（图5–178）。

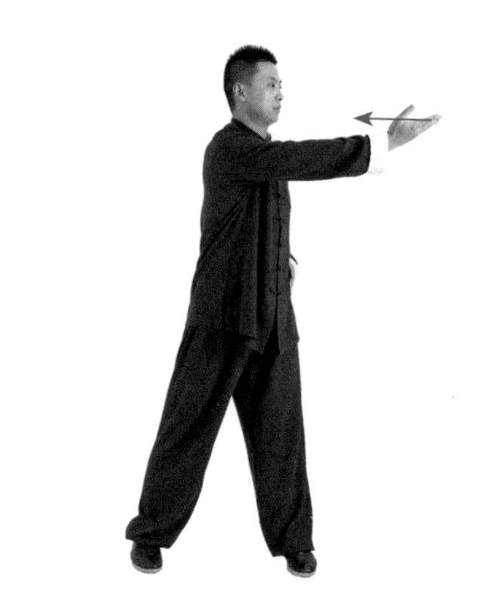

图5–175

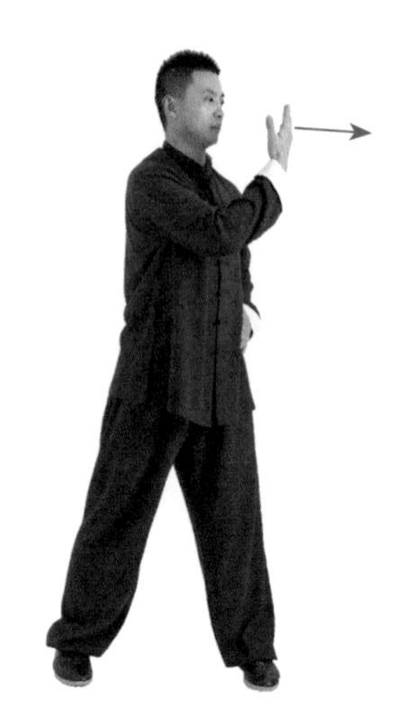

图5–176

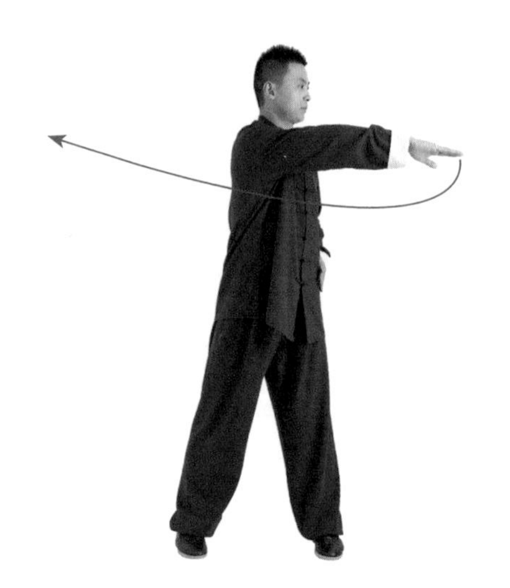

图5–177

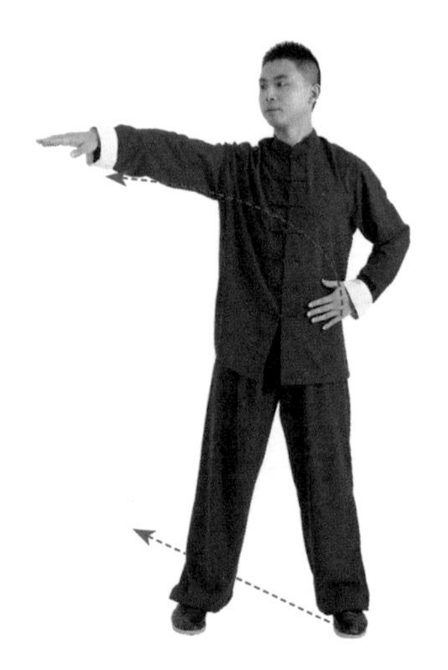

图5–178

动作九：左脚向右脚斜后方向插步，右手向右摆动，左手随之摆动，双手呈抱球状。双腿屈膝下蹲成盘根步，两手保持不变（图5-179、图5-180）。

动作十：缓缓起立；同时，左手向上翻转，左右手呈抱球状不变，腰部向右侧挤压，头部后仰，身体左侧充分拉伸（图5-181）。

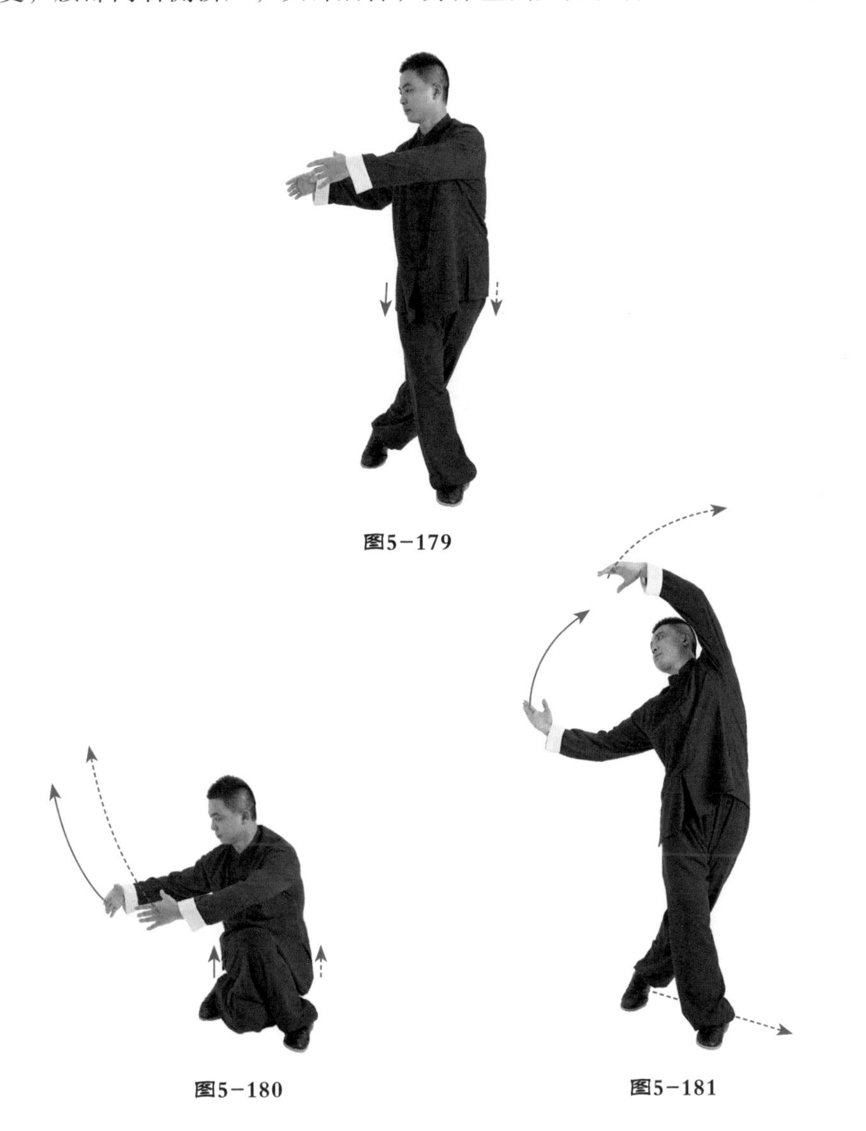

图5-179

图5-180

图5-181

动作十一：左脚收回至原位，两脚平行站立，两臂呈抱球状自身体右侧摆动至头部正上方，头部上仰（图5-182）。

动作十二：两掌指尖相对下落至胸前，两掌沿胸部、腹部缓缓下落，两臂自然落至体侧，松静站立（图5-183、图5-184）。

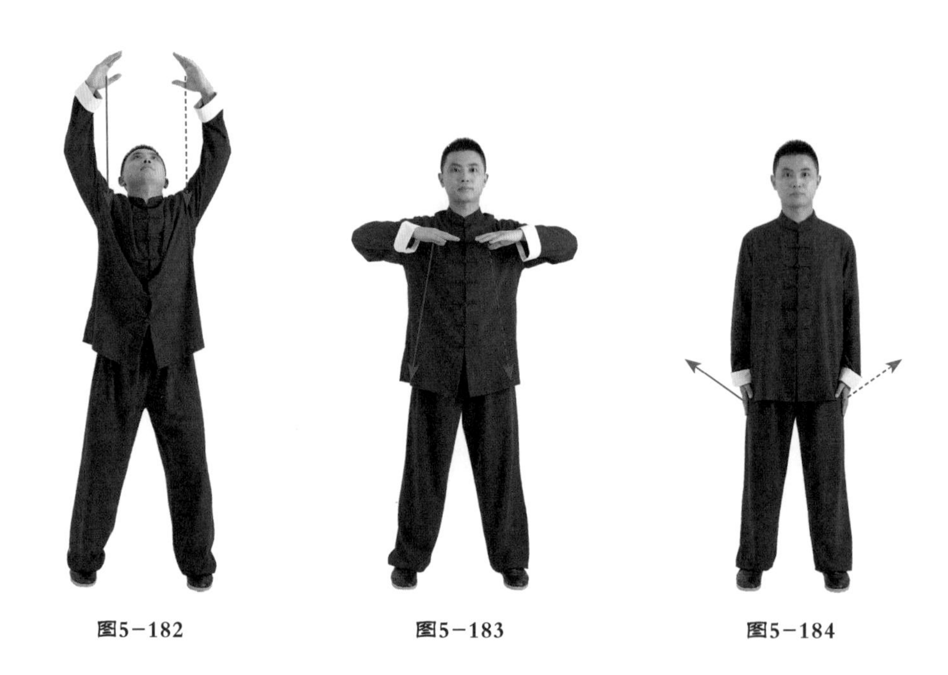

图5-182　　图5-183　　图5-184

【注意事项】

①动作缓慢灵活，起吸落呼，周身放松。

②盘根步两腿内侧相靠。

【功理作用】

两腿屈伸、下蹲盘根的动作，有助于畅通足三阴、足三阳经脉，对促进脏腑机能有一定作用。

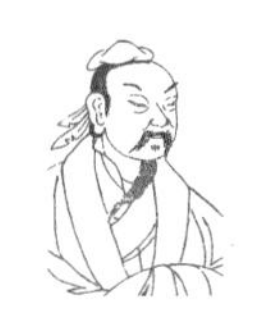

第九式　探骊得珠

【技术源流】

“探骊得珠”出自《庄子·列御寇》，曰：“河上有家贫，恃纬萧而食者，其子没于渊，得千金之珠。其父谓其子曰：‘取石来锻之！夫千金之珠，必在九重之渊而骊龙颔下。子能得珠者，必遭其睡也。使骊龙而寤，子尚奚微之有哉！’”，即“河边有个家境贫困而靠编织芦苇来糊口的人，他的儿子潜入深渊，得到一颗价值千金的珍珠。父亲对他的儿子说‘拿石头来把它锤烂！价值千金的珍珠，一定在九重深渊黑龙的下巴下面。你能得到这颗珍珠，必定是碰到黑龙睡觉的时候了。假使黑龙醒来，你就要被残食无馀了！’[①]”。“探骊得珠”寓言要义为正视成功，不可因暂时的利益而无视其严重后果。“探骊得珠”技术动作是以骊龙失珠的情境为主要依据进行的编创。

---

①庄子［M］. 方勇，译注. 北京：中华书局，2015：562-563.

【动作要领】

动作一：两手掌心向后，自体侧向胸前提起，重心右移，右腿屈膝下蹲，左脚向右成跟步；两掌在胸前成环抱状，两指尖相对（图5-185、图5-186）。

动作二：两手掌心向内，左手绕右手上下绕转一圈，右手绕左手上下绕转一圈，左手置于右手之上（图5-187～图5-189）。

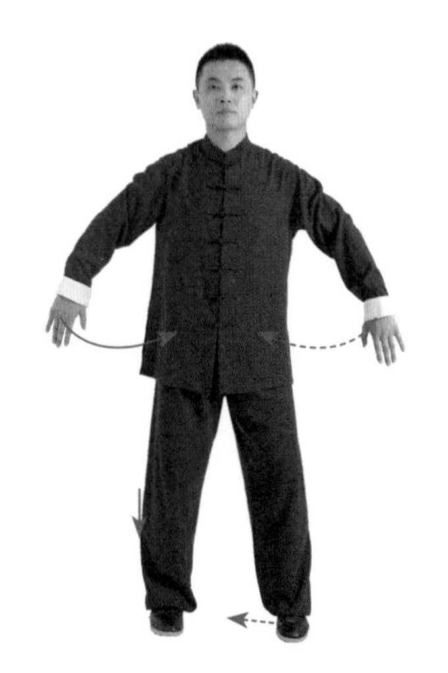

图5-185

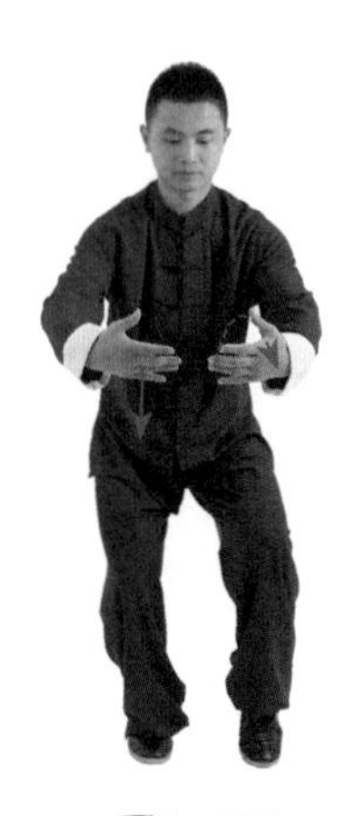

图5-186

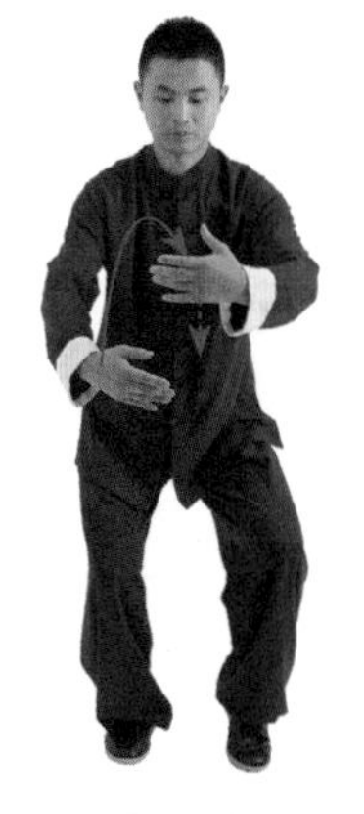

图5-187

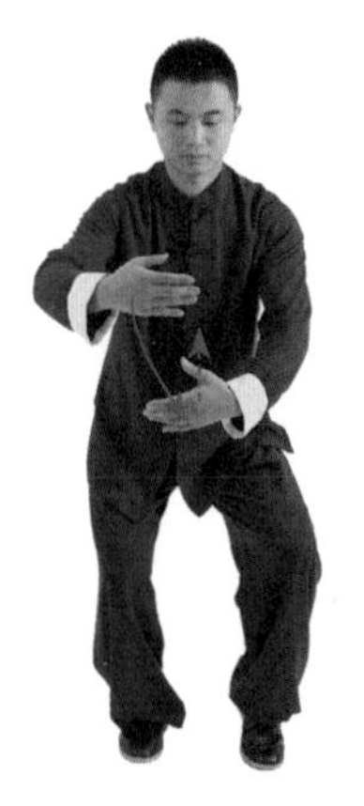

图5-188

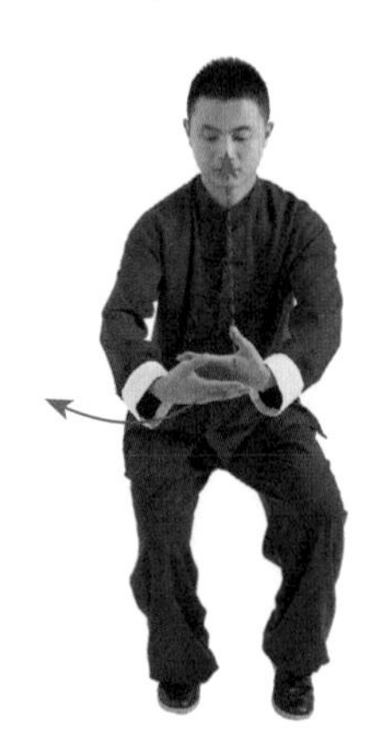

图5-189

动作三：起身，两手划弧分开，两手变龙爪，左爪向左后方下按，右爪自身体右侧向左前方划弧；提左膝，右肘在左膝上方，左爪在左侧髋部（图5-190、图5-191）。

动作四：左脚落回原位，两爪向前平举，爪心向下，两臂与肩同高、同宽；两爪变掌下落，身体回正，自然站立（图5-192～图5-194）。

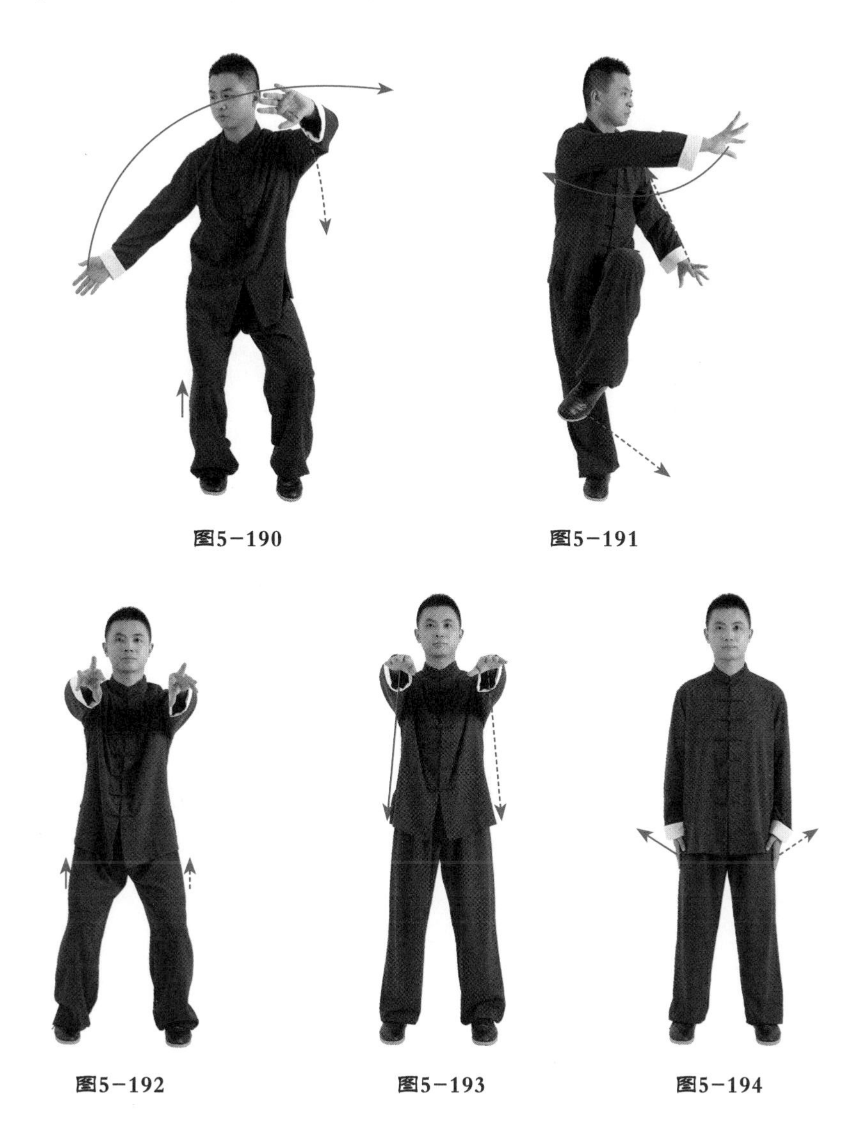

图5-190　图5-191

图5-192　图5-193　图5-194

动作五：两手掌心向后，自体侧向胸前提起，重心左移，左腿屈膝下蹲，右脚向左成跟步；两掌在胸前成环抱状，两指尖相对（图5–195、图5–196）。

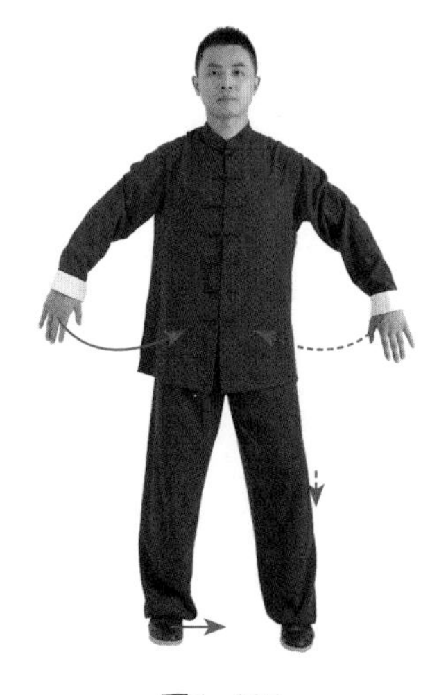

图5－195

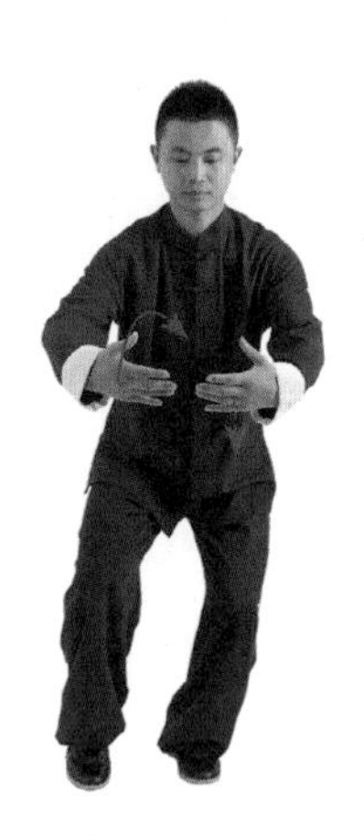

图5－196

动作六：两手掌心向上，右手绕左手上下绕转一圈，左手绕右手上下绕转一圈，右手置于左手之上（图5–197 ~ 图5–199）。

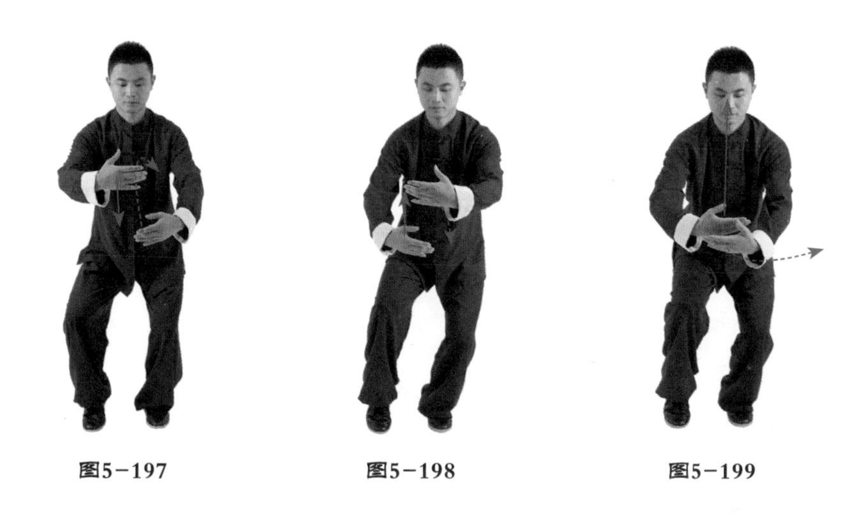

图5-197　　图5-198　　图5-199

动作七：起身，两手划弧分开，两手变龙爪，右爪向右后方下按，左爪自身体左侧向右前方划弧；提右膝，左肘在右膝上方，右爪在右侧髋部（图5-200、图5-201）。

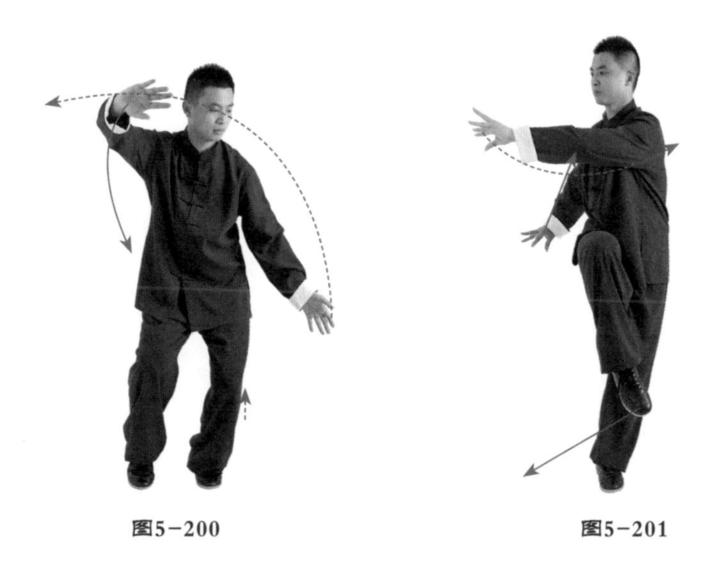

图5-200　　图5-201

动作八：右脚落回原位，两爪向前平举，爪心向下，两臂与肩同高、同宽；两爪变掌下落，身体回正，自然站立（图5–202 ~ 图5–204）。

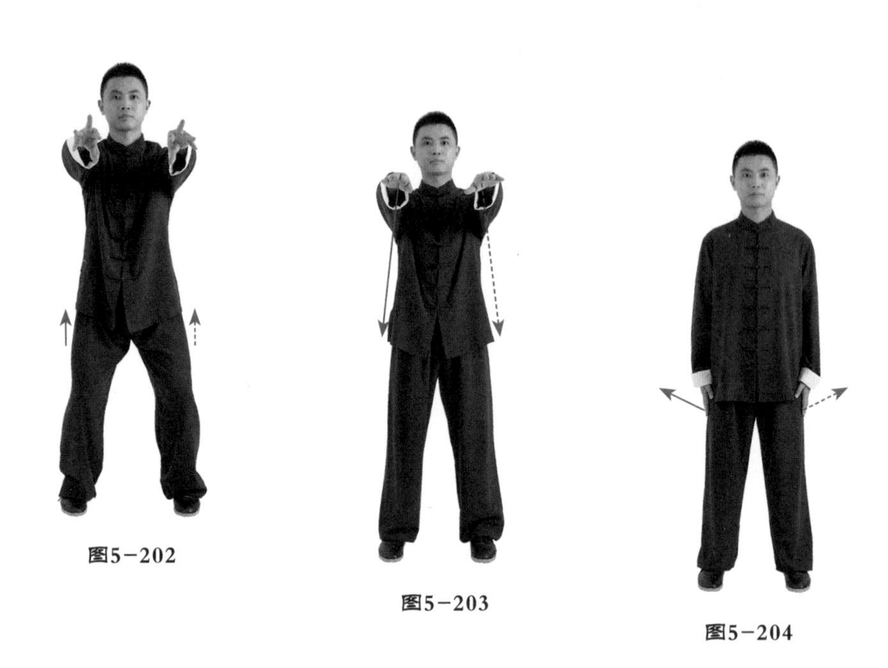

图5–202

图5–203

图5–204

【注意事项】

两手交换时，需要腰胯部的起承转合，使动作更加协调、柔和地展现出来。

【功理作用】

转身提膝时，可提高腰胯部的灵活性，加强腿部的平衡能力。

第十式　东海之鳖

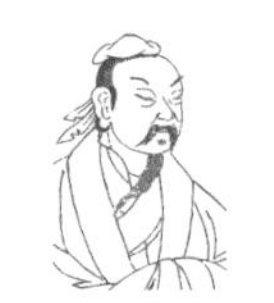

【技术源流】

“东海之鳖”出自《庄子·秋水》，曰：“夫千里之远，不足以举其大；千仞之高，不足以极其深。禹之时十年九潦，而水弗为加益；汤之时八年七旱，而崖不为加损。夫不为顷久推移，不以多少进退者，此亦东海之大乐也。”即“千里之遥，不足以形容海的大；千仞之高，不足以量尽海的深。夏禹的时代，十年有九年发生洪灾，海水并未因此而增多；商汤的时代，八年有七年闹旱灾，海岸的水位并未因此而下降。海水的水量不会因时间的长短而有所改变，不会因降雨量的多少而水位有所升降，这也就是东海最大的快乐了。[①]”此乃东海之鳖对东海的形容，与井底之蛙形成了鲜明的对比，也通过此寓言表达了人的认知决定人的思维，不可目光短浅，思维狭隘。“东海之鳖”技术动作依据鳖在海里尽情遨游的情形进行编创。

①庄子［M］. 方勇，译注. 北京：中华书局，2015：274-278.

【动作要领】

动作一：两手体侧展开，掌心向后，手腕外旋，两臂上举并向前合拢，与肩同高、同宽（图5–205、图5–206）。

动作二：低头，肘部向肋间摩运，由肘部内侧摩运至手背部（图5–207）。

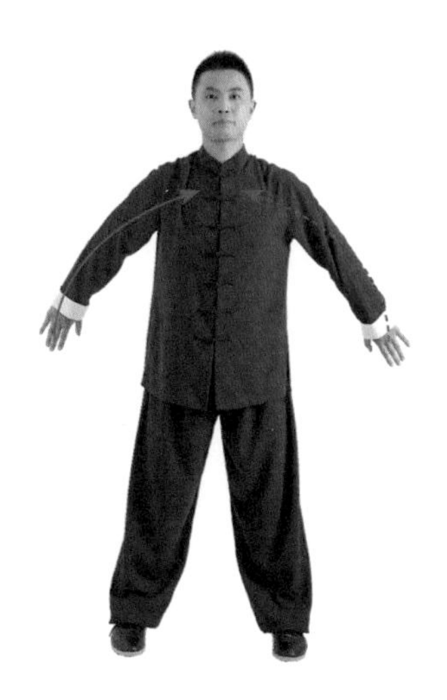

图5–205

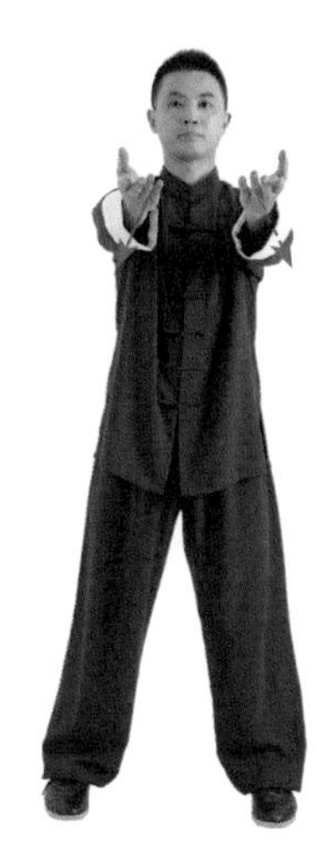

图5–206

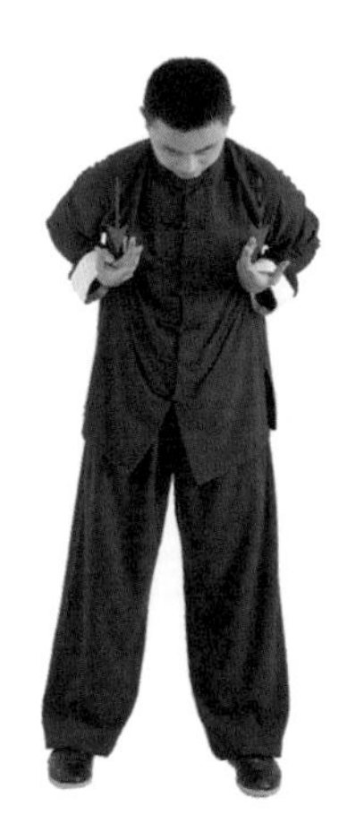

图5–207

动作三：两手向背后伸展，在背后呈叠手状，左手为拳，右手为掌，右手握左拳；同时，头部向下、向前伸颈，直至身体直立（图5-208～图5-210）。

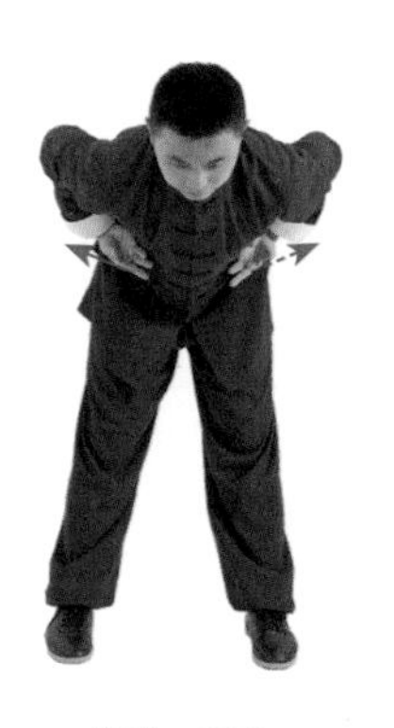

图5-208

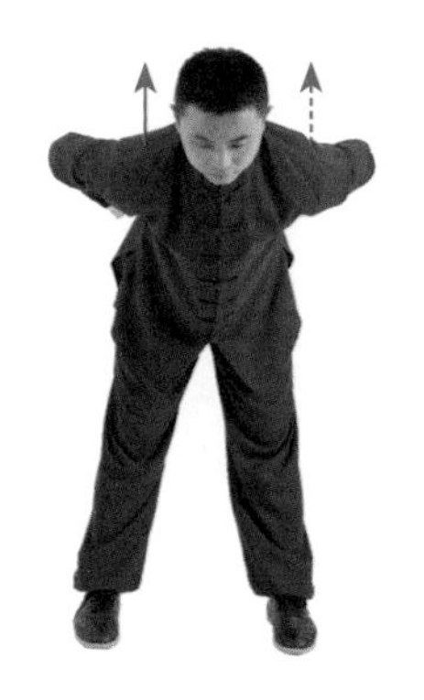

图5-209

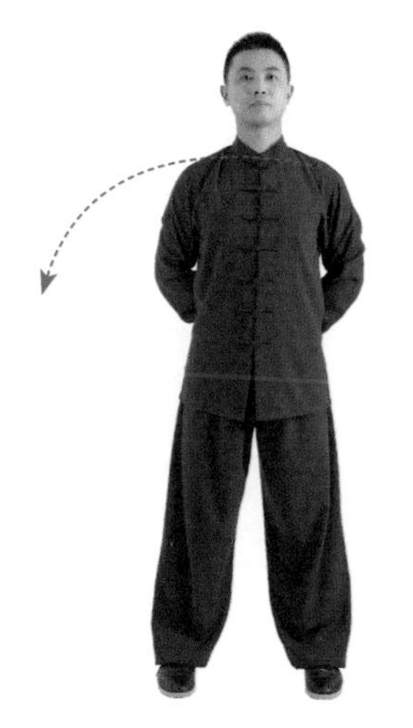

图5-210

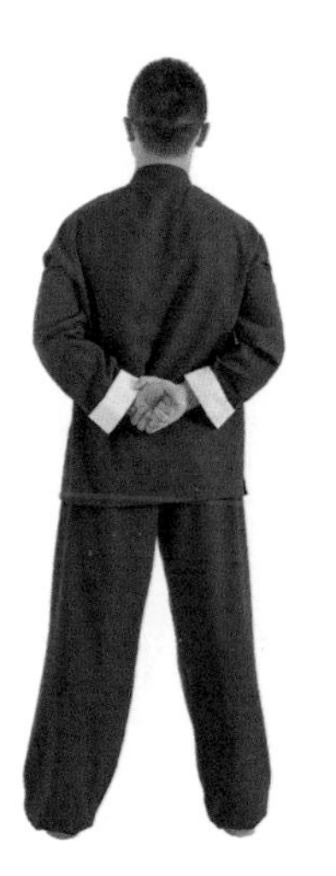

图5-210附图

动作四：下肢与两手保持不动，以腰部为轴，身体自右向左旋转180°（图5-211～图5-213）。

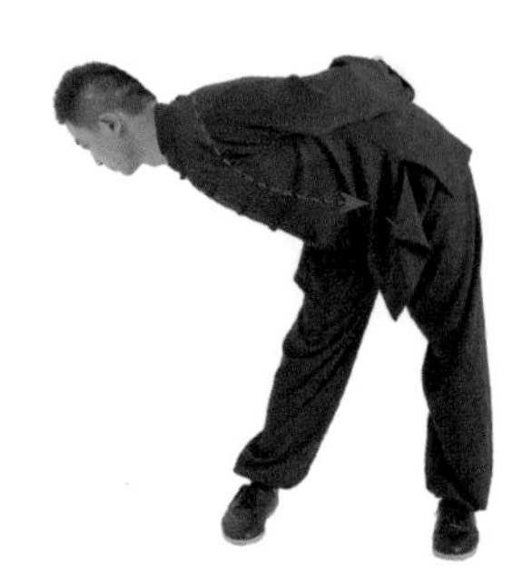

图5-211

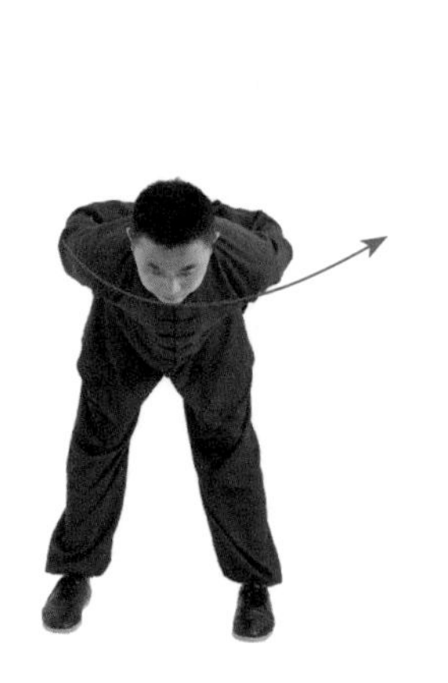

图5-212

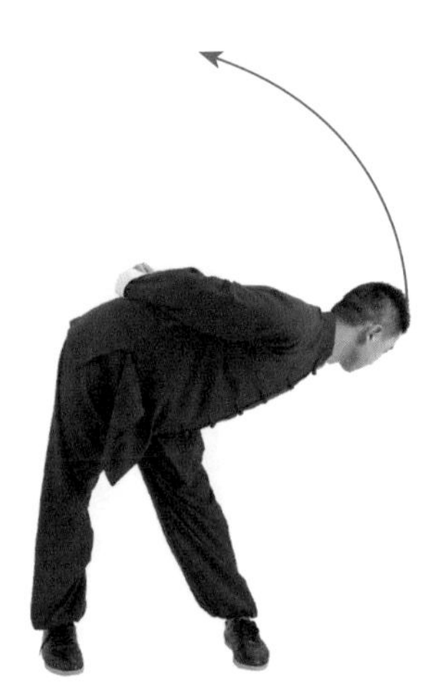

图5-213

动作五：身体回正，自然站立；两手分开，摩运肾部，随即指尖向下，两手摩运腰侧，翻掌放于体侧，身体回正，自然站立（图5–214、图5–215）。

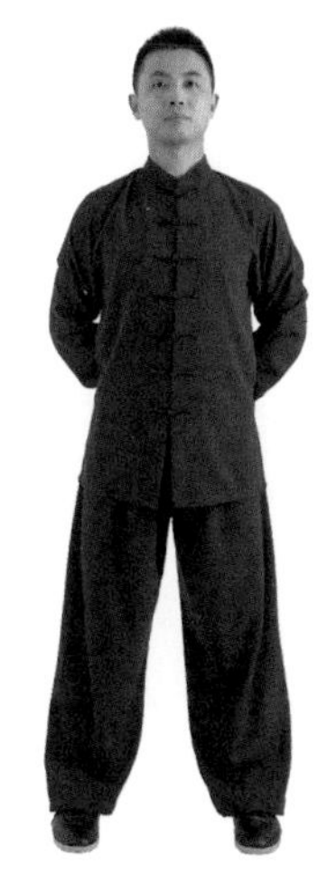

图5–214

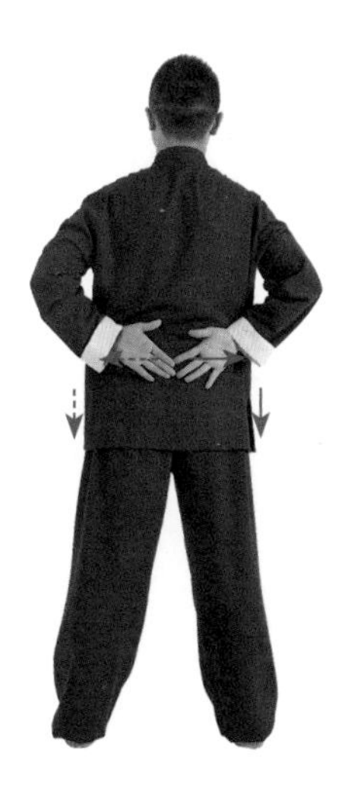

图5–214附图

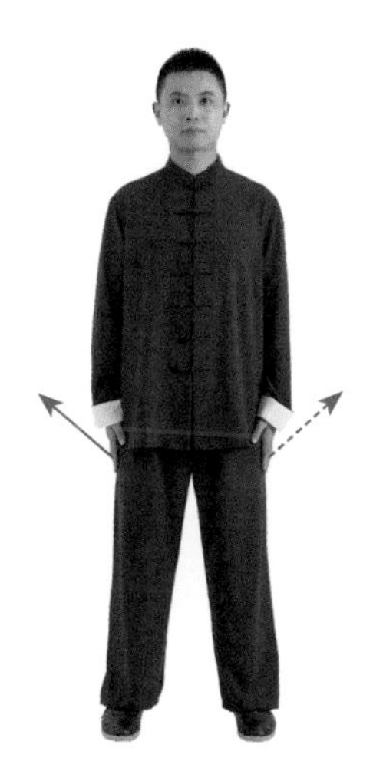

图5–215

动作六：两手向体侧展开，掌心向后，手腕外旋，两臂上举并向前合拢，与肩同高、同宽（图5-216、图5-217）。

动作七：低头，肘部向肋间摩运，由肘部内侧摩运至手背部（图5-218）。

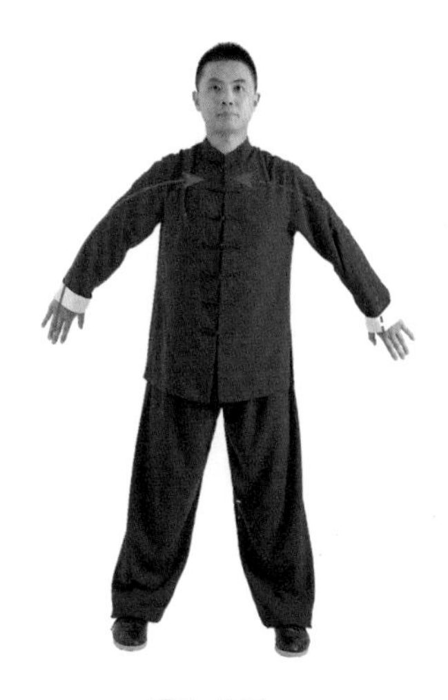

图5-216

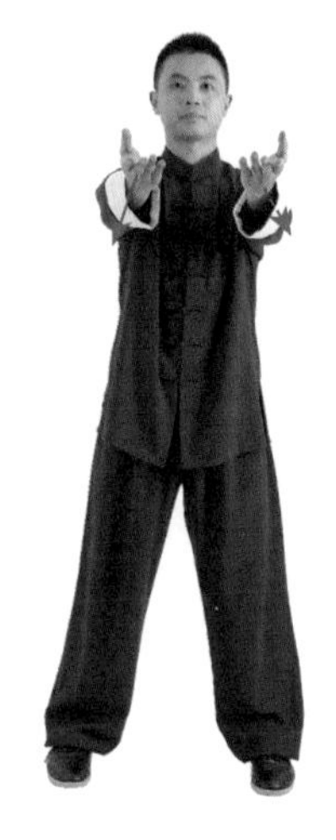

图5-217

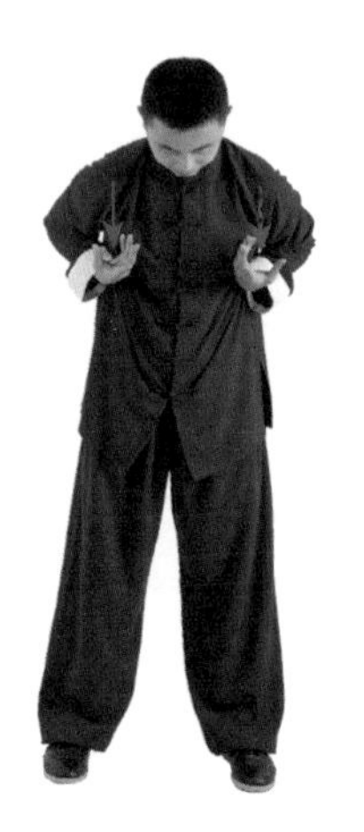

图5-218

动作八：两手向背后伸展，在背后呈叠手状，右手为拳，左手为掌，左手握右拳；同时，头部向下、向前伸颈，直至身体直立（图5-219～图5-221）。

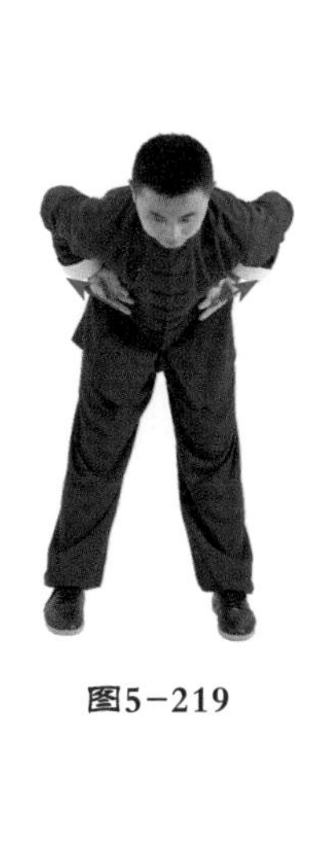

图5-219

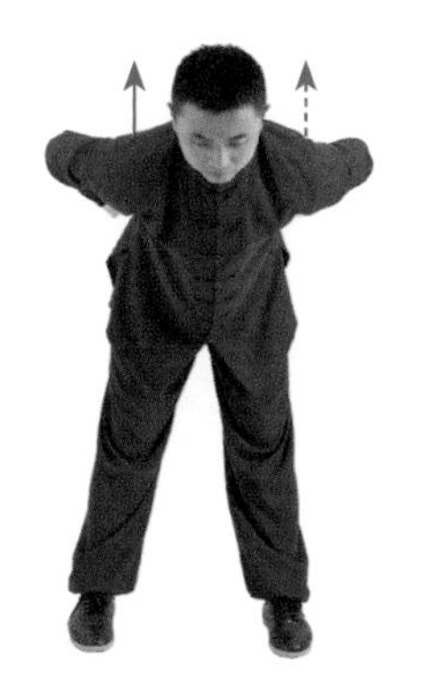

图5-220

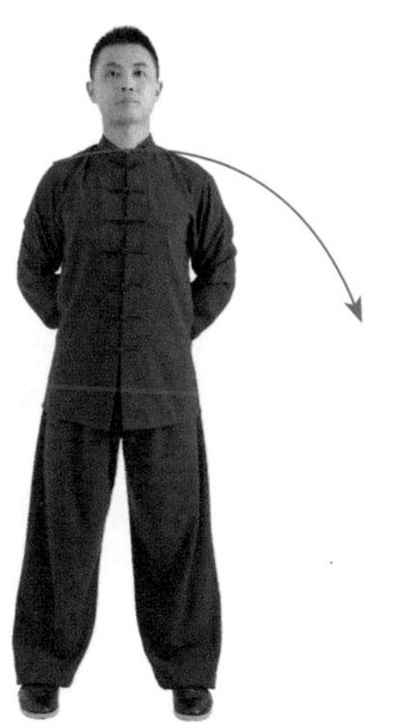

图5-221

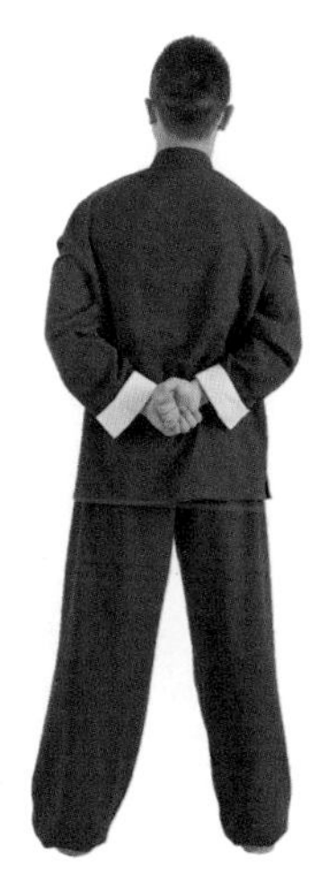

图5-221附图

动作九：下肢与两手保持不动，以腰部为轴，身体自左向右旋转180°（图5-222～图5-224）。

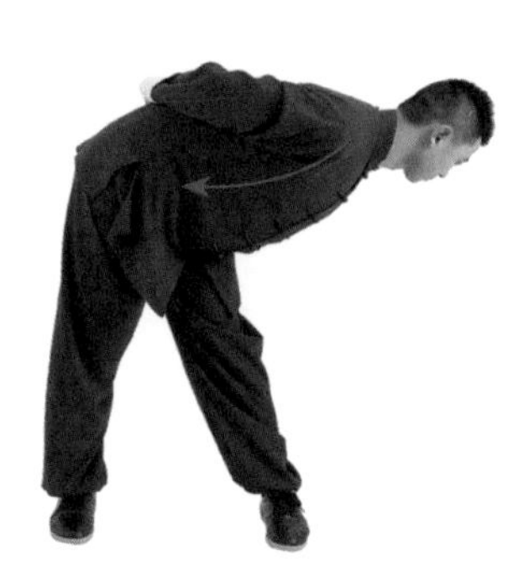

图5-222

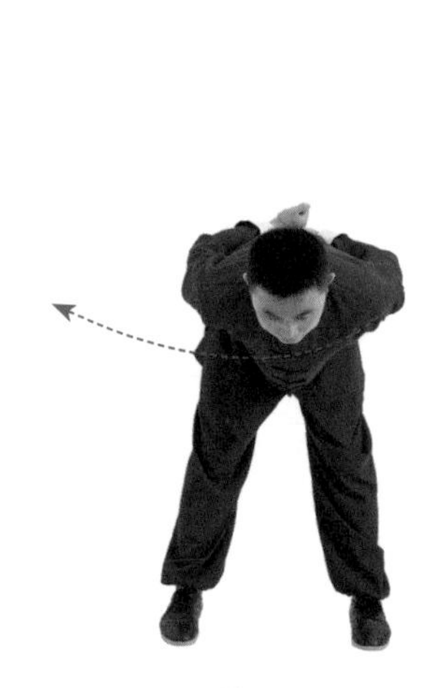

图5-223

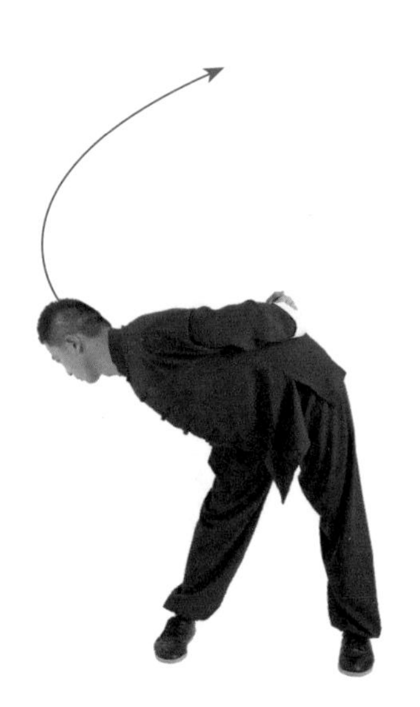

图5-224

动作十：身体回正，自然站立；两手分开，摩运肾部，随即指尖向下，两手摩运腰侧，翻掌放于体侧，身体回正，自然站立（图5–225、图5–226）。

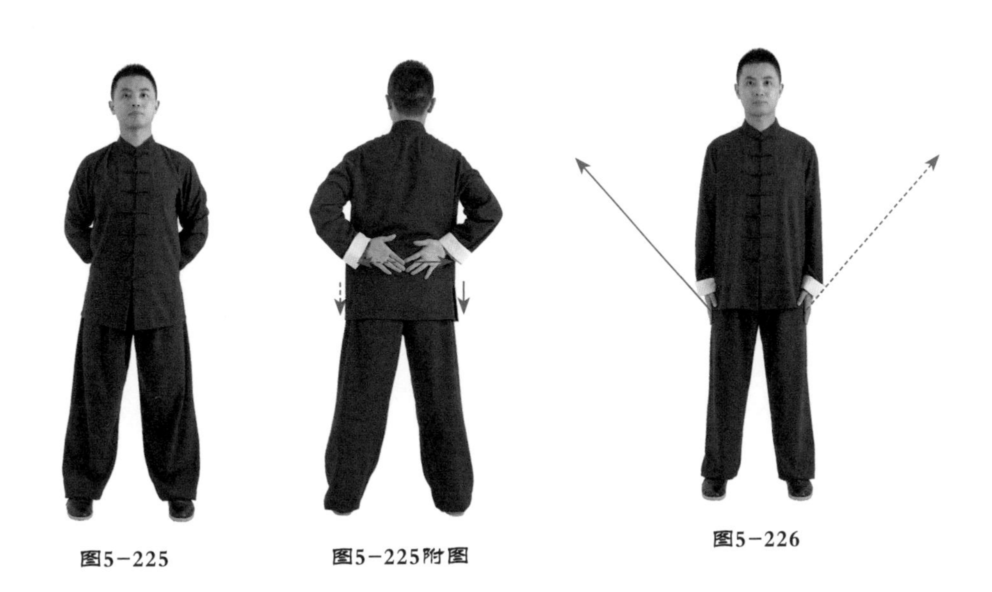

图5－225　图5－225附图　图5－226

【注意事项】

两手摩肋时，要与头颈部的前伸运动同时进行，前后呼应，协调一致。

【功理作用】

①摩肋时，有助于刺激大包穴，既有助于润肠化结，又可加强脏腑功能的代谢。

②抻臂拔肩，头颈前探，有利于改善颈肩部的不适。

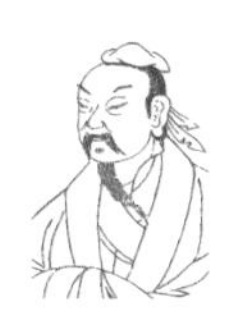

第十一式　鹏程万里

【技术源流】

“鹏程万里”出自《庄子·逍遥游》，曰：“北冥有鱼，其名为鲲。鲲之大，不知其几千里也。化而为鸟，其名为鹏。鹏之背，不知其几千里也。怒而飞，其翼若垂天之云。”即“北海有一条鱼，它的名字叫做鲲。鲲的巨大，不知道有几千里。变化成鸟，它的名字叫作鹏。大鹏的背，不知道有几千里；奋起而飞时，它的翅膀就像天边的云”[①]。“鹏程万里”寓言比喻前程远大，“鹏程万里”技术动作主要依据大鹏奋起而飞的姿势进行编创。

【动作要领】

动作一：两手侧平举，掌心向上，合掌至头顶上方，左脚向右并步，头部上仰（图5-227、图5-228）。

①庄子［M］. 方勇，译注. 北京：中华书局，2015：2-7.

动作二：屈膝下蹲，两手垂直向下；起立，双手先向左倾，臀部向右摆动，目视手掌（图5-229、图5-230）。

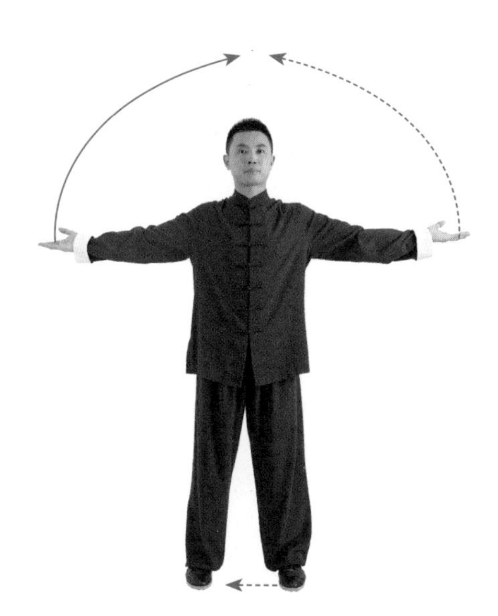

图5-227

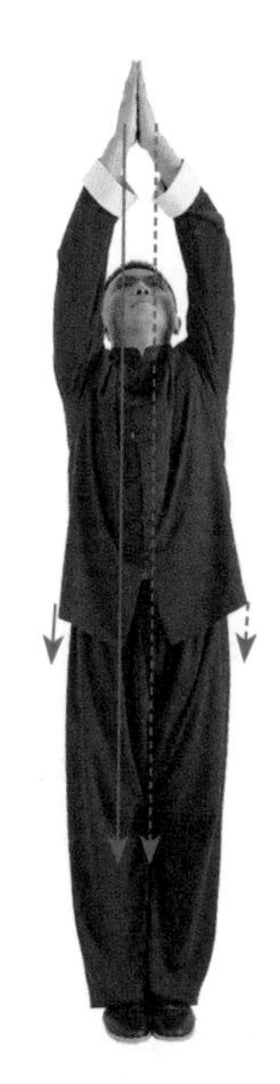

图5-228

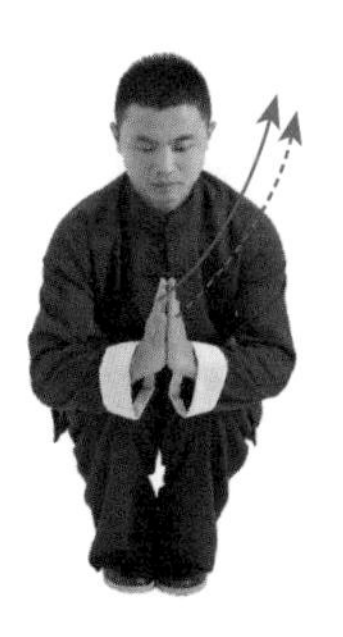

图5-229

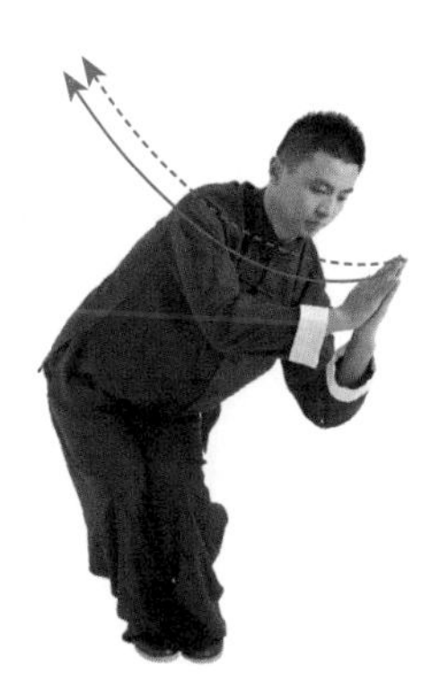

图5-230

动作三：两手再向右倾，臀部向左摆动，目视手掌；随之两手侧起向头部正上方伸展，头部上仰（图5-231、图5-232）。

动作四：开左步成跟步，两腿屈膝下蹲，两手变鹏翅向身体两侧张开，落至与肩同高（图5-233）。

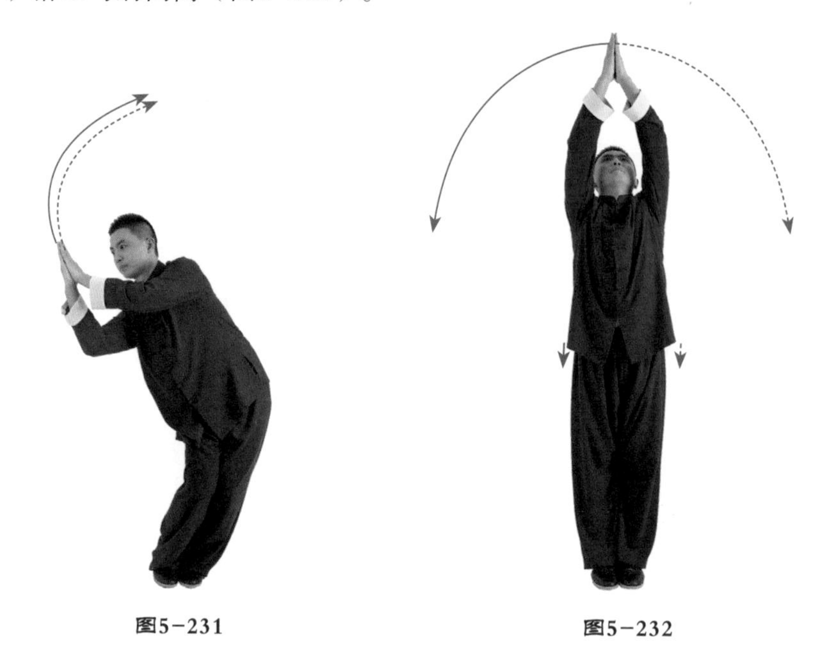

图5-231　　图5-232

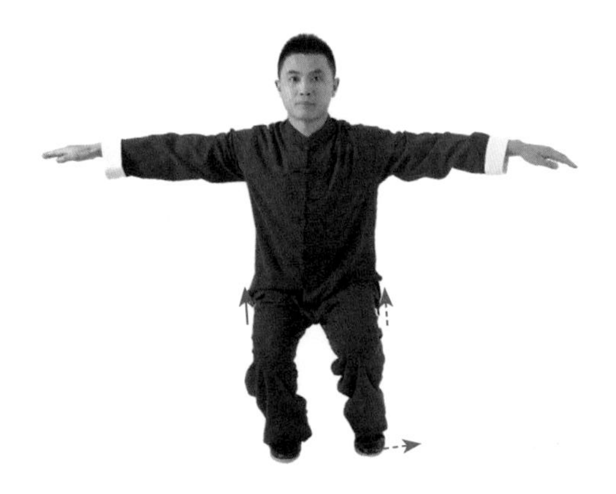

图5-233

动作五：左脚开步，向上站立，两翅变掌成侧平举；两臂自然下落，垂于体侧，自然站立（图5-234、图5-235）。

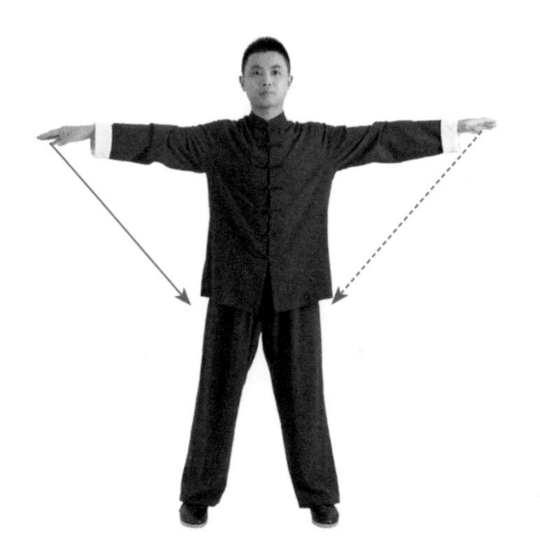

图5-234

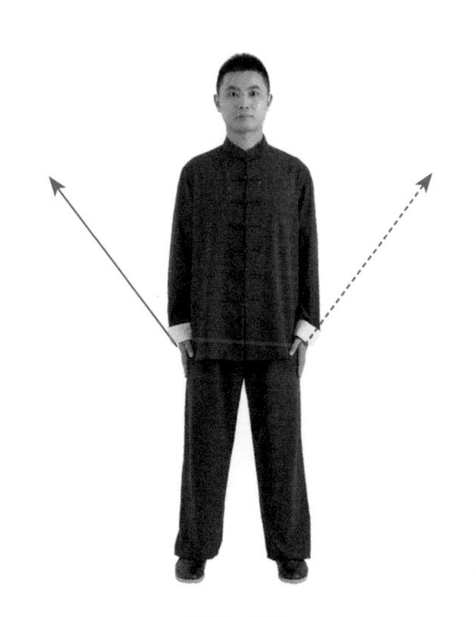

图5-235

动作六：两手侧平举，掌心向上，合掌至头顶上方，右脚向左并步，头部上仰（图5-236、图5-237）。

动作七：两腿屈膝下蹲，两手垂直向下；起立，双手先向右倾，臀部向左摆动，目视手掌（图5-238、图5-239）。

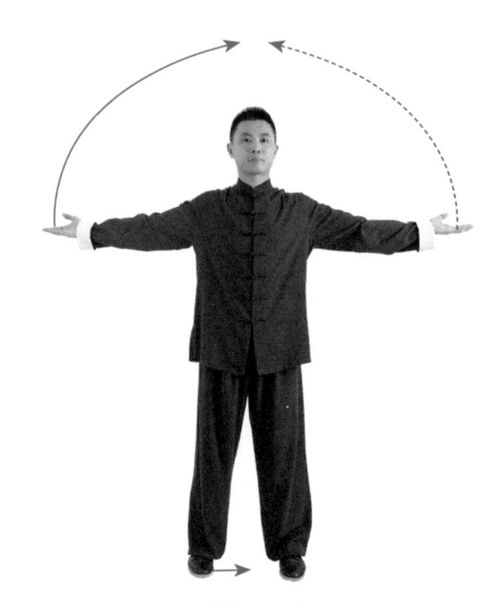

图5-236

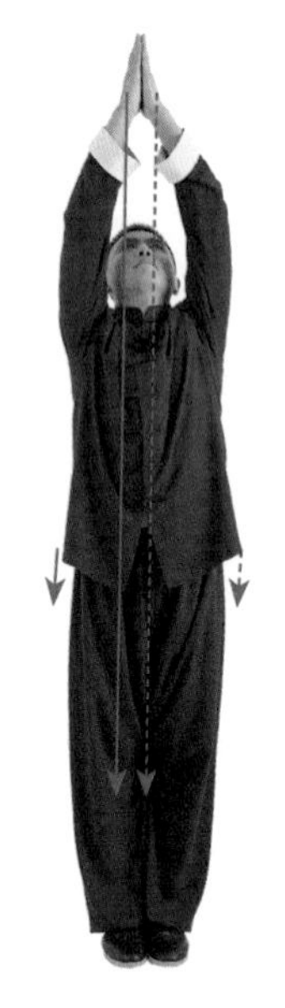

图5-237

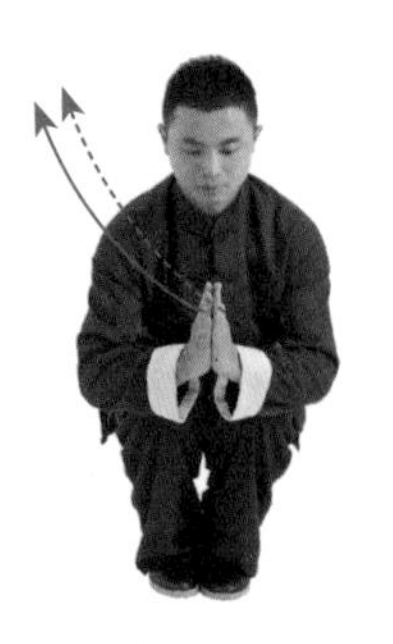

图5-238

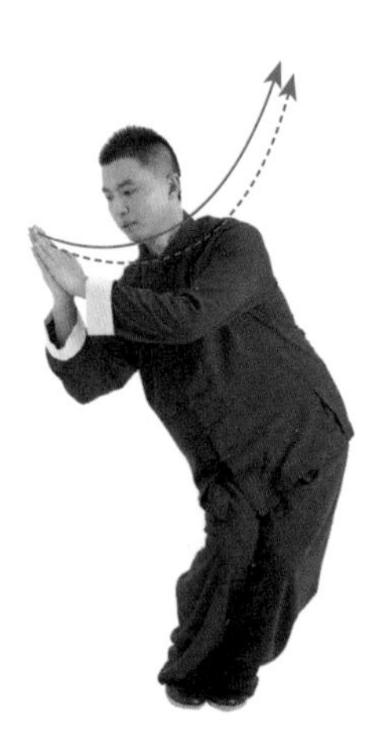

图5-239

动作八：两手再向左倾，臂部向右摆动，目视手掌；随之两手侧起向头部正上方伸展，头部上仰（图5-240、图5-241）。

动作九：开右步成跟步，两腿屈膝下蹲，两手变鹏翅向身体两侧张开，落至与肩同高（图5-242）。

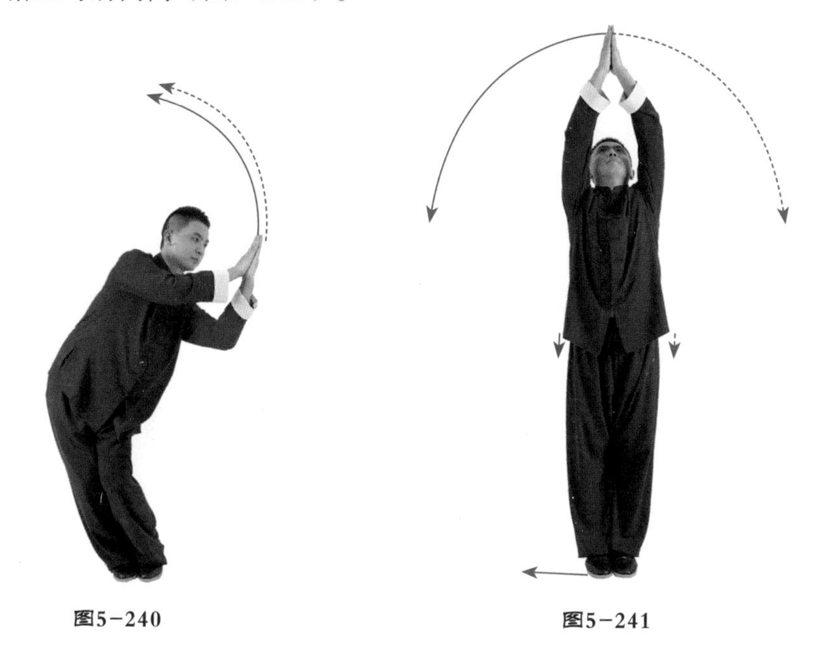

图5-240　　图5-241

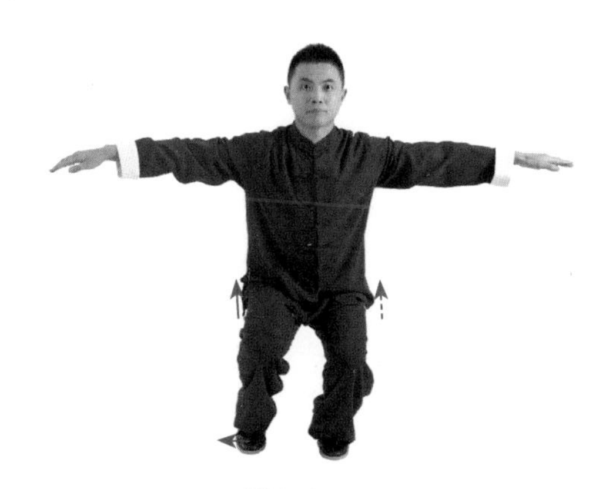

图5-242

动作十：右脚开步，向上站立，两手变掌成侧平举；两臂自然下落，垂于体侧，自然站立（图5–243、图5–244）。

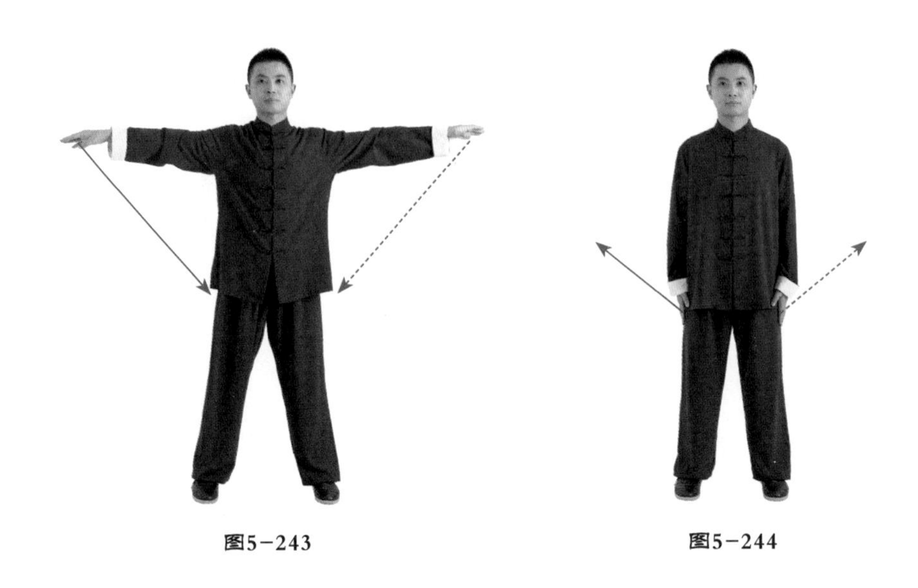

图5–243　　图5–244

【注意事项】

①向上伸展时，髋部与两手方向相反，要对肢体进行充分的拉伸。

②下蹲时，脚趾抓地，形如大鹏飞行之势。

【功理作用】

脚趾抓地，对足三阴、三阳经的穴位可产生良性刺激，可提高肝胆、膀胱、肾脏等脏腑机能。

第十二式　庄周梦蝶

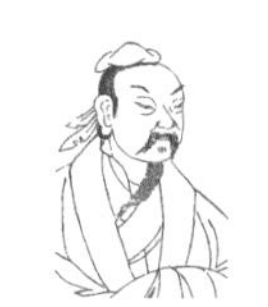

【技术源流】

“庄周梦蝶”出自《庄子·齐物论》，曰：“昔者庄周梦为胡蝶，栩栩然胡蝶也。自喻适志与，不知周也。俄然觉，则蘧蘧然周也。不知周之梦为胡蝶与，胡蝶之梦为周与？周与胡蝶，则必有分矣。此之谓物化。”即“夜间庄周梦见自己化为了蝴蝶，它飞舞得轻快自如。自己觉得快乐极了，竟然完全忘记自己是庄周。突然醒来，就惊觉自己原来是庄周。不知道是庄周做梦化为了蝴蝶，还是蝴蝶做梦化为了庄周呢？庄周与蝴蝶，在世人的眼光中必定是有分别了。这就叫作物化。”[①]“庄周梦蝶”寓言旨在打破物我的界限和境界，“庄周梦蝶”技术动作依据庄周梦蝶的情境进行了技术编创。

①庄子［M］. 方勇，译注. 北京：中华书局，2015：42-43.

【动作要领】

动作一：两手侧平举，掌心向下，两手相向合拢于胸前，左脚跟步（图5-245、图5-246）。

动作二：左腿放于右腿膝关节上方，左腿保持不变，右腿屈膝下蹲；同时，两手向右移，放于头部右侧，目视左上方（图5-247、图5-248）。

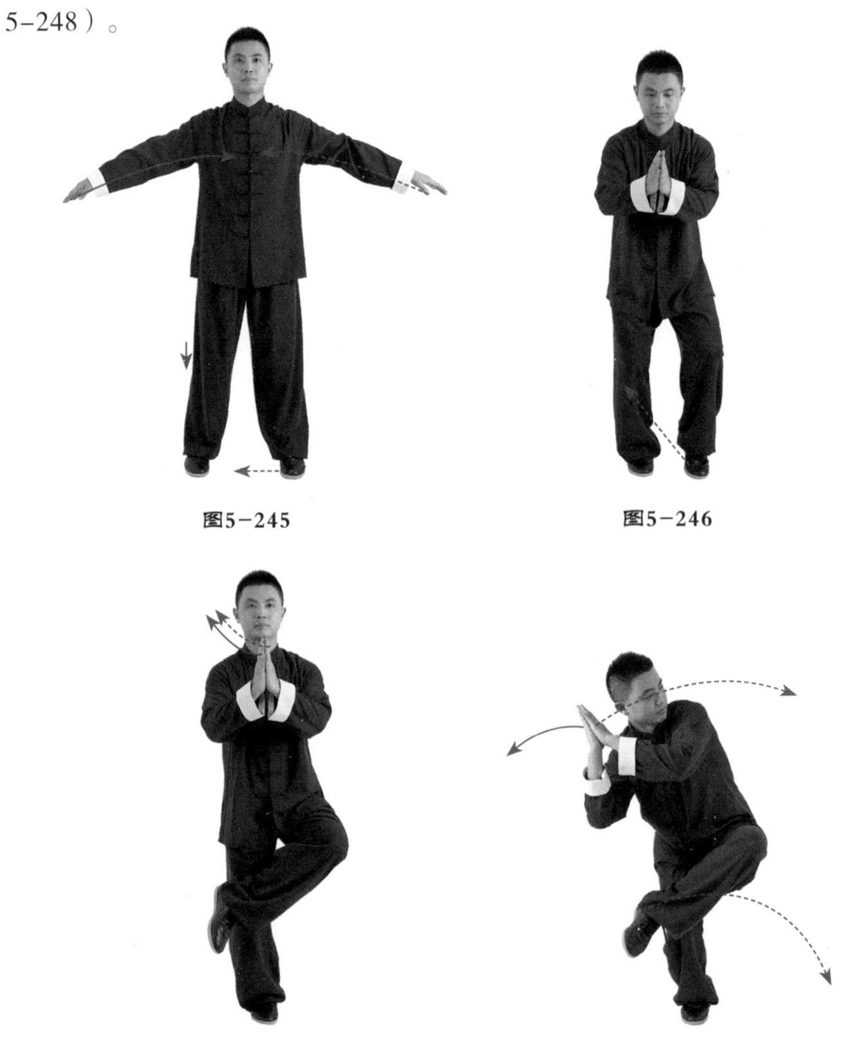

图5-245　图5-246

图5-247　图5-248

动作三：左脚脚根向左前着地，两手成左右翅膀向两侧张开，两掌心向外，目视左翅方向（图5-249）。

动作四：左翅下落并微后摆，左右翅呈前后摆动状；左肩先带动左臂向前摆动，右肩再带动右臂向前摆动（图5-250～图5-252）。

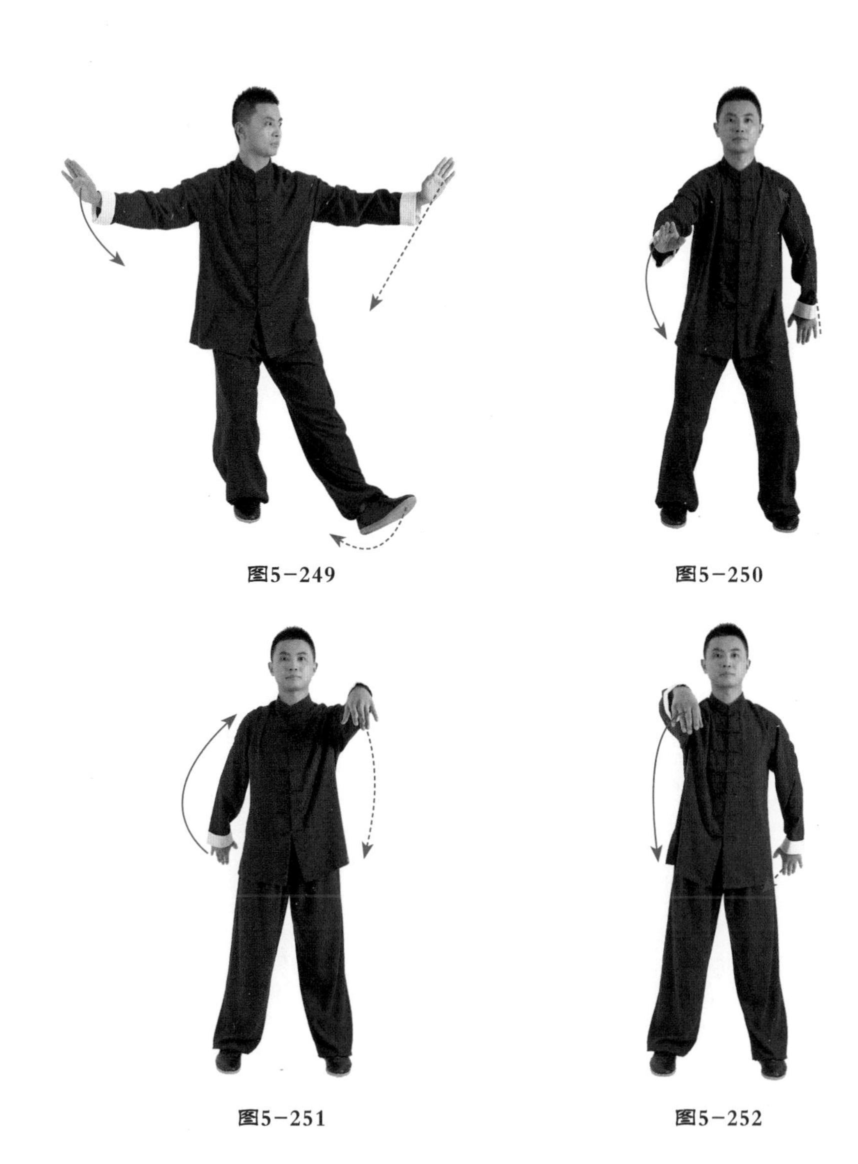

图5-249

图5-250

图5-251

图5-252

动作五：左右翅变掌收回体侧，身体回正，自然站立（图5–253）。

动作六：两手侧平举，掌心向下；两手相向合拢于胸前，右脚跟步（图5–254、图5–255）。

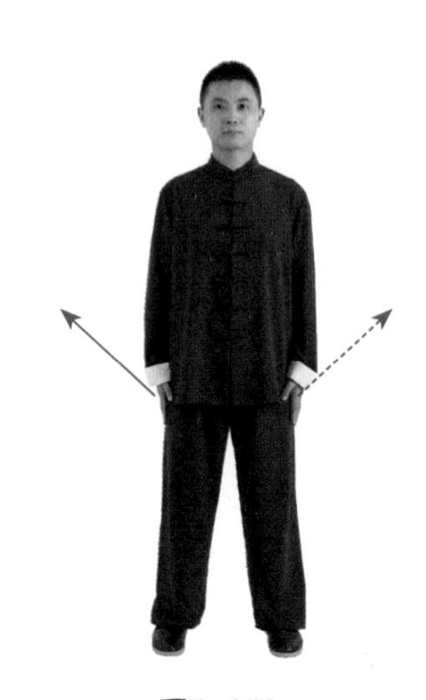

图5–253

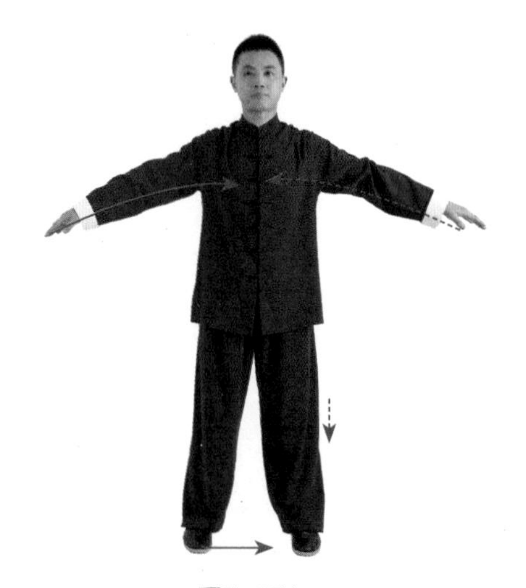

图5–254

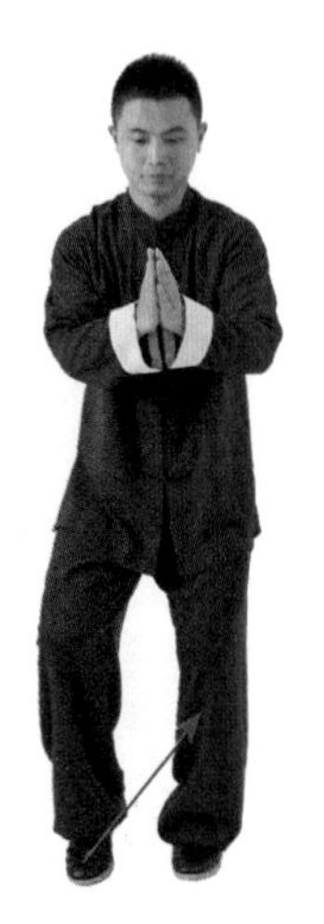

图5–255

动作七：右腿放于左腿膝关节上方，右腿保持不变，左腿屈膝下蹲；同时，两手向左移，放于头部左侧，目视右上方（图5-256、图5-257）。

动作八：右脚脚根向右前着地，两手成左右翅膀向两侧张开，两掌心向外，目视右翅方向（图5-258）。

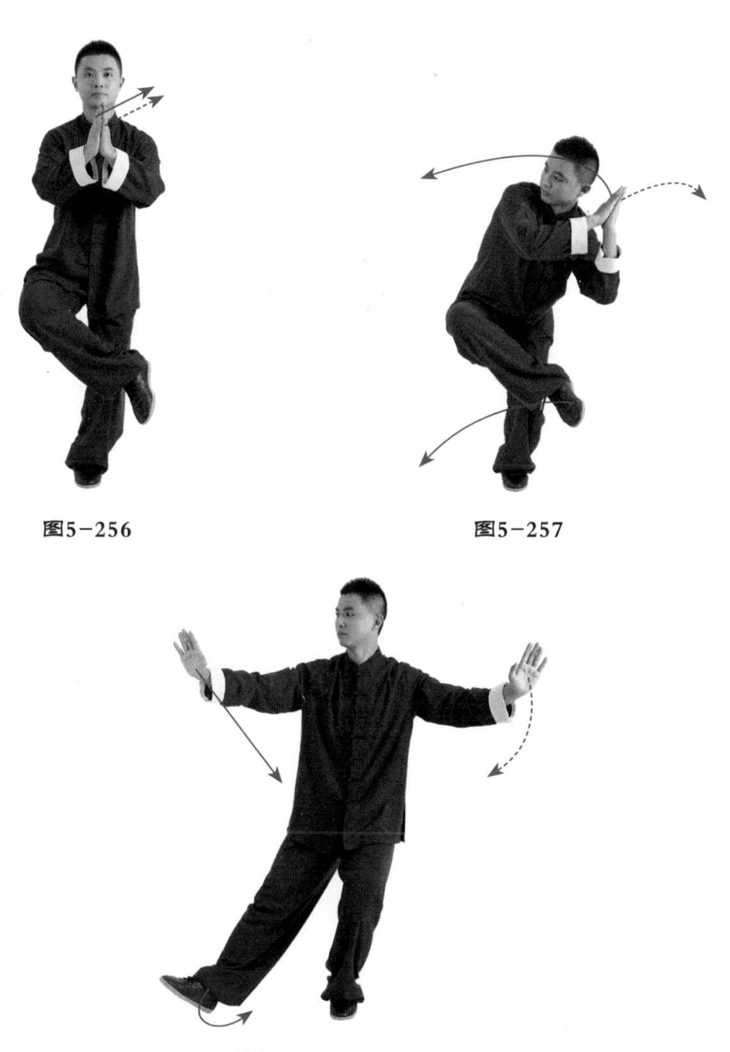

图5-256

图5-257

图5-258

动作九：右翅下落并微后摆，左右翅呈前后摆动状；右肩先带动右臂向前摆动，左肩再带动左臂向前摆动（图5-259～图5-261）。

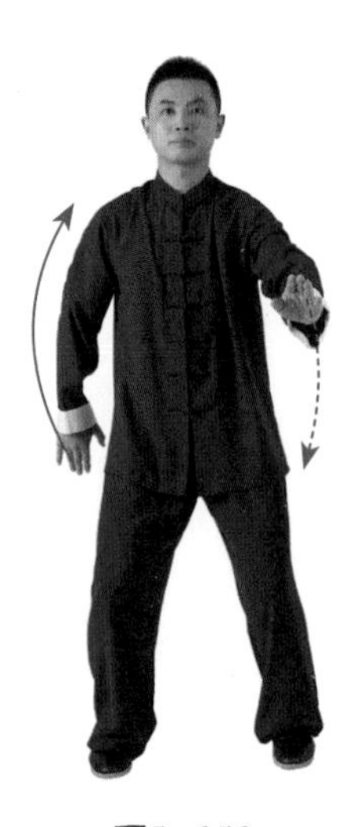

图5-259

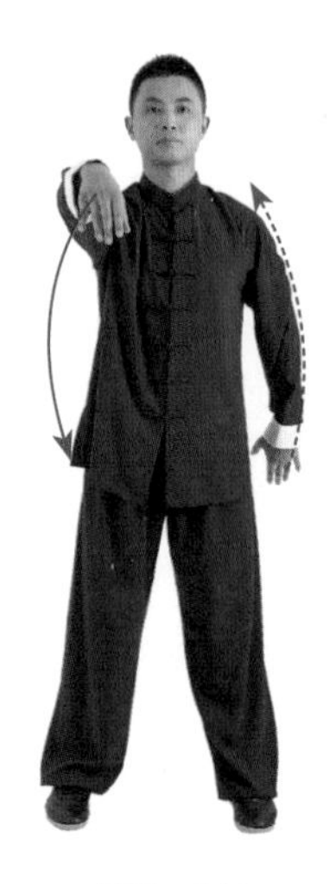

图5-260

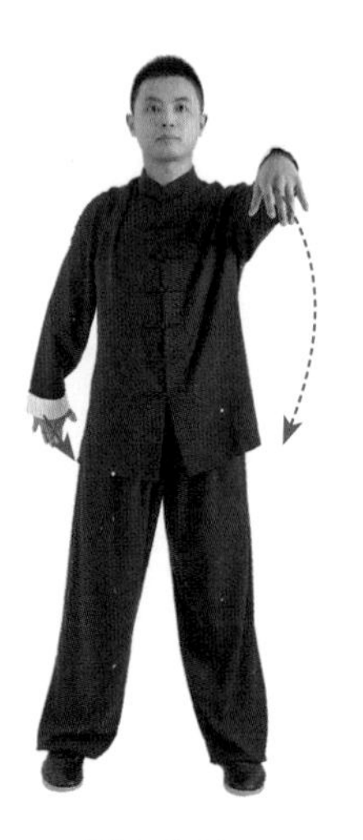

图5-261

动作十：左右翅变掌收回体侧，身体回正，自然站立（图5-262）。

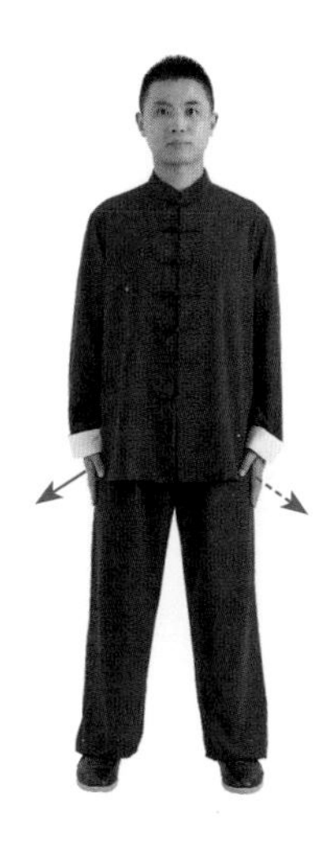

图5-262

【注意事项】

下蹲时，习练者可根据自身的身体条件调节相对应的高度。练习时，应注意循序渐进，切勿操之过急。

【功理作用】

①下蹲动作可充分练习下肢的力量与平衡能力。

②随身摆动双手，可缓解身体的紧绷疲劳感，达到放松身心的健身功效。

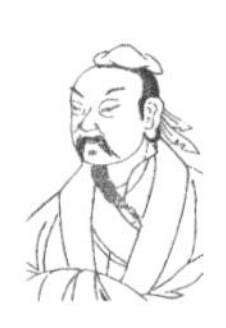

收势

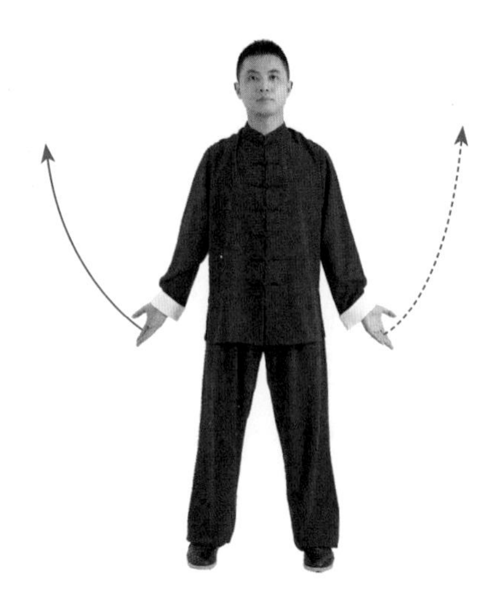

图5-263

【动作要领】

动作一：两手向体侧展开，掌心向上，两掌立于头顶上方，掌心相对（图5-263～图5-265）。

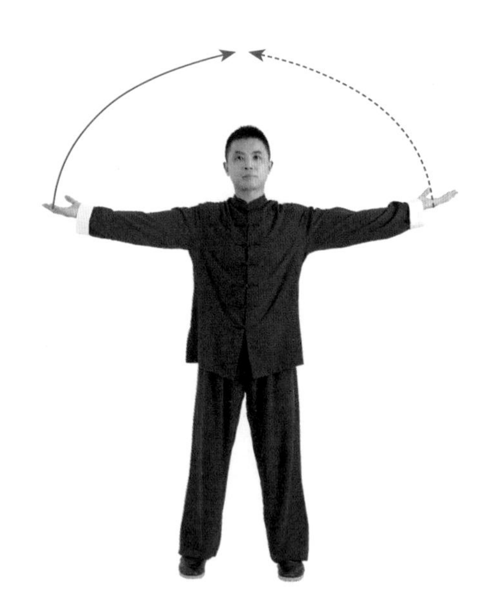

图5-264

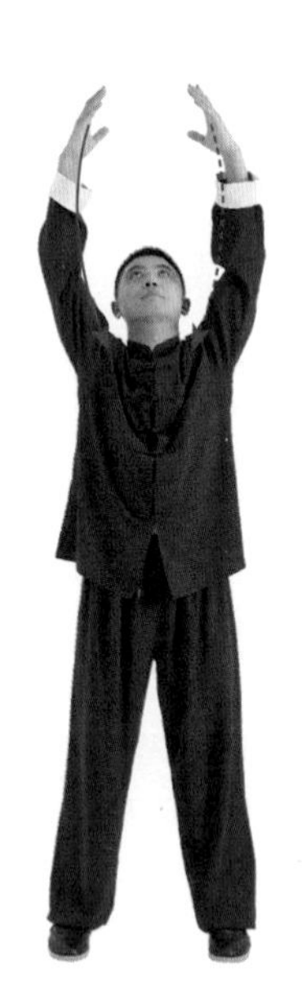

图5-265

动作二：两掌心向内从体前落至腹前，两手掌指相对，掌心向上从腹前提至胸前（图5-266～图5-268）。

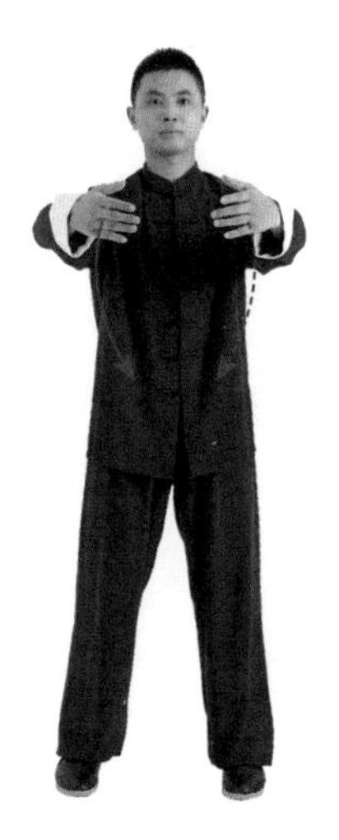

图5-266

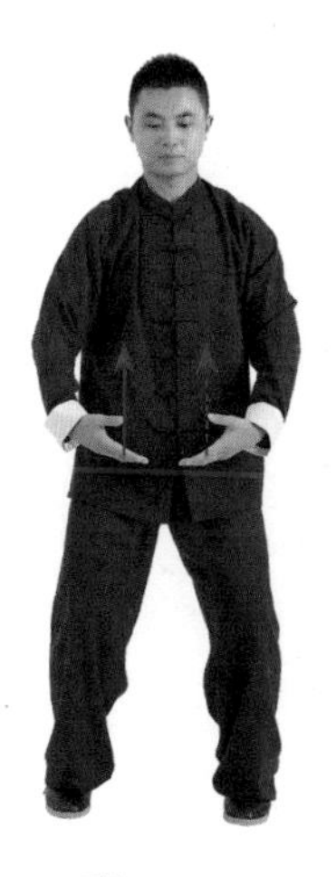

图5-267

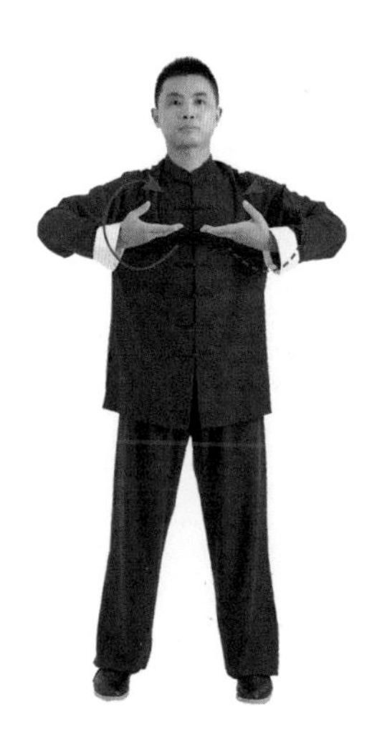

图5-268

动作三：两掌翻掌，掌心向下，两掌向下外旋按至掌指朝前（图5-269、图5-270）。

动作四：两手自然落至体侧，并步站立（图5-271）。

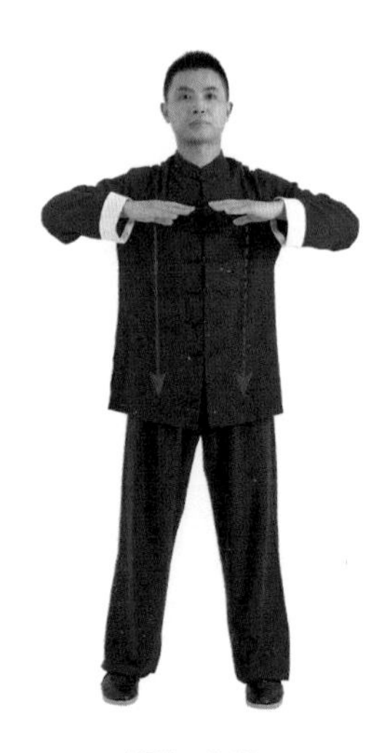

图5-269

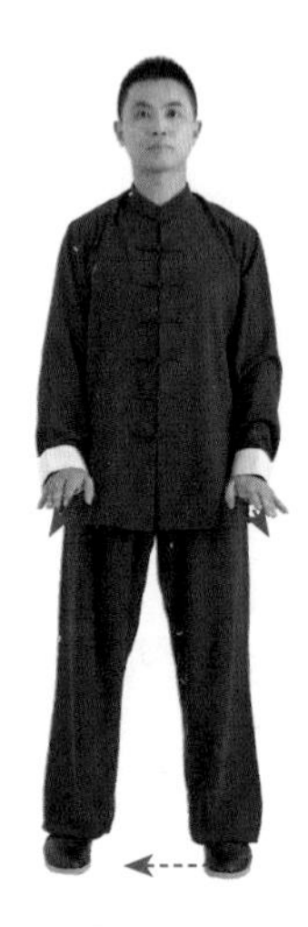

图5-270

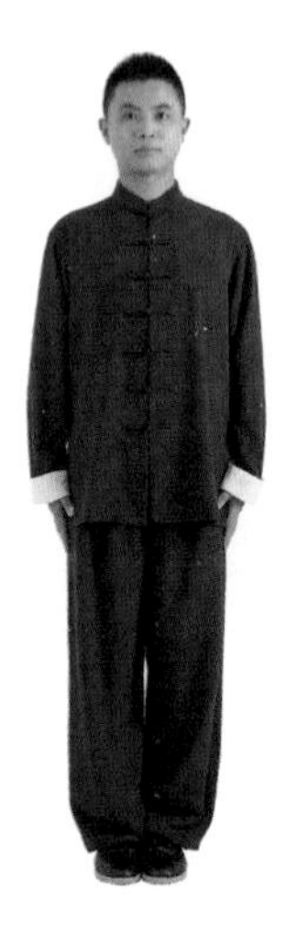

图5-271

【注意事项】

两手向体侧展开时，意想气息上行至百会穴，下按抱气应落于丹田。

【功理作用】

①通过上肢的引气、抱气动作，可促使气体留存于丹田。

②调节全身肌肉和关节，使全身得到放松。

教学视频

演练视频

演示视频

参考文献

[1] 庄子 [M]. 方勇，译注. 北京：中华书局，2015：2-563.

[2] 庄子 [M]. 王岩峻，吉云，译注. 太原：山西古籍出版社，2003：29-147.

[3] 王先谦. 诸子集成·庄子集解 [M]. 上海：上海书店影印出版，1986：138.

[4] 杨国荣. 庄子的思想世界（修订版）[M]. 上海：生活. 读书. 新知三联书店，2017：225.

[5] 庄子补正 [M]. 郭象，注. 成玄英，疏. 刘文典，补正. 昆明：云南人民出版社，1980：260-262.

[6] 葛洪. 抱朴子内篇 [M]. 北京：北京燕山出版社，1995：32.

[7] 陶弘景. 养性延命录 [M]. 宁越峰，注释. 朱德礼，校译. 赤峰：内蒙古科学技术出版社，2002：55-58.

[8] 巢元方. 诸病源候论译注 [M]. 北京：中国人民大学出版社，2009：514.

[9] 巢元方. 诸病源候论 [M]. 高文柱，沈澍农，校. 北京：华夏出版社，2008：54.

[10] 黄帝内经素问 [M]. 王冰，注. 林忆，校正. 北京：人民卫生出版社影印，1956：33.

[11] 张君房. 云笈七签 [M]. 蒋力生，等，校注. 北京：华夏出版社，1996：363.
[12] 吕惠卿. 庄子义集校 [M]. 北京：中华书局，2009：63.
[13] 周履靖. 赤凤髓 [M]. 上海：上海古籍出版社，1989：62-130.
[14] 高濂. 遵生八笺 [M]. 兰州：甘肃文化出版社，2003：277.
[15] 段玉裁. 说文解字注 [M]. 上海：上海古籍出版社，1981：14-502.
[16] 宣颖. 南华经解 [M]. 曹础基，校点. 广州：广东人民出版社，2008：30.
[17] 加雷思·索斯维尔. 人是一棵思考的苇草 [M]. 许常红，译. 北京：新华出版社，2017：37.
[18] 国家体育总局健身气功管理中心. 健身气功·五禽戏 [M]. 北京：人民体育出版社，2018：38-44.
[19] 人民卫生出版社. 灵枢经·刺节真邪 [M]. 北京：人民卫生出版社影印，1982：123.
[20] 董仲舒. 春秋繁露义证·循天之道第七十七 [M]. 北京：中华书局，1992：386.
[21] 礼记 [M]. 崔高维，校点. 沈阳：辽宁教育出版社，2000：78.
[22] 黄帝内经 [M]. 姚春鹏，译注. 北京：中华书局，2010：867-1344.
[23] 吴兆祥. 体育百科大全19：武术运动 [M]. 合肥：安徽人民出版社，2010：226.
[24] 国家体育总局武术研究院. 螳螂拳 [M]. 北京：高等教育出版社，2011：8.

[25] 司马承祯集 [M]. 吴受琚，辑释. 俞震，曾敏，校补. 北京：社会科学文献出版社，2013：64–161.

[26] 老子 [M]. 汤漳平，王朝华，译注. 北京：中华书局，2014：24.

[27] 熊晓正. 再谈庄子养生思想——与旷文楠老师商榷 [J]. 成都体育学院学报，1983(2)：11–17.

[28] 祝捷，余曙光，赵纪岚，等. 针刺“涌泉”穴对老年大鼠血液流变性的影响 [J]. 成都中医药大学学报，1997，20(2)：39–40.

图书在版编目（CIP）数据

庄子养生功 / 蒙城县文化旅游体育局编. -- 北京：人民体育出版社, 2020
ISBN 978-7-5009-5835-2

Ⅰ. ①庄… Ⅱ. ①蒙… Ⅲ. ①导引—养生(中医) Ⅳ. ①R247.4②R212

中国版本图书馆CIP数据核字(2020)第138489号

*

人民体育出版社出版发行
北京中科印刷有限公司印刷
新　华　书　店　经　销

*

787×960　16开本　17.25印张　196千字
2020年11月第1版　2020年11月第1次印刷
印数：1—2,000册

*

ISBN 978-7-5009-5835-2
定价：88.00元

社址：北京市东城区体育馆路8号（天坛公园东门）
电话：67151482（发行部）　　邮编：100061
传真：67151483　　邮购：67118491
网址：www.sportspublish.cn